Cognitive Rehabilitation

치매 및 뇌졸중 환자의
인지기능 향상을 위한

인지재활훈련

| **김영범 · 오태형** 공저 |

학지사

인사말

인지재활치료는 환자에게 있어서 반드시 시행해야 하는 치료의 한 영역이며, 이미 학문적으로는 그 효과가 확실하게 정립되어 있습니다.

인지기능장애는 환자 분들에게 많은 고통과 어려움을 주며, 본인뿐만 아니라 주위의 가족들에게도 많은 고통을 줍니다. 뇌경색 등의 뇌질환에 이환되신 환자 분들을 임상에서 대하다 보면, 본인과 가족을 더욱 힘들게 하는 것이 어쩌면 편부전 마비와 같은 신체적 기능장애가 아니라 인지기능장애 문제가 아닌가 하는 생각을 하게 됩니다.

인지재활치료의 중요성은 이미 확립이 되어 현재 우리나라의 많은 재활전문병원에서 인지재활치료를 시행하고 있습니다. 그러나 여러 환경적인 문제로 그 치료 시간이 제한되어 있는 것이 아쉬운 현실입니다.

인지기능장애도 신체기능장애에 대한 치료만큼 많은 시간과 집중적인 재활치료가 필요합니다. 이 책은 재활병원의 인지치료실에서 이루어지는 치료를 넘어 보다 집중적인 인지재활치료가 이루어지게 할 것이며, 더 많은 시간을 인지재활치료에 활용할 수 있게 함으로써 인지기능 향상에 도움이 될 것입니다.

기대여명이 80세를 넘어가는 장수 사회가 된 요즈음 신체적 · 정신적으로 건강하게 사는 것이 점점 더 강조되고 있습니다. 이 책이 인지기능장애로 고생하시는 환우 분들에게 큰 도움이 되길 바라며, 뇌경색이나 뇌출혈 등의 뇌질환과 치매로 고생하시는 환우 분들과 그 가족들에게 건강과 행복이 항상 가득하기를 기원합니다.

前 대한민국 재활의학회 이사장 및 학회장

現 근로복지공단 대구병원 병원장

이강우

뇌졸중, 외상성 뇌손상 등 뇌질환으로 인하여 운동마비, 언어장애, 인지장애 등 많은 문제가 발생하게 됩니다. 우리나라에서는 전국 곳곳에 재활전문병원들이 세워져 재활치료를 시행하고 있으며, 포괄적 재활치료 중의 하나로 인지재활치료가 이루어지고 있습니다.

인지재활치료는 환우 본인의 인지기능 회복과 치매 예방을 위하여, 그리고 앞으로 같이 살아갈 가족들의 삶의 질 향상을 위하여 매우 중요한 치료입니다.

매일 병원의 치료실에서 인지치료가 이루어지지만, 치료를 받아야 하는 환자가 많다 보니 치료 시간에 아쉬움이 남게 됩니다. 또한 치료 시간이 끝난 후 병실에서 그리고 가정에서 인지훈련이 필요함에도, 적절한 훈련도구가 없어 그냥 시간을 보내는 경우도 많이 있는 것 같습니다.

이 책은 인지기능의 여러 영역을 모두 훈련할 수 있도록 구성되었습니다. 그리고 재미있게 접근할 수 있도록 하였으며, 매일 훈련할 수 있도록 구분되어 있다는 점이 장점입니다. 치매나 뇌졸중으로 집중적인 인지재활이 필요한 환우 분들이 저녁과 같은 여유 시간에 혼자 또는 가족과 함께 시행할 수 있는 좋은 훈련도구가 될 것입니다.

김영범, 오태형 두 선생님은 제가 매우 아끼는 사람들로, 환우 한 사람에 대한 치료를 학술적으로 적용코자 하는 학구파입니다. 이 두 분의 수고가 인지재활에 대한 인식과 관심이 증대되는 계기가 되었으면 합니다. 뇌졸중을 비롯한 뇌질환과 치매로 고생하시는 환우 분들과 그 가족들에게 치유의 기쁨이 함께하길 기도합니다.

前 국립재활원 원장

김병식

책을 펴내며

인지장애는 뇌질환을 앓는 환우 분들과 주위 가족들을 마비에서 비롯한 신체장애보다도 더 많이 힘들게 합니다. 인지기능이란 지식과 정보를 효율적으로 조작할 수 있는 능력으로, 이 인지기능에 장애가 발생하면 때와 장소, 사람을 알고 인식하는 능력, 기억력, 상황에 맞는 적절한 행동을 하는 데 문제가 발생하고, 심한 경우에는 독립적인 일상생활이 불가능한 치매로 발전합니다. 뇌졸중이 있었던 경우 치매의 발병 확률은 더 높아지며, 실제로 뇌졸중으로 인하여 발생한 치매를 혈관성 치매라고 부릅니다.

뇌질환 후 인지장애가 있는 환자에게 실시하는 집중적인 인지재활치료는 인지기능의 회복과 치매의 예방에 분명한 효과가 있습니다. 최근 우리나라의 많은 재활병원에서 양질의 인지재활치료가 이뤄지고 있습니다. 하지만 병원 재활치료가 없는 시간에 혼자 또는 가족과 함께할 수 있는 인지재활훈련은 부족한 실정입니다.

이에 저자들은 인지장애가 있는 많은 뇌질환 환우 분을 치료하면서 환우와 가족들이 쉽게 접근하고 매일 훈련할 수 있는 효율적인 인지재활치료서의 필요성을 실감하여 이 책을 펴냈습니다. 인지장애를 가지고 있는 환우 분들에게 회복의 큰 기쁨이 함께하기를 바라며, 항상 사랑과 행복이 넘치는 가정이 되기를 기원합니다.

근로복지공단 대구병원 전문재활센터
김영범, 오태형

목 차

평가 1-1

1. 오늘에 해당하는 날짜, 시간, 요일, 계절은?

1) 날짜, 시간: 20____년 ____월 ____일 ____시 ____분

2) 요일(동그라미): 일 월 화 수 목 금 토

3) 계절(동그라미): 봄 여름 가을 겨울

2. 지금 있는 곳의 주소는

______시(도) ______구(군) ______동(면)입니다.

3. 다음 낱말을 읽고 기억해 보세요(3페이지 후에 기억해서 쓰거나 말해 보셔야 합니다).

책상 미꾸라지 택시 포도 백화점 경찰서

4. 다음 계산을 해 보세요.

1) 100 − 7 =

2) 94 − 11 =

3) 113 − 17 =

4) 143 − 23 =

5) 171 − 35 =

6) 13 + 19 − 7 =

7) 4×7 − 9 =

8) 7×9 + 26 =

5. 다음 그림을 보고 옆에 그려 보세요. 그리고 기억해 보세요(3페이지 후에 기억해서 그리셔야 합니다).

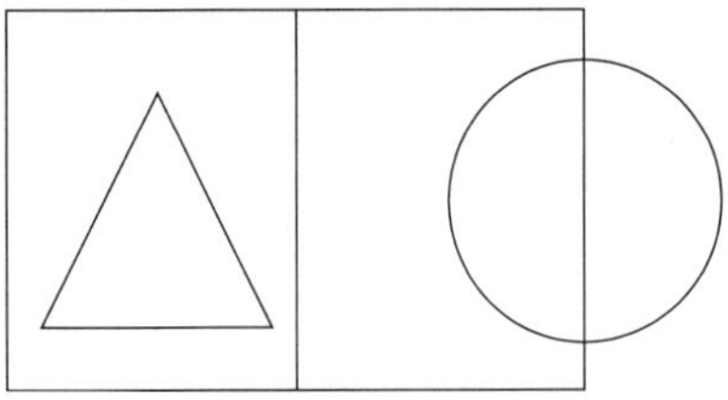

이 책의 특징은?

이 책에서는 총 3번의 평가를 실시합니다.

평가를 통해서 현재의 상태와 향상되는 정도를 파악할 수 있습니다.

학습의 효과를 알아보기 위해 3번의 평가는 모두 동일하게 진행됩니다.

인지능력의 향상을 위해 다양한 난이도, 다양한 분야의 문제를 수록하였습니다.

하루에 10장! 누구나 부담스럽지 않게 학습할 수 있습니다. 시간을 두고 천천히 하시면 됩니다. 물론 몇 번이고 다시 봐도 좋습니다.

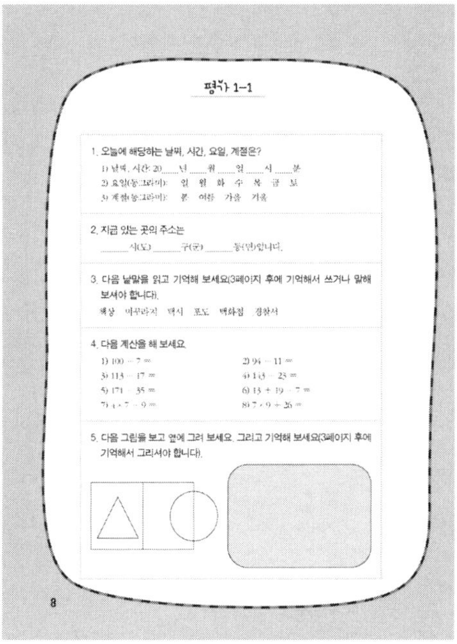

평가 1-1

1. 오늘에 해당하는 날짜, 시간, 요일, 계절은?
   1) 날짜, 시간: 20___년 ___월 ___일 ___시 ___분
   2) 요일(동그라미): 일 월 화 수 목 금 토
   3) 계절(동그라미): 봄 여름 가을 겨울

2. 지금 있는 곳의 주소는
   ______시(도) ______구(군) ______동(면)입니다.

3. 다음 낱말을 읽고 기억해 보세요(3페이지 후에 기억해서 쓰거나 말해 보셔야 합니다).
   책상 아무라지 택시 포도 백화점 경찰서

4. 다음 계산을 해 보세요.
   1) 100 − 7 =
   2) 94 − 11 =
   3) 113 − 17 =
   4) 143 − 23 =
   5) 171 − 35 =
   6) 13 + 19 − 7 =
   7) 4 × 7 − 9 =
   8) 7 × 9 + 26 =

5. 다음 그림을 보고 옆에 그려 보세요. 그리고 기억해 보세요(3페이지 후에 기억해서 그리셔야 합니다).

8

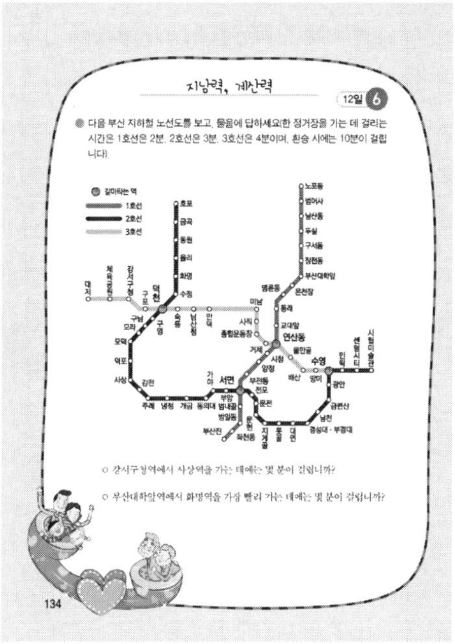

지남력, 계산력

12일 6

다음 부산 지하철 노선도를 보고, 물음에 답하세요(한 정거장을 가는 데 걸리는 시간은 1호선은 2분, 2호선은 3분, 3호선은 4분이며, 환승 시에는 10분이 걸립니다).

○ 강서구청역에서 사상역을 가는 데에는 몇 분이 걸립니까?

○ 부산대학앞역에서 화명역을 가장 빨리 가는 데에는 몇 분이 걸립니까?

134

각 일차별 모범답안이 수록되어 있습니다. 하지만 정답을 맞히는 것보다는 "어떻게 생각하고 집중하는가?"가 인지치료에 훨씬 도움이 됩니다.

또한 뇌손상, 뇌졸중 등에 대한 의학상식도 중간중간 들어 있습니다. 보호자에게도 좋은 정보가 될 것입니다.

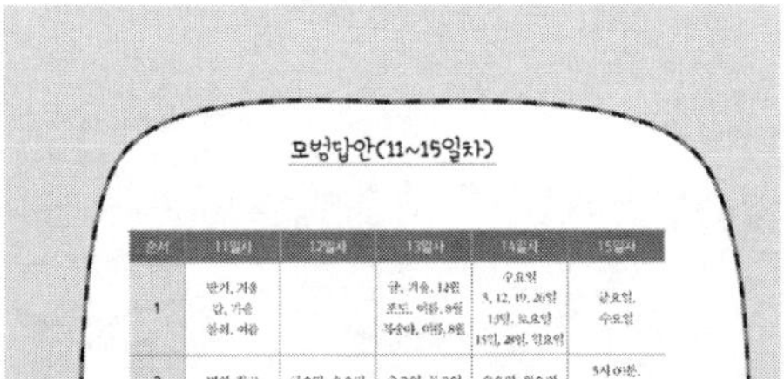

모범답안(11~15일차)

순서	11일차	12일차	13일차	14일차	15일차
1	반기, 겨울 갑, 가을 [illegible], 여름		[illegible], 겨울, 12월 [illegible], 여름, 8월 복숭아, 여름, 8월	수요일 3, 12, 19, 26일 13일, 토요일 15일, 28일, 일요일	금요일, 수요일
2	병원, 학교	금요일, 수요일	수요일, 목요일	수요일, 월요일	5시 05분, 6시 20분
3		129페이지 참조	④	휴가, 땀, 바다, 수영, 선글라스, 수박, 해수욕장, 팥빙수, [illegible], 양산	박정희, 전두환, 노태우, 김영삼, 김대중, 노무현, 이명박, 박근혜
4	③		2가지, 63분, 53분	[illegible], 경주	12시 35분, 3시 40분
5	15, 16	[illegible], 2가지, [illegible]			40,000원
6		36분 68분	서울, [illegible]		②
7	24분, 26분			2개, 4개 1개, ③, ④	제주도, 은행
8				8	6, 9, 6, 9, 9, 3, 6, 9, 6, 3
9		135페이지 참조	12		
10	125페이지 참조	박근혜, 서울, 세종대왕, 이순신, 이승만	①, ②, ③, ④	157페이지 참조	

170

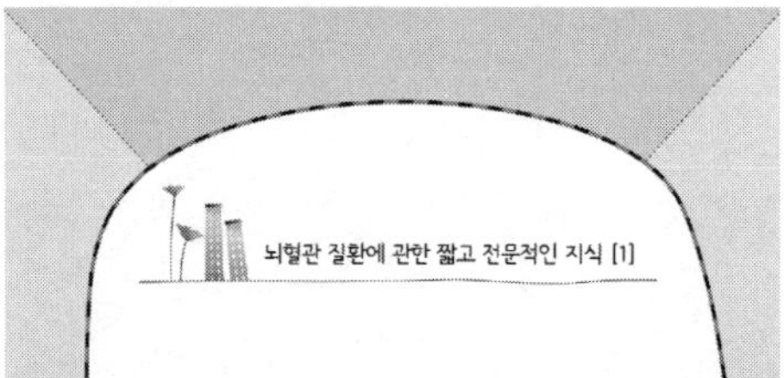

뇌혈관 질환에 관한 짧고 전문적인 지식 [1]

뇌졸중의 위험 요인 중 조절할 수 있는 위험 요인에는 고혈압, 담배, 고지혈증, 당뇨, 비만 등이 있다. 뇌졸중 환자의 60~70%가 만성고혈압을 가지고 있는데, 고혈압 약으로 혈압을 잘 조절하게 되면 뇌졸중 위험의 35%를 감소시킬 수 있다.

하루에 담배를 40개비 이상 피우는 사람은 0개비 이하로 피우는 사람보다 뇌졸중 발병률이 2배가 높으며, 금연 후 5년이 지나면 비흡연자와 뇌졸중 위험도가 같아진다. 당뇨병은 뇌경색의 발생률을 3~6배 증가시키며, 뇌졸중 환자의 20%가 당뇨병 환자다.

뇌졸중이라고 해서 환자들이 같은 증세, 같은 상황에 놓여 있는 것이 아니기 때문에 뇌졸중 환자를 치료할 때에는 개인별로 주의 깊게 관찰하는 것이 중요하다.

32

평가 1-2

6. 교통사고를 목격했습니다. 당신은 어떤 일을 해야 할까요?

7. 식당에서 물을 엎질렀습니다. 당신은 어떤 일을 해야 할까요?

8. 3페이지 전에 있었던 낱말을 기억해서 써 보세요. (총 6개)

(　　　　)	(미　　　　)	(　　　　)
(　　　　)	(백　　　　)	(　　　　)

9. 3페이지 전에 있었던 그림을 기억해서 그려 보세요.

수고하셨습니다. 15일 후, 30일 후에 똑같은 문제로 다시 한번 테스트해 보시고 인지기능의 호전을 확인해 보세요.

지남력

1일 1

● 오늘 날짜는 어떻게 됩니까?

_______년 _____월 _____일입니다.

● 오늘은 무슨 계절입니까? 옳은 것에 ○표 하세요.

봄　　여름　　가을　　겨울

● 오늘은 무슨 요일입니까? 옳은 것에 ○표 하세요.

월　　화　　수　　목　　금　　토　　일

● 지금은 몇 시 몇 분입니까?

오전 / 오후 (　　)시 (　　)분

지금은 _____년 ___월 ___일 ___시 ___분입니다.

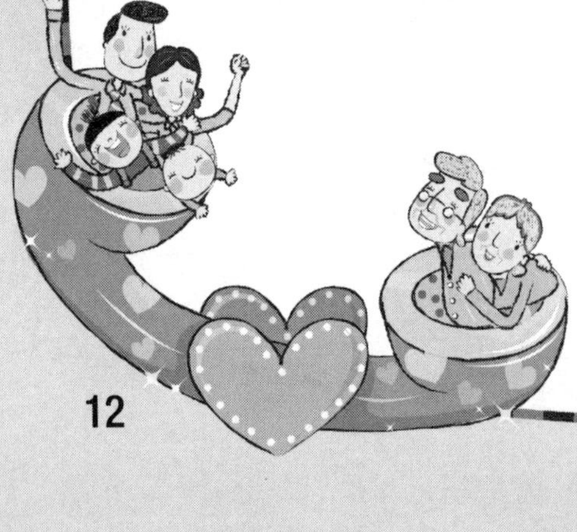

지남력, 기억력

- 당신의 고향 주소는 무엇입니까?

- 현재 당신이 살고 있는 집의 주소는 어떻게 됩니까?

- 당신은 현재 몇 층에 있습니까?

- 당신은 현재 몇 호실에 있습니까?(병원이 아니라면, 입원했을 때의 병실)

- 병원의 재활치료실은 몇 층에 있습니까?(병원이 아니라면, 입원했던 병원의 재활치료실)

- 병원의 진료실은 몇 층에 있습니까?(병원이 아니라면, 입원했던 병원의 진료실)

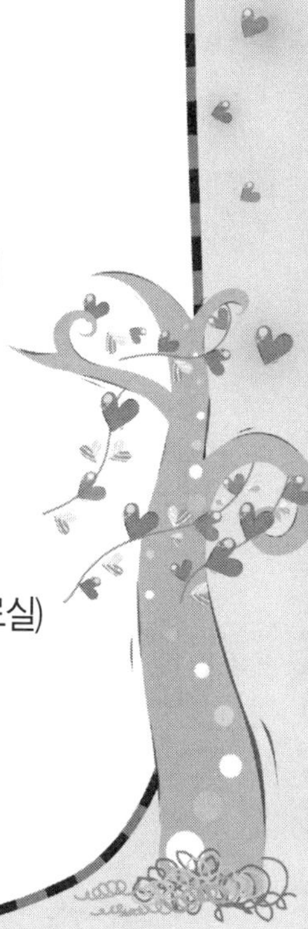

지남력, 계산력

1일 3

● 오늘은 무슨 요일입니까?

( ) 요일

● 내일은 무슨 요일입니까?

( ) 요일

● 어제는 무슨 요일이었습니까?

( ) 요일

● 모레는 무슨 요일입니까?

( ) 요일

● 그저께는 무슨 요일이었습니까?

( ) 요일

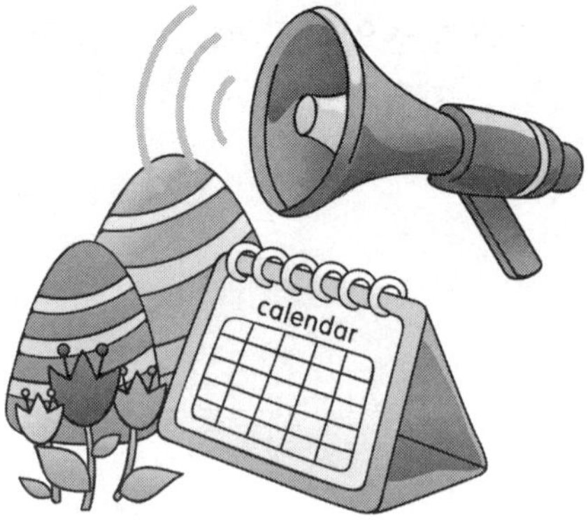

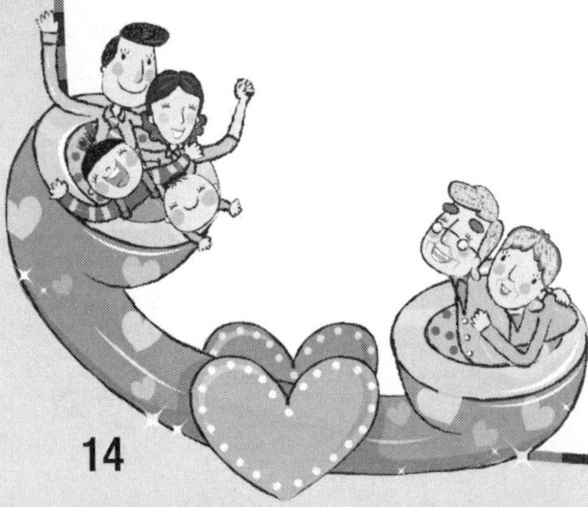

집중력, 기억력

1일 4

● 다음 그림을 보고, 아래에 똑같이 그려 보세요.

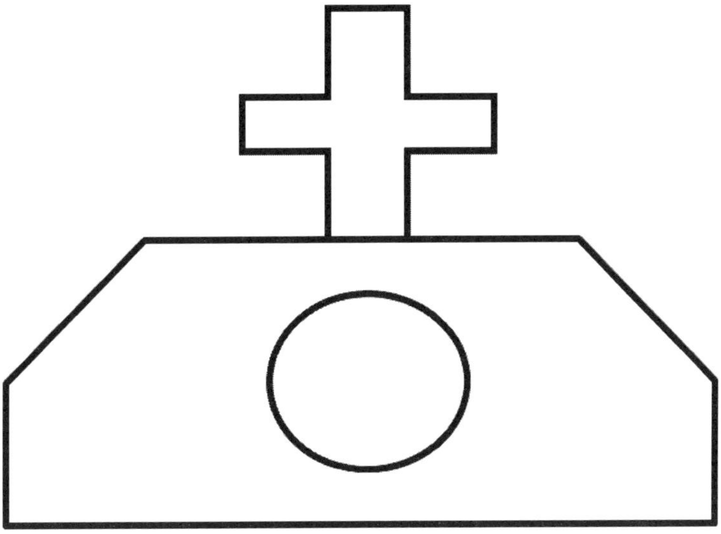

기억력

1일 5

● 이전 페이지에 있었던 그림을 기억해서 다시 한번 그려 보세요.

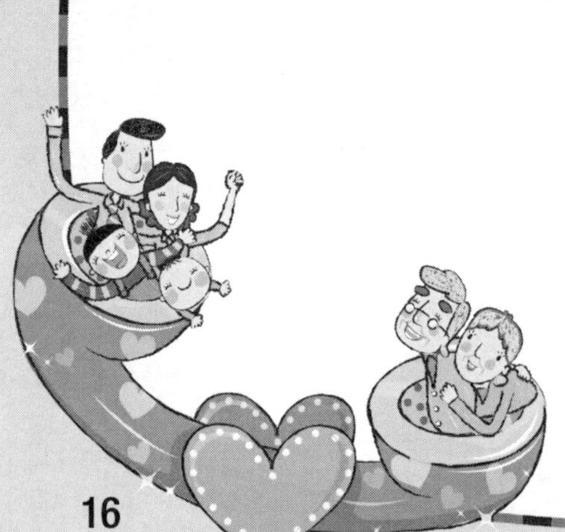

지남력, 집중력

● 다음 블록의 개수를 세어 보세요.

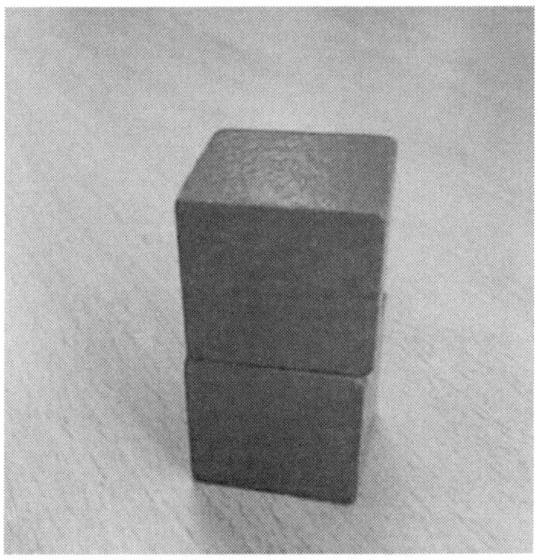

개

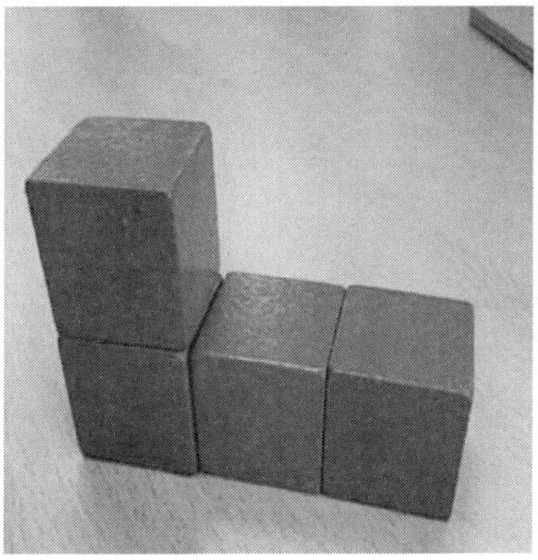

개

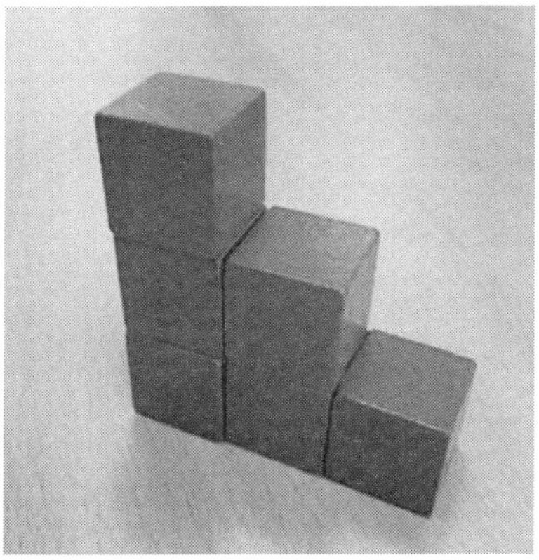

개

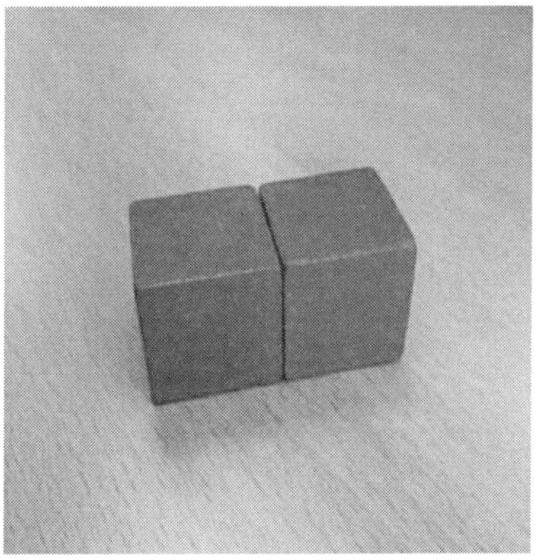

개

● 아래의 도형을 같은 면적이 되도록 세로로 반을 잘라 보세요.

〈예시〉

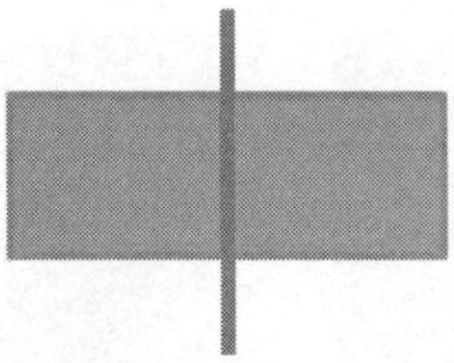

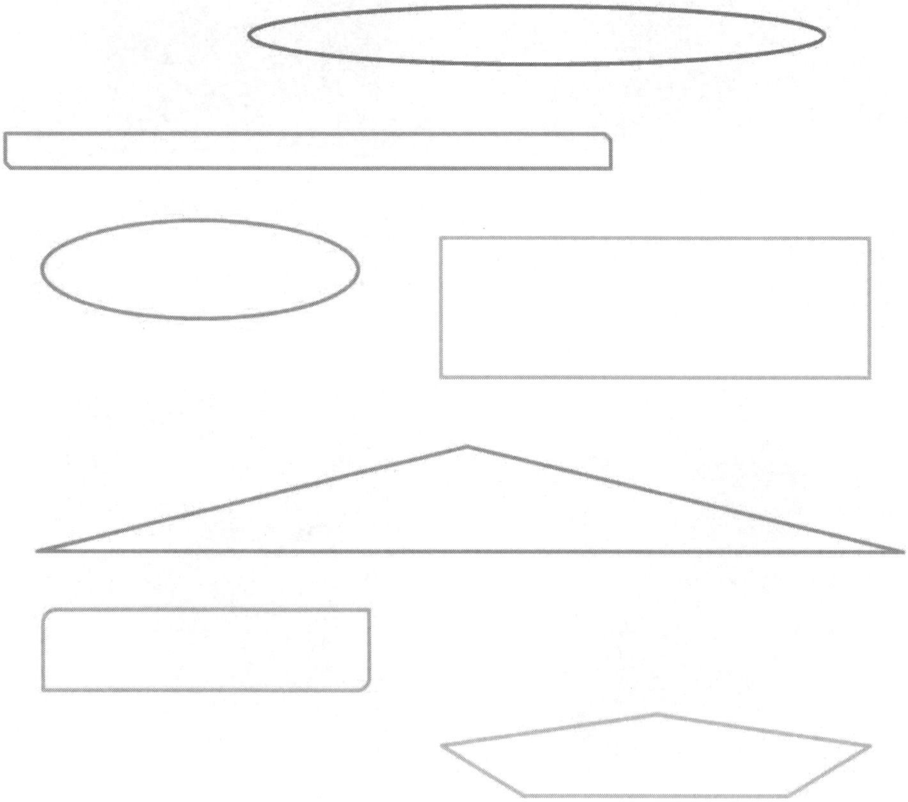

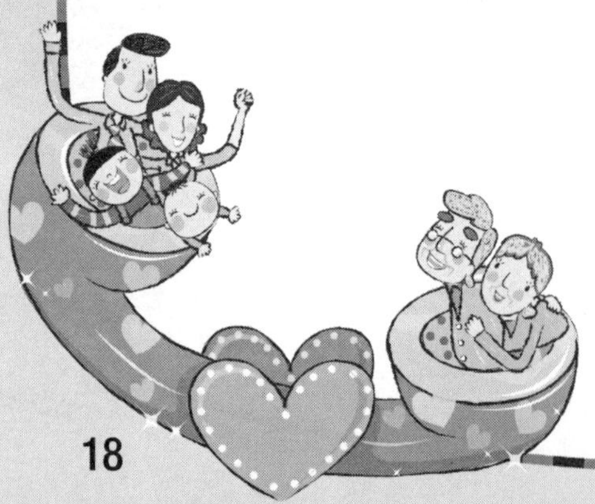

기억력, 집중력

1일 8

● 아래에 나열된 3개의 도형을 잘 기억해 보세요. 그리고 다음 페이지에서 같은 도형을 찾아보세요.

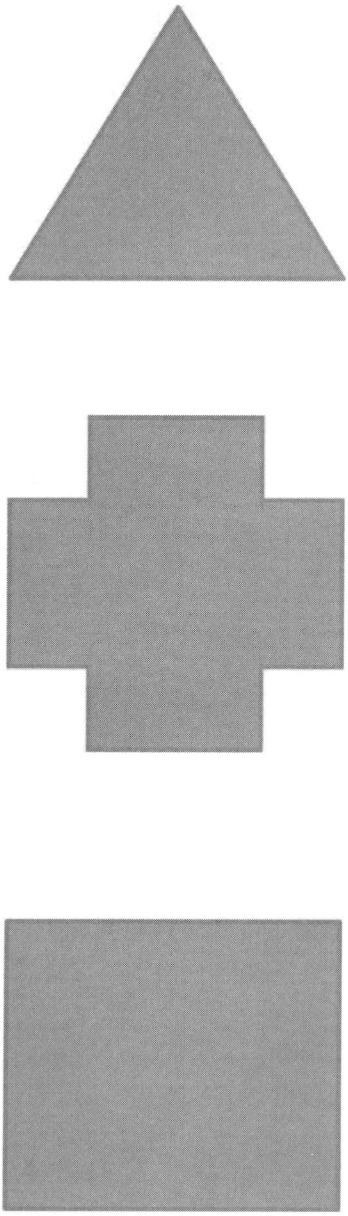

기억력

1일 9

● 이전 페이지에 있었던 도형을 잘 기억하여 찾아보세요.

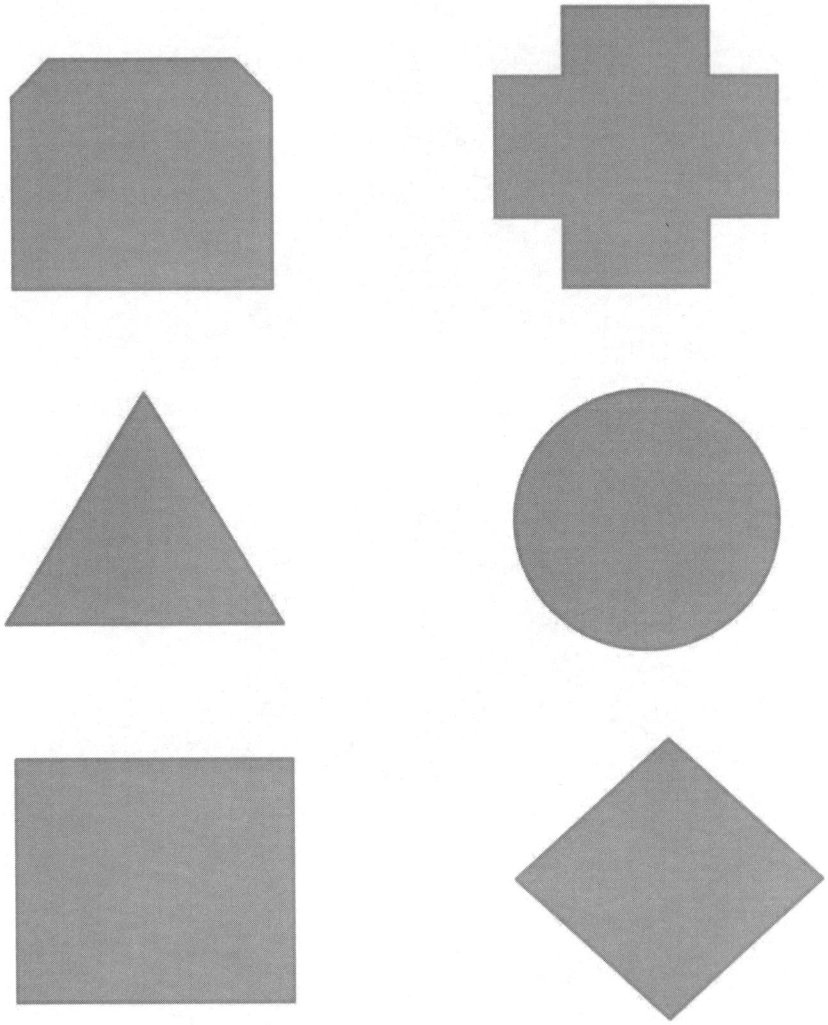

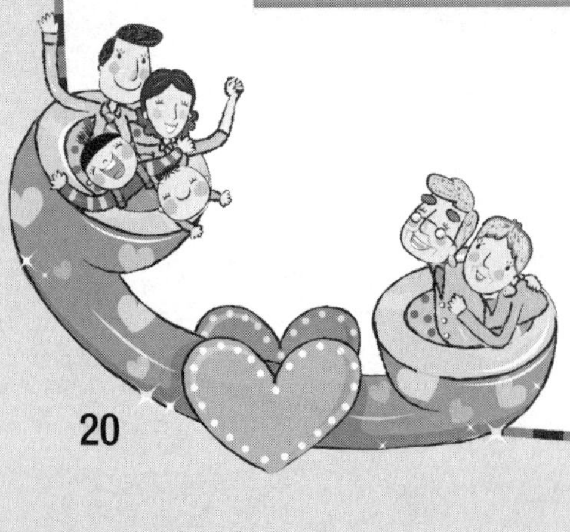

기억력

1일 10

● 오늘 먹었던 음식 중에 가장 맛있는 것은 무엇이었나요?

● 어제 가장 맛있게 먹었던 음식은 어떤 것이었나요?

● 지금 가장 보고 싶은 사람은 누구인가요?

지금은 ____년 ___월 ___일 ___시 ___분입니다.

지남력

2일 1

- 오늘은 몇 월 며칠입니까?

_______년 _____월 _____일입니다.

- 오늘은 무슨 요일입니까?

- 지금은 몇 시 몇 분입니까?

_____시 _____분입니다.

- 지금은 무슨 계절입니까?

지금은 _____년 ___월 ___일 ___시 ___분입니다.

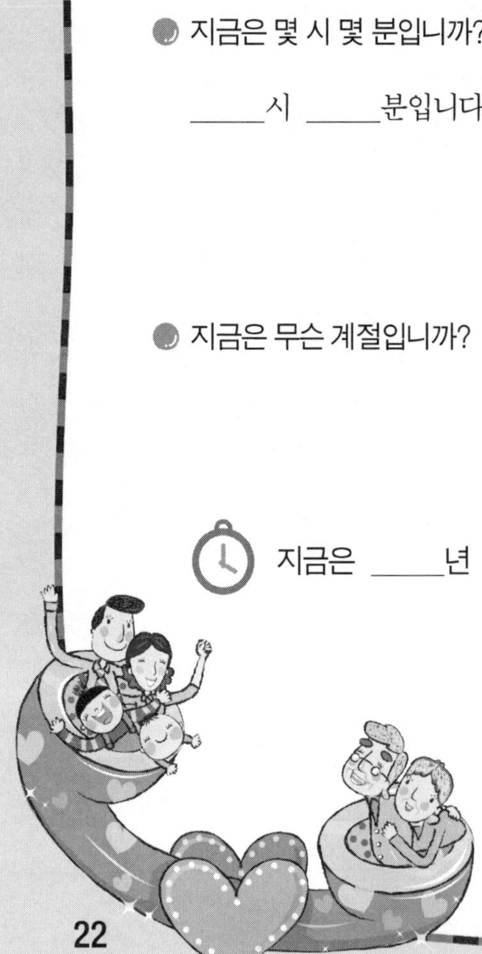

지남력, 계산력

● 오늘은 무슨 요일입니까?

(　　　) 요일

● 모레는 무슨 요일입니까?

(　　　) 요일

● 오늘부터 3일 전은 무슨 요일이었습니까?

(　　　) 요일

● 오늘부터 3일 후는 무슨 요일입니까?

(　　　) 요일

● 오늘부터 5일 전은 무슨 요일이었습니까?

(　　　) 요일

● 오늘부터 4일 후는 무슨 요일입니까?

(　　　) 요일

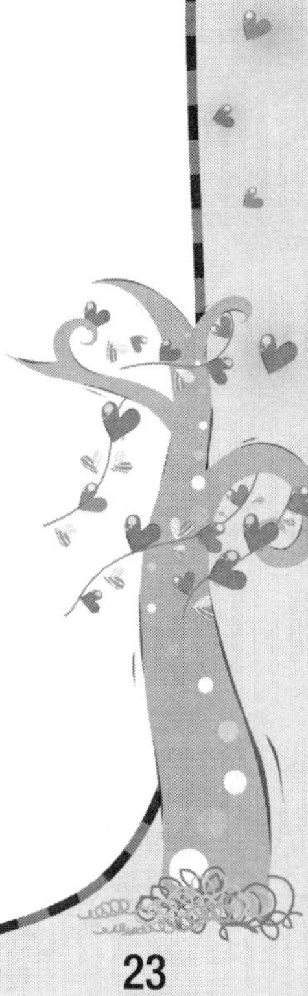

기억력

2일 3

● 나의 과거 직업은 무엇이었나요?

● 나의 배우자의 이름은 무엇인가요?

● 나의 부모님의 성함은 어떻게 되나요?

● 현재 집 주소는 어떻게 되나요?

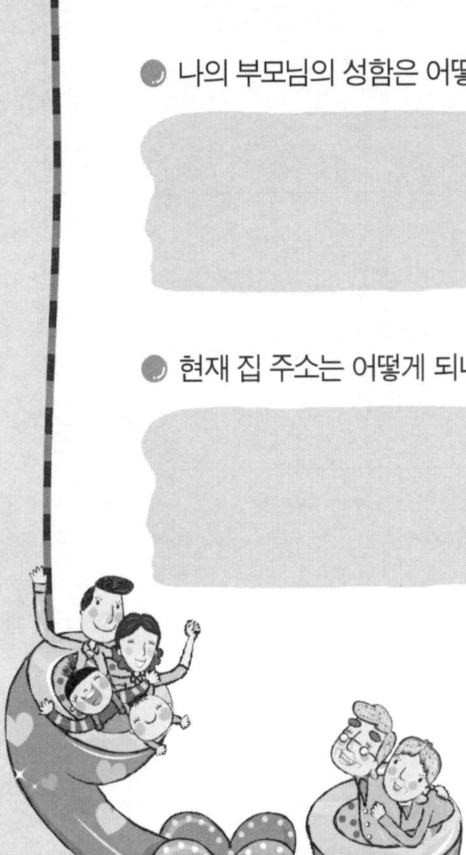

집중력, 기억력

2일 4

● 다음 그림을 보고, 아래에 똑같이 그려 보세요.

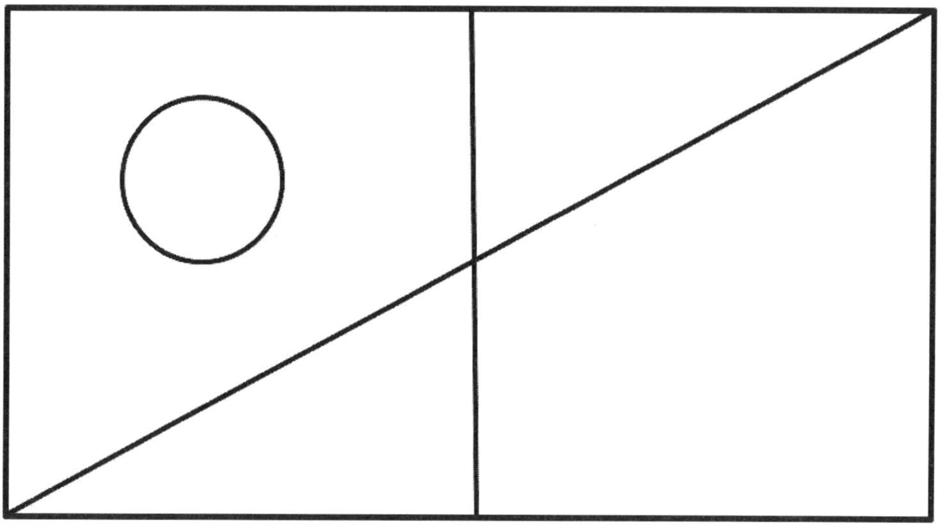

기억력

2일 5

● 이전 페이지에 있었던 그림을 기억해서 다시 한번 그려 보세요.

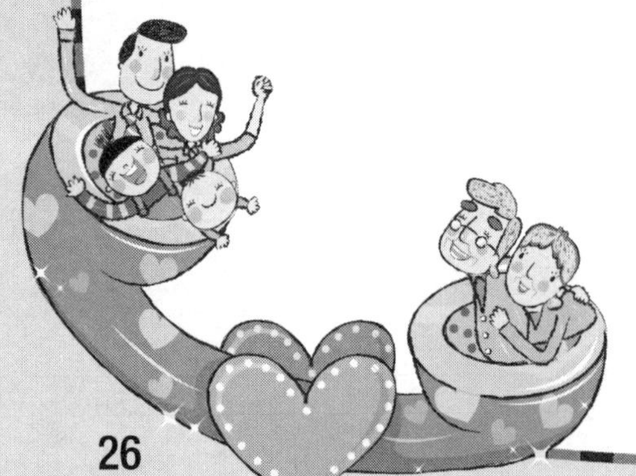

지남력

2일 6

● 아래의 도형을 같은 면적이 되도록 가로로 반을 잘라 보세요.

〈예시〉

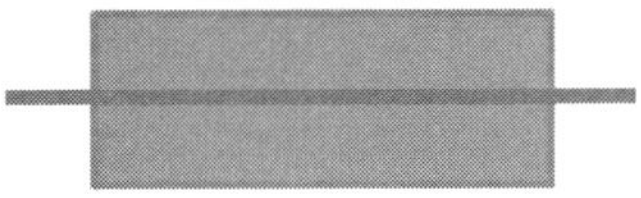

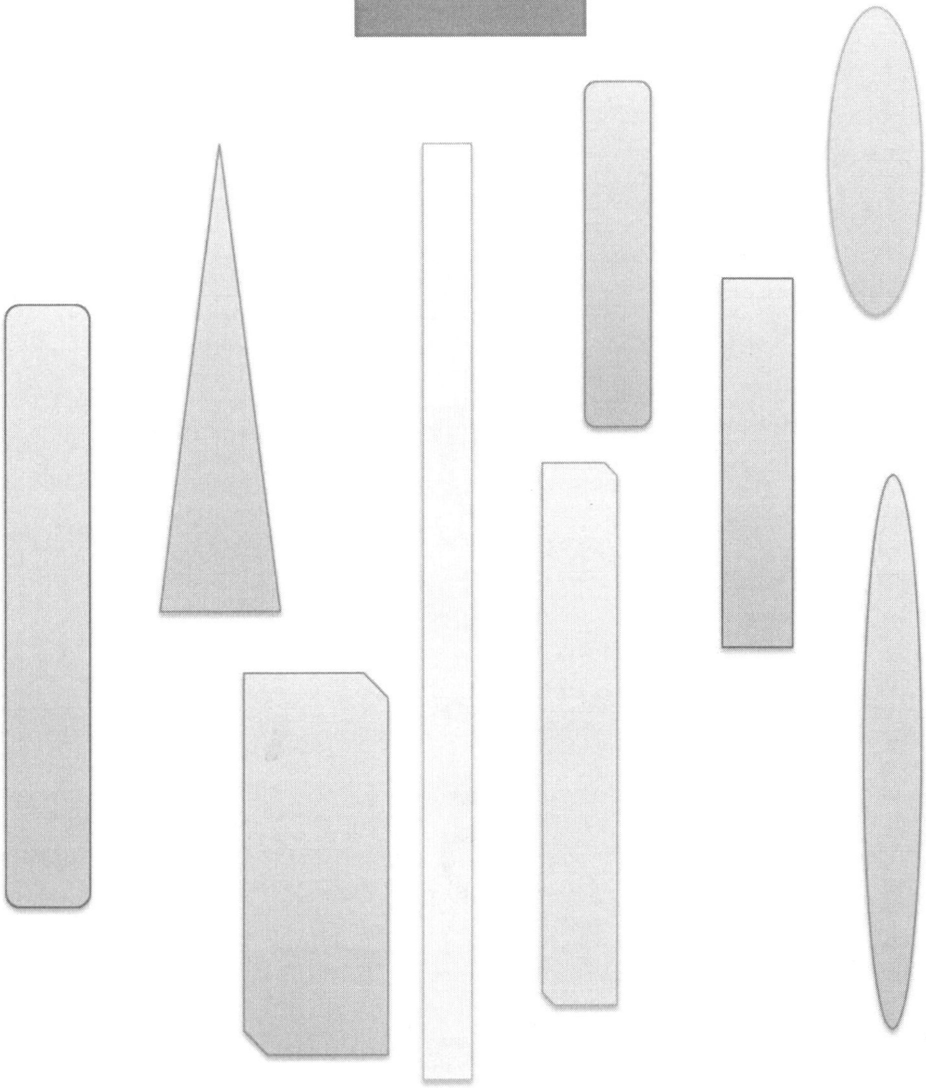

기억력

아래에 나열된 3개의 숫자를 잘 기억해 보세요. 그리고 2페이지 뒤에서 같은 숫자를 찾아보세요.

8

2

5

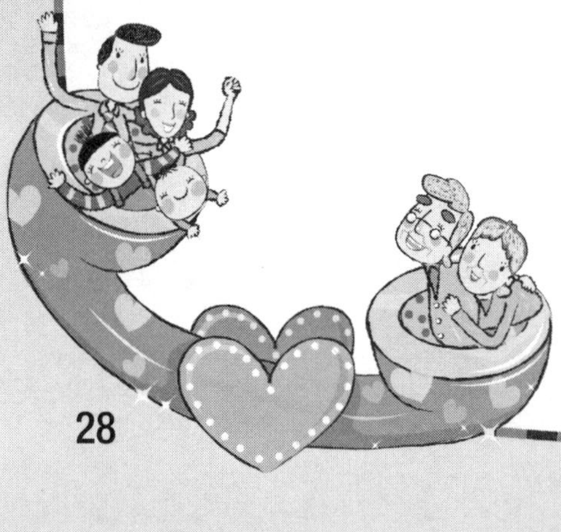

지남력, 기억력

2일 8

● 다음 중 광역시가 아닌 곳은?

① 부산 ② 대전 ③ 대구

④ 광주 ⑤ 창원

● 다음 중 우리나라에서 가장 큰 섬은?

① 독도 ② 울릉도 ③ 강화도

④ 백령도 ⑤ 제주도

● 다음 중 남한에 있는 지역이 아닌 것은?

① 제주도 ② 강원도 ③ 함경북도

④ 전라남도 ⑤ 경상북도

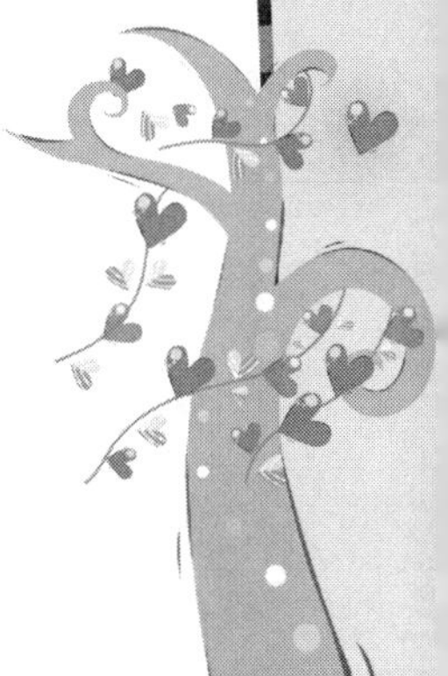

기억력

2일 9

● 2페이지 전에 있었던 숫자를 잘 기억하여 찾아보세요.

1　9

2　5

8　6

지금은 ____년 ___월 ___일 ___시 ___분입니다.

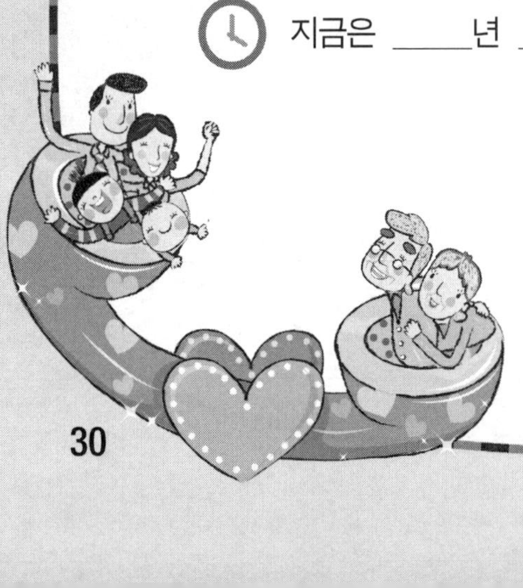

지남력, 집중력

● 다음 블록의 개수를 세어 보세요.

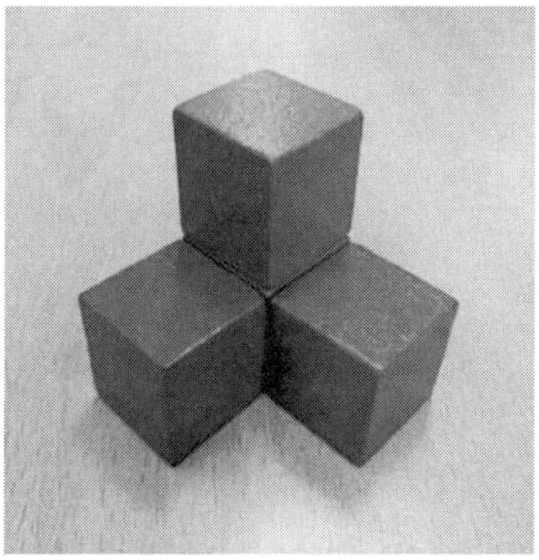

개

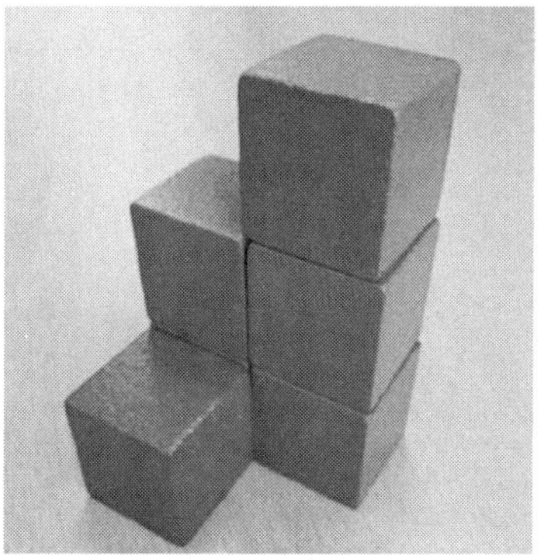

개

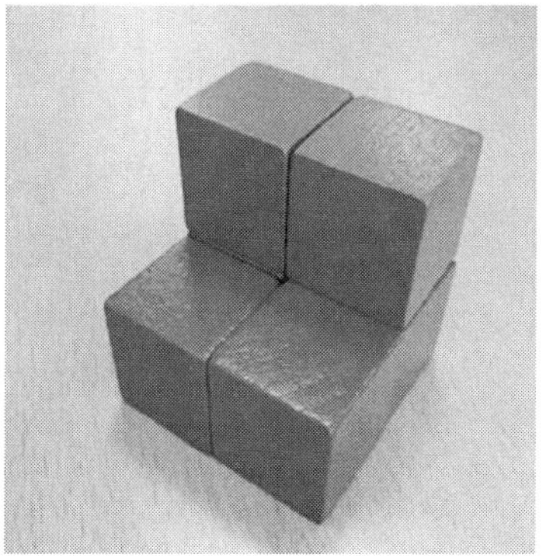

개

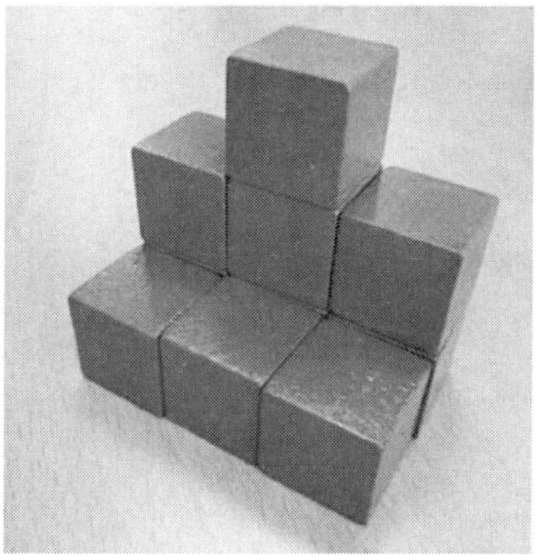

개

뇌혈관 질환에 관한 짧고 전문적인 지식 [1]

뇌졸중의 위험 요인 중 조절할 수 있는 위험 요인에는 고혈압, 담배, 고지혈증, 당뇨, 비만 등이 있다. 뇌졸중 환자의 60~70%가 만성고혈압을 가지고 있는데, 고혈압 약으로 혈압을 잘 조절하게 되면 뇌졸중 위험의 35%를 감소시킬 수 있다.

하루에 담배를 40개비 이상 피우는 사람은 10개비 이하로 피우는 사람보다 뇌졸중 발병률이 2배가 높으며, 금연 후 5년이 지나면 비흡연자와 뇌졸중 위험도가 같아진다. 당뇨병은 뇌경색의 발생률을 3~6배 증가시키며, 뇌졸중 환자의 20%가 당뇨병 환자다.

뇌졸중이라고 해서 환자들이 같은 증세, 같은 상황에 놓여 있는 것이 아니기 때문에 뇌졸중 환자를 치료할 때에는 개인별로 주의 깊게 관찰하는 것이 중요하다.

지남력, 집중력

3일 1

● 다음 4개의 시계는 모두 다른 시각을 보여 줍니다. 각 시계가 가리키는 시각을 선으로 이어 보세요.

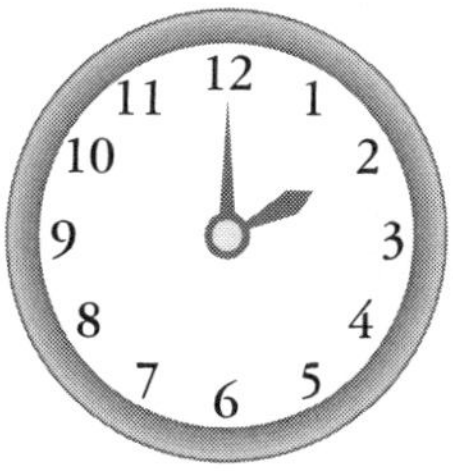

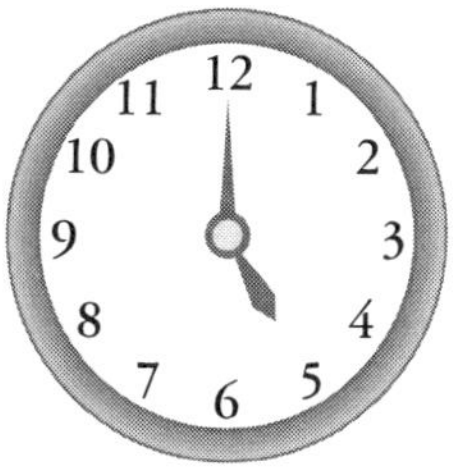

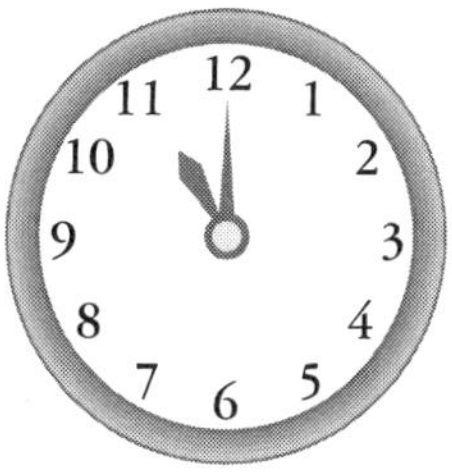

- 2 : 00
- 11 : 00
- 5 : 00
- 8 : 00

지금은 _____년 ___월 ___일 ___시 ___분입니다.

지남력, 집중력

3일 2

동그란 시계 밑에 적힌 시각을 보고, 시계에 시침과 분침을 그려 보세요. 분침은 '–'로 숫자와 이어 긋고, 시침은 숫자에 닿지 않게 '→'로 그리세요.

〈예시〉

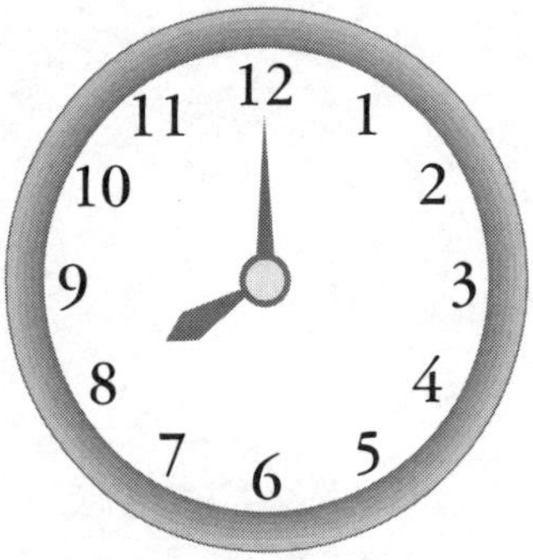

8 : 00

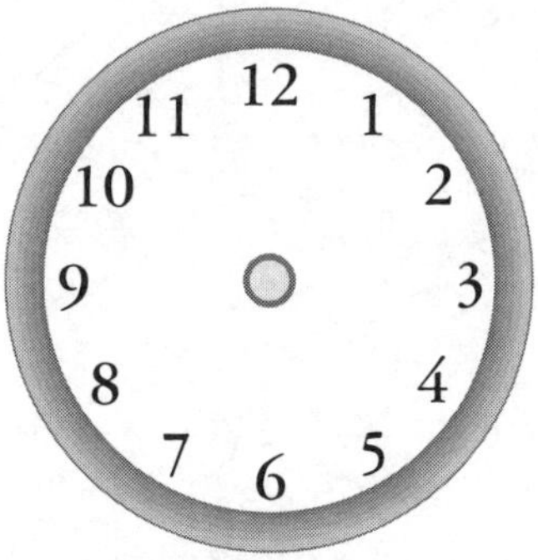

4 : 00

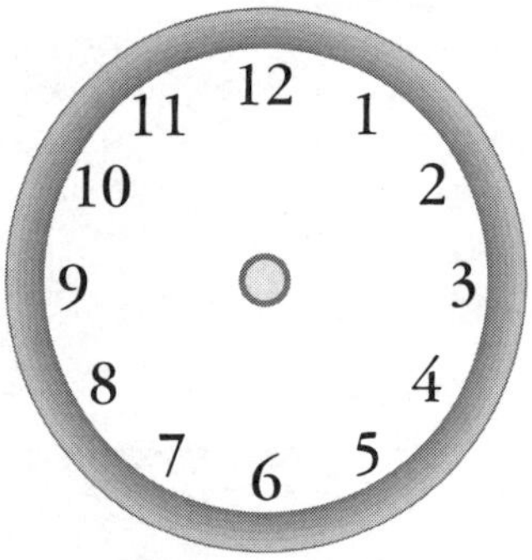

9 : 00

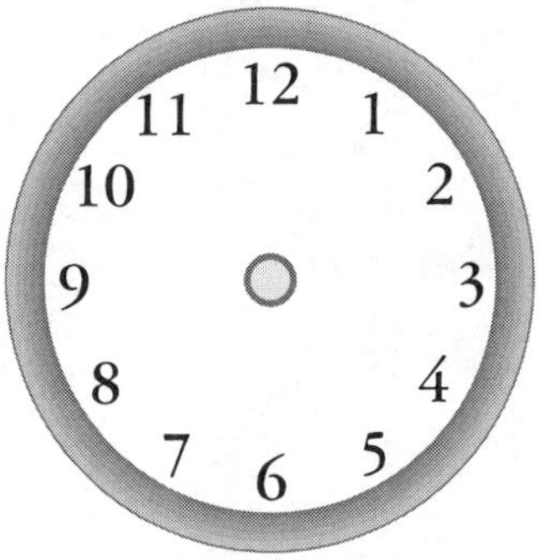

11 : 00

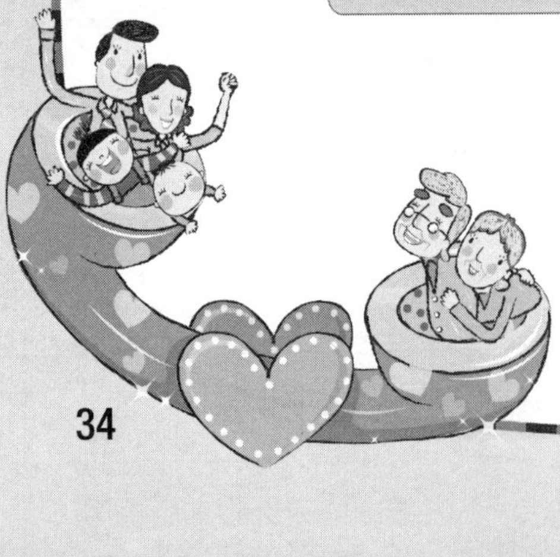

다음 그림을 보고, 아래에 똑같이 그려 보세요.

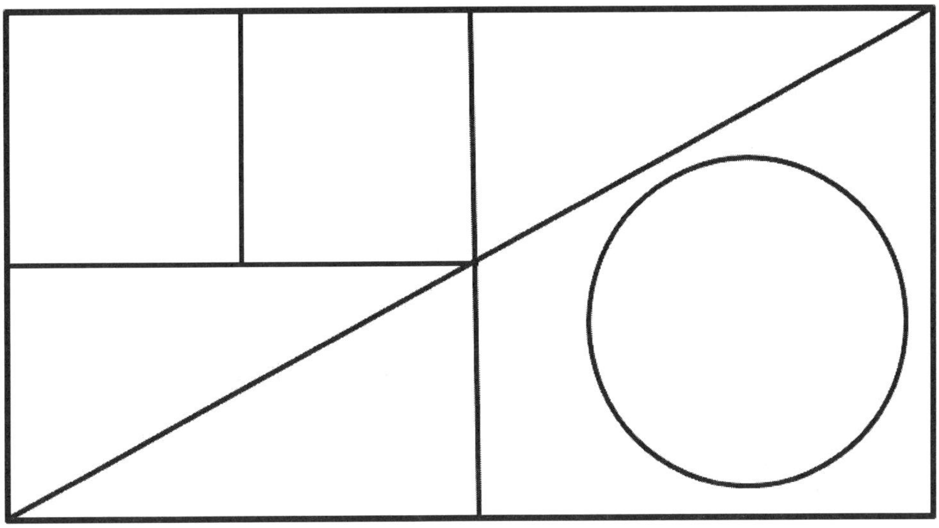

기억력

3일 4

● 이전 페이지에 있었던 그림을 기억해서 다시 한번 그려 보세요.

지남력, 기억력

● 우리나라에 있는 광역시를 써 보세요.

(부산) 광역시, (대구) 광역시

( ) 광역시, ( ) 광역시

(광주) 광역시, (울산) 광역시

● 우리나라에 있는 섬 중, 다음 글자로 시작하는 섬 이름을 써 보세요.

(제주도), (백령도), (강)

(울), (연평도), (거)

(월미도), (영), (오이도)

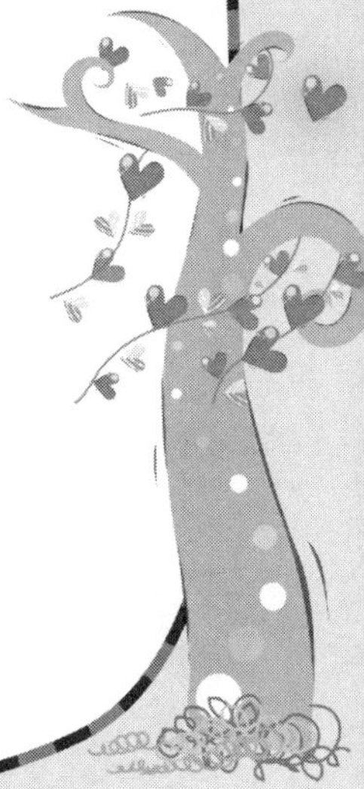

● 다음 미로찾기를 해 보세요.

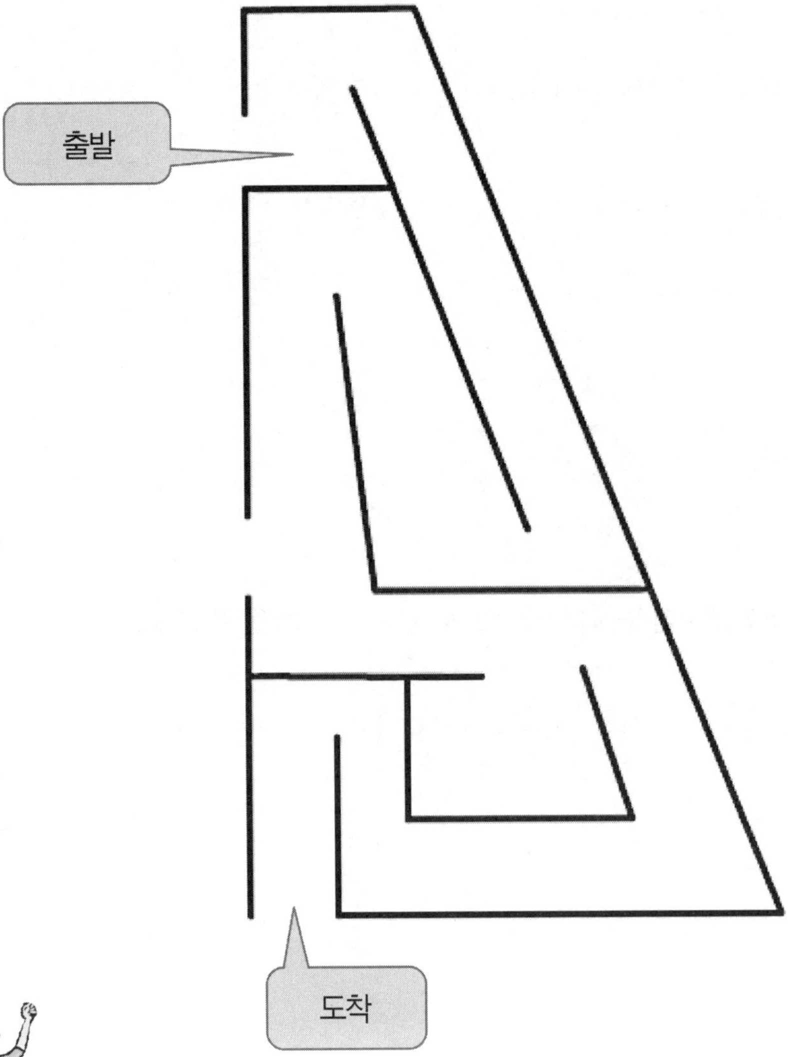

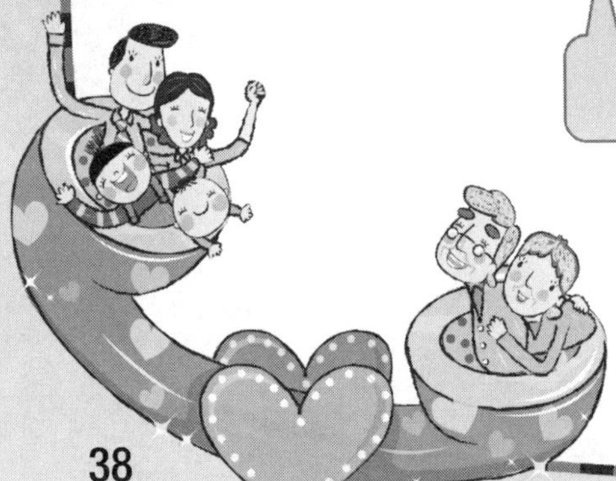

집중력

● 다음 도형의 이름에 알맞은 모양을 찾아 선으로 이어 보세요.

(1) 원 • • ㉠

(2) 정삼각형 • • ㉡

(3) 평행사변형 • • ㉢

(4) 정사각형 • • ㉣

(5) 직사각형 • • ㉤

기억력

3일 8

다음 올림픽 종목의 이름을 잘 기억하세요.

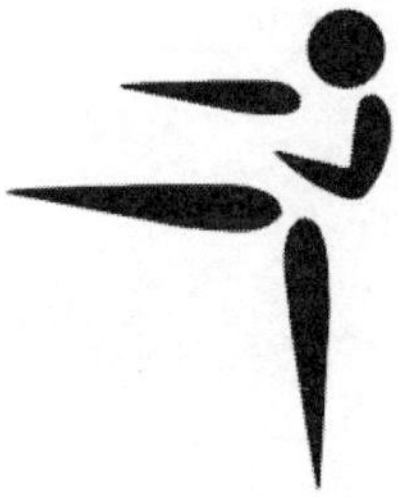

태권도

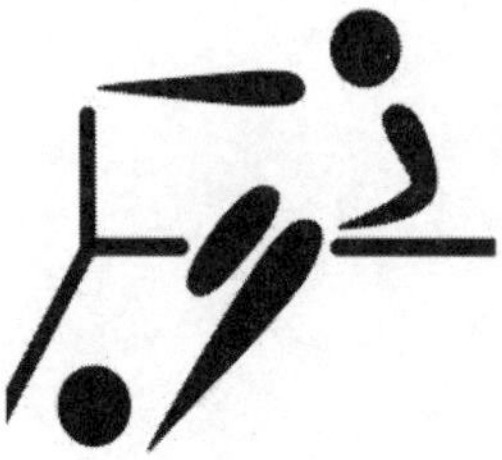

축구

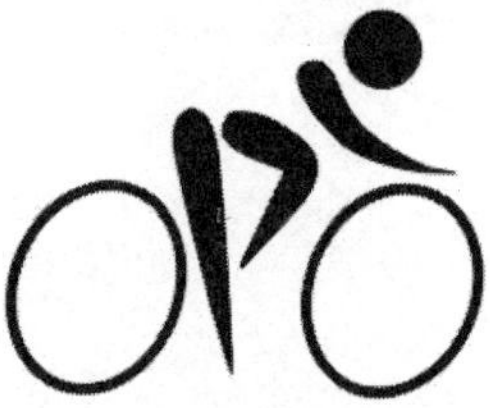

사이클

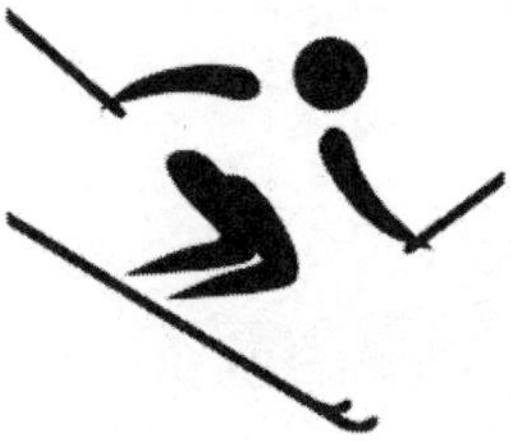

스키

수영

농구

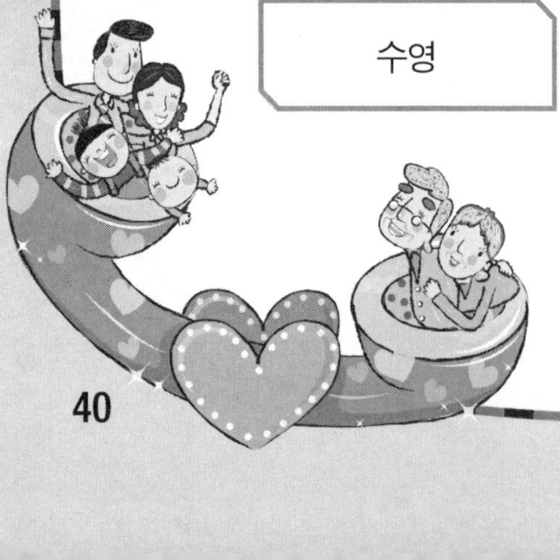

기억력

3일 9

● 오늘 아침 식사의 반찬은 어떤 것이었나요?

● 어제 가장 맛있게 먹었던 음식은 어떤 것이었나요?

● 최근 나를 가장 기쁘게 한 사람은 누구인가요?

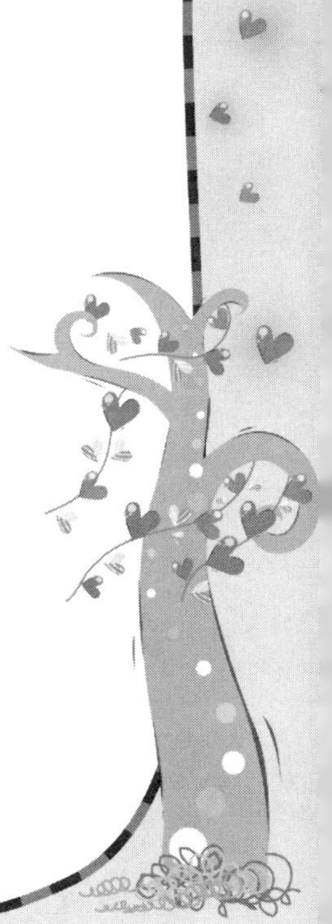

지금은 _____년 ___월 ___일 ___시 ___분입니다.

● 빈칸에 올림픽 종목 이름을 써넣으세요.

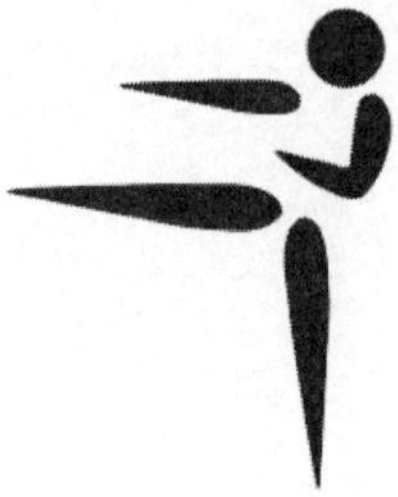

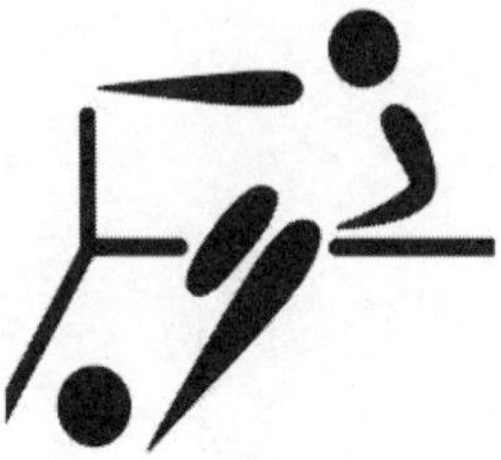

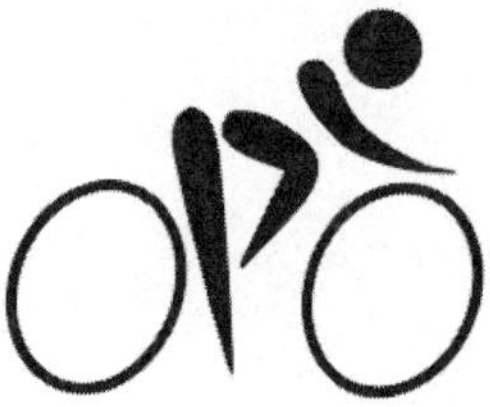

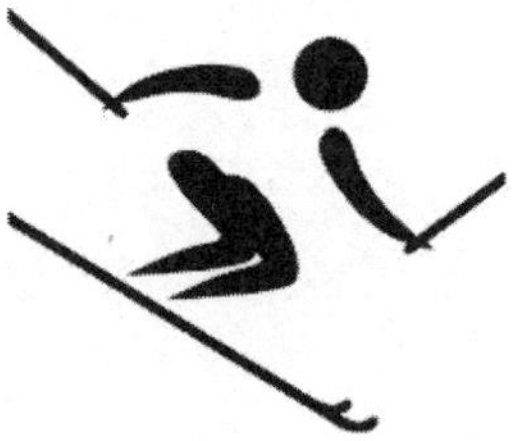

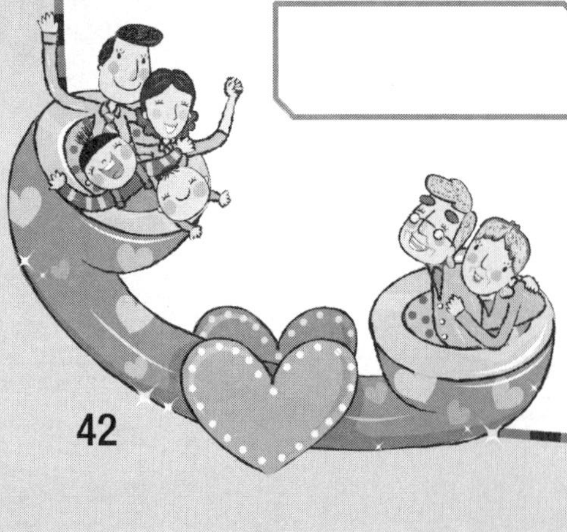

지남력, 집중력

4일 1

다음 4개의 시계는 모두 다른 시각을 보여 줍니다. 각 시계가 가리키는 시각을 선으로 이어 보세요.

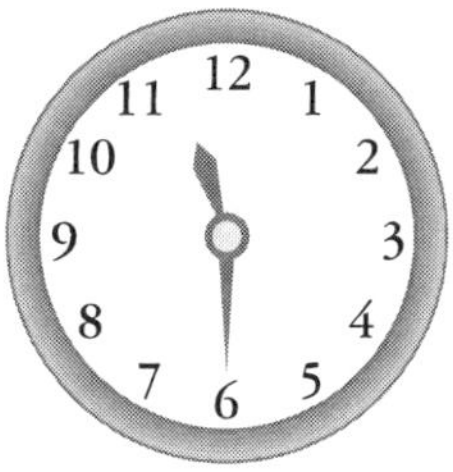

7 : 10	
1 : 40	
11 : 30	
3 : 50	

지금은 _____년 ___월 ___일 ___시 ___분입니다.

지남력, 집중력

● 동그란 시계 밑에 적힌 시각을 보고, 시계에 시침과 분침을 그려 보세요. 분침은 '–'로 숫자와 이어 긋고, 시침은 숫자에 닿지 않게 '→'로 그리세요.

〈예시〉

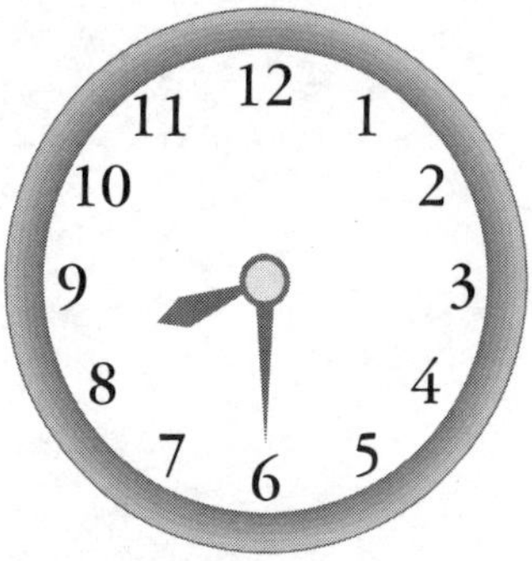

8 : 30

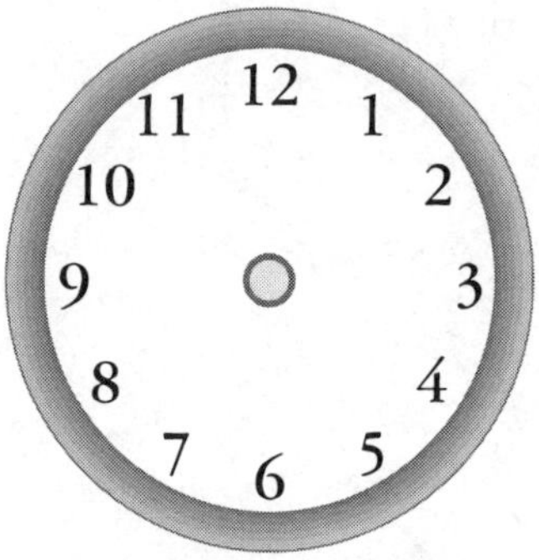

4 : 30

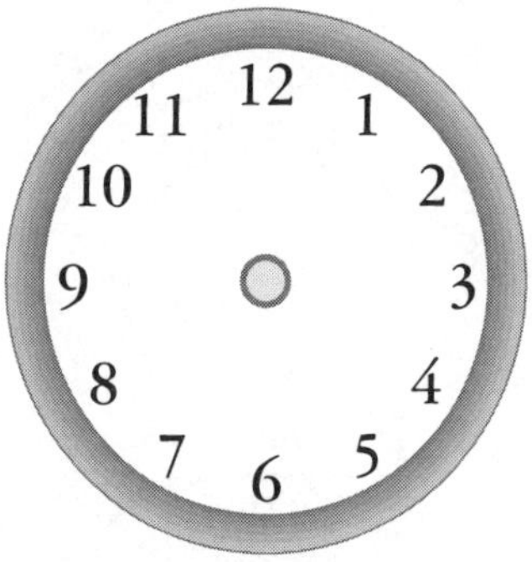

9 : 30

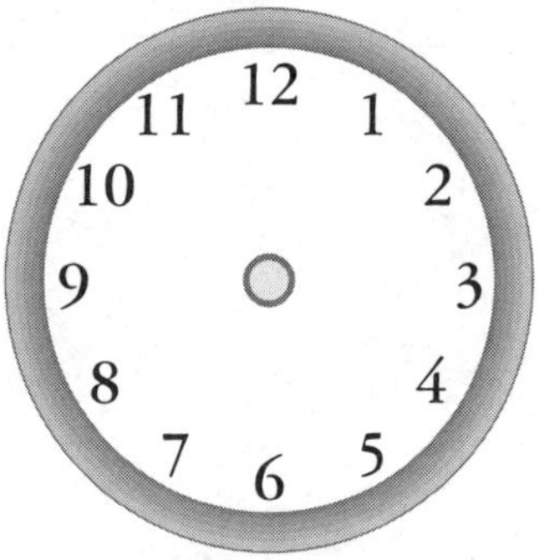

11 : 30

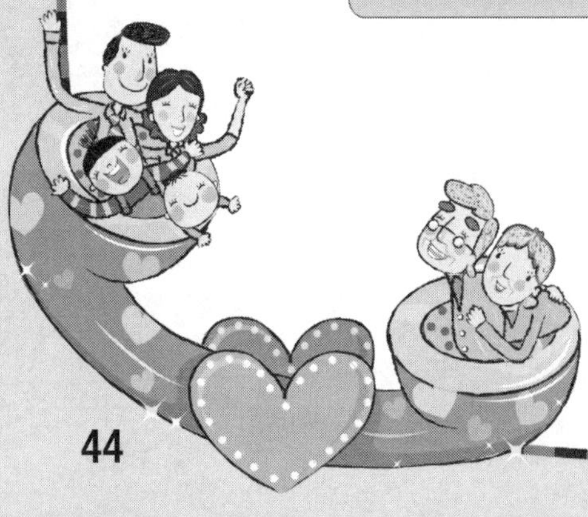

지남력, 기억력

4일 3

● 다음 도시와 가장 가까이에 있는 도를 선으로 연결해 보세요.

(1)	서울	㉠	경상남도
(2)	대구	㉡	충청남도
(3)	부산	㉢	경기도
(4)	대전	㉣	강원도
(5)	강릉	㉤	전라북도
(6)	광주	㉥	전라남도
(7)	전주	㉦	경상북도

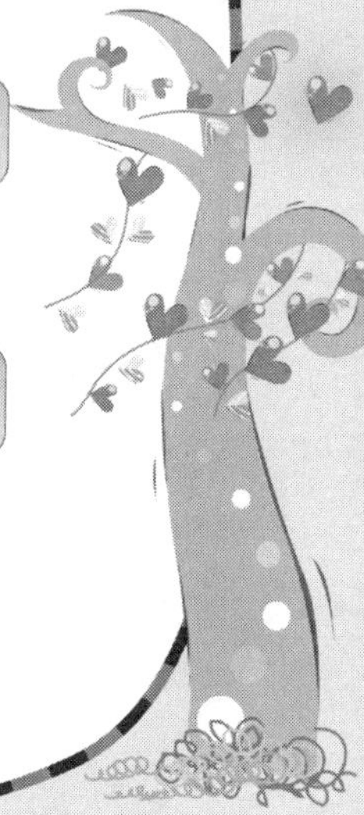

기억력

4일 4

● 나의 휴대 전화 번호는 무엇입니까?

● 나의 주민 등록 번호는 무엇입니까?

● 나의 부모님의 성함은 무엇입니까?

● 나의 자녀의 이름은 무엇입니까?

● 나의 신발 사이즈는 몇 mm입니까?

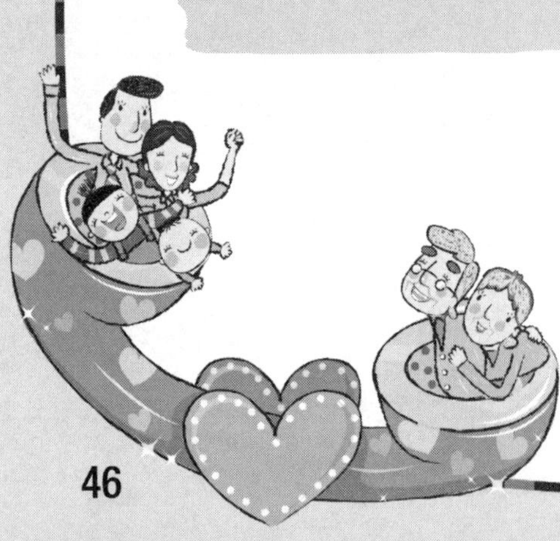

기억력, 집중력

4일 5

다음 지도에는 강원도의 주요 도시들이 나와 있습니다. 바닷가와 접하고 있는 도시는 동그라미로, 내륙에 있는 도시는 네모로 표시되어 있습니다. 지도를 잘 기억해 보세요.

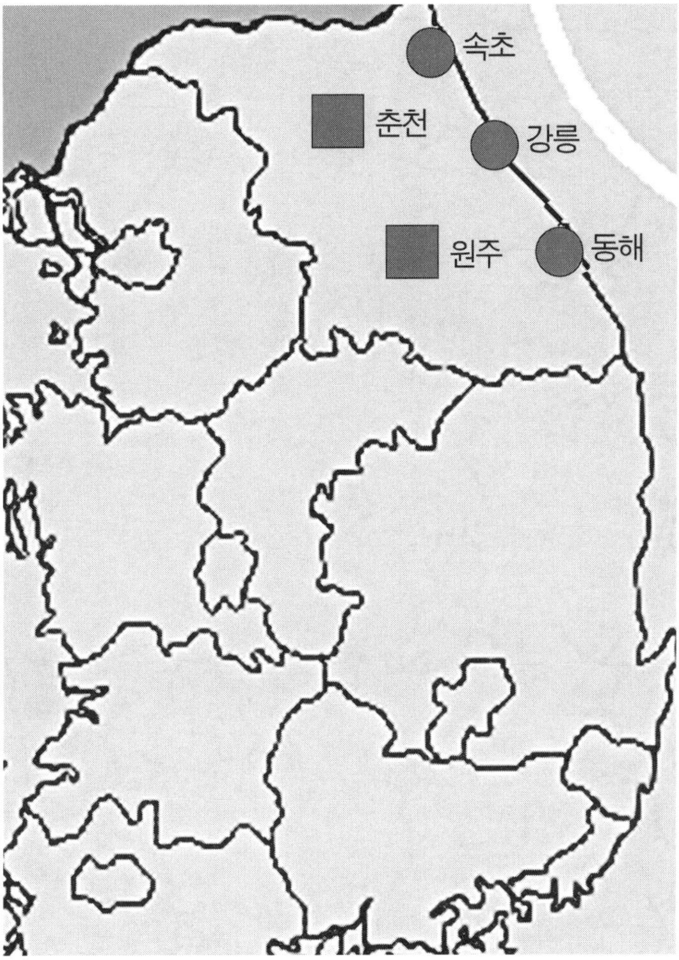

기억력

4일 6

다음 지도에는 강원도의 주요 도시들이 나와 있습니다. 바닷가와 접하고 있는 도시는 동그라미로, 내륙에 있는 도시는 네모로 표시되어 있습니다. 위치에 맞는 도시 이름을 빈칸에 써넣으세요.

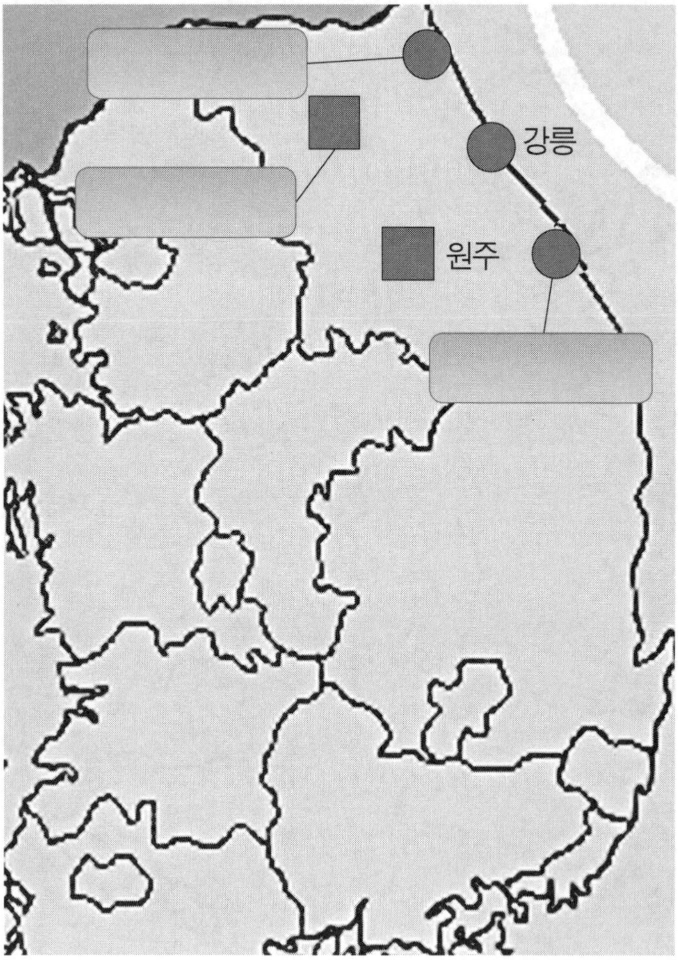

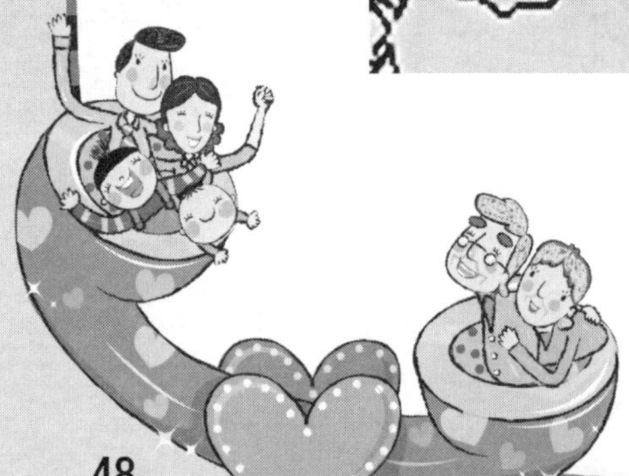

집중력

● 다음 도형의 이름에 알맞은 모양을 찾아 선으로 이어 보세요.

(1) 직각삼각형 ● ● ㉠ 

(2) 육각형 ● ● ㉡ 

(3) 타원 ● ● ㉢ 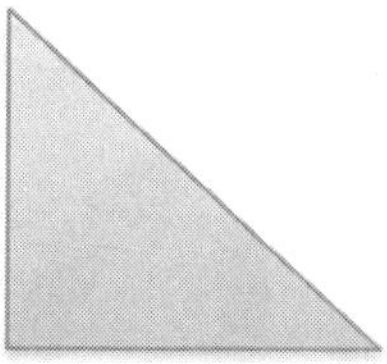

(4) 마름모 ● ● ㉣ 

(5) 오각형 ● ● ㉤ 

지남력, 집중력

4일 8

● 다음 미로찾기를 해 보세요(검은 선을 따라가세요).

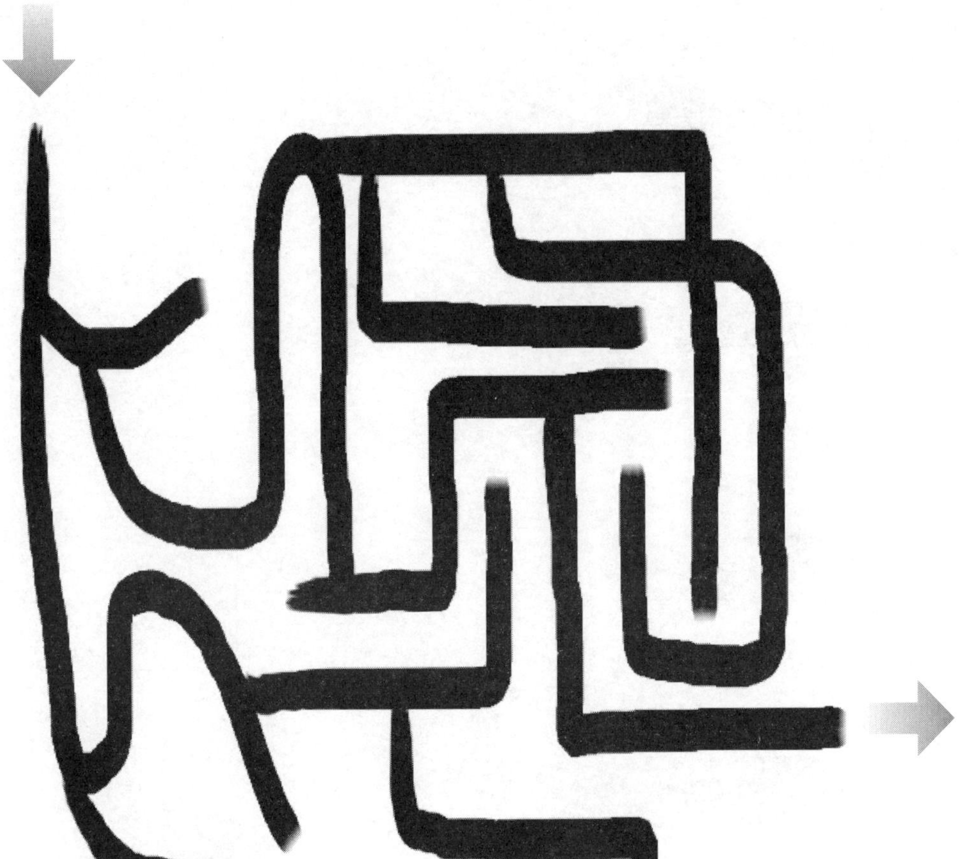

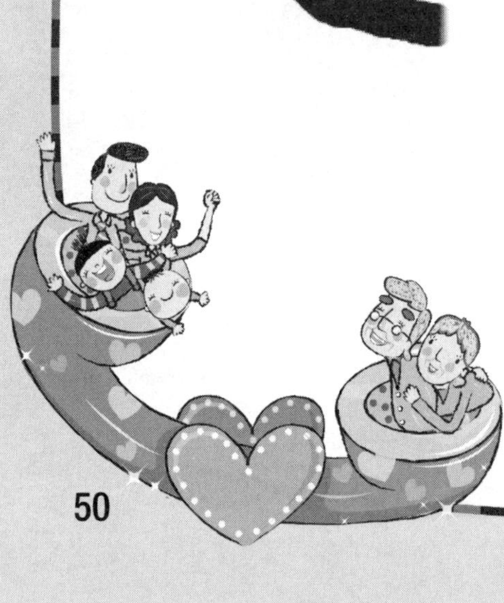

기억력, 집중력

4일 9

● 다음 사물을 잘 보고 기억하세요.

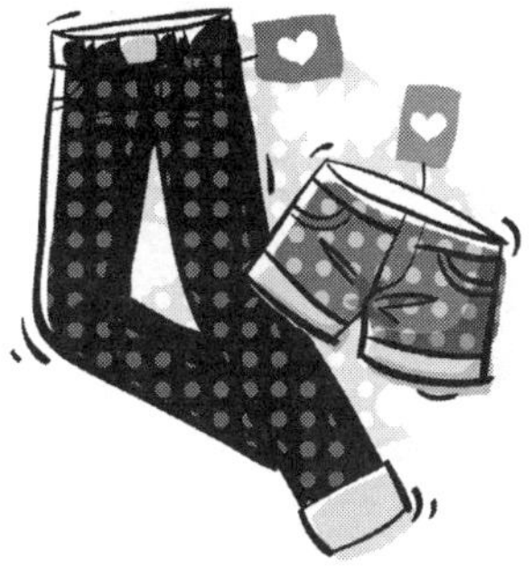

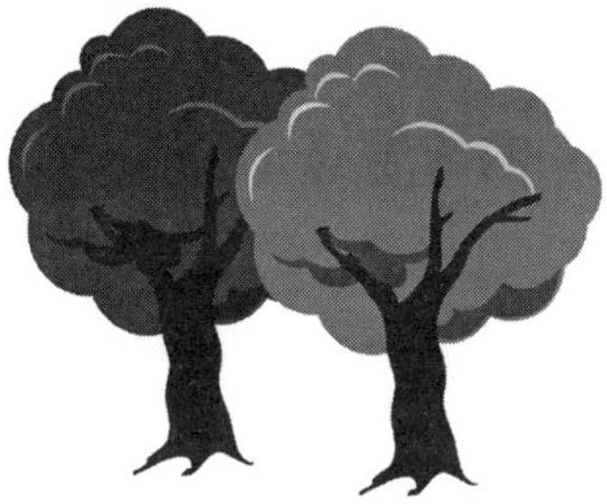

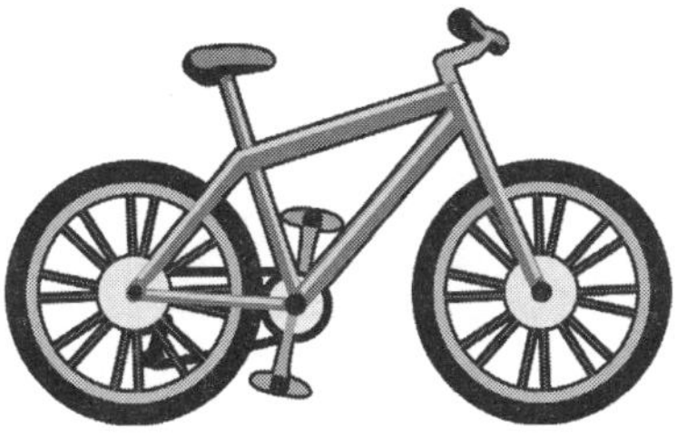

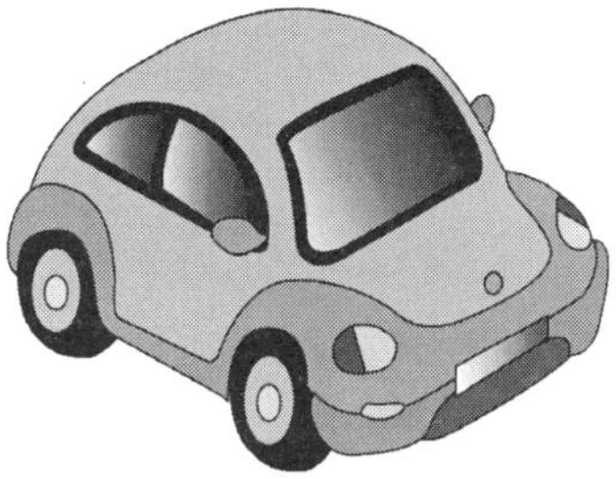

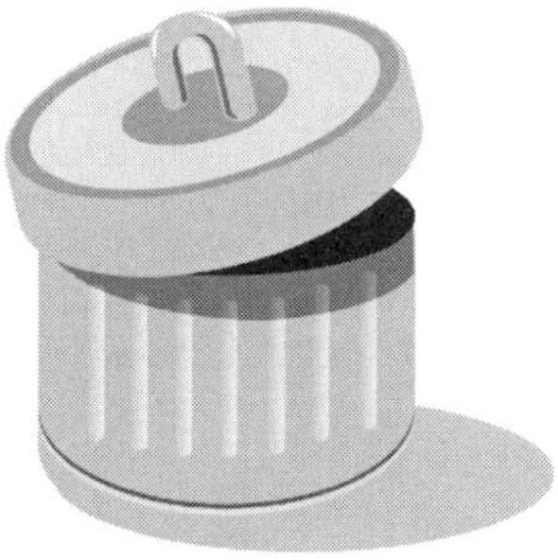

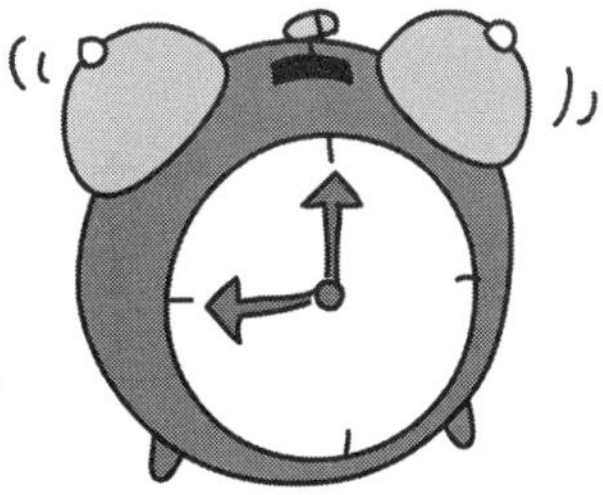

기억력

4일 10

● 다음 중 이전 페이지에 있었던 사물을 골라 보세요.

커피	시계	의자
휴지통	컴퓨터	바지
점퍼	바가지	거울
자동차	냄비	가방
자전거	컵	나무

지금은 ____년 ___월 ___일 ___시 ___분입니다.

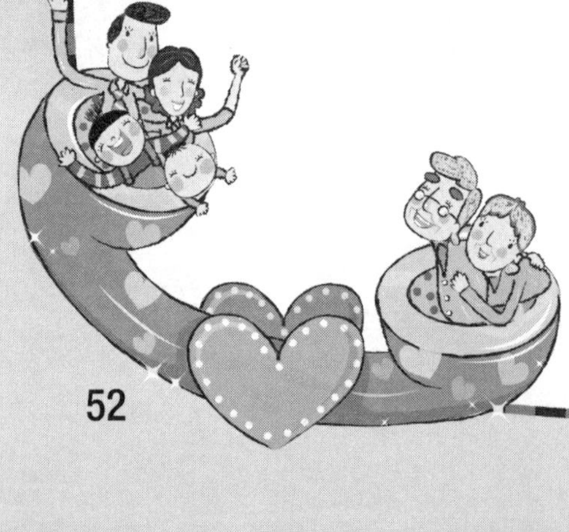

지남력, 집중력

5일 1

● 동그란 시계 밑에 적힌 시각을 보고, 시계에 시침과 분침을 그려 보세요. 분침은 '–'로 숫자와 이어 긋고, 시침은 숫자에 닿지 않게 '→'로 그리세요.

〈예시〉

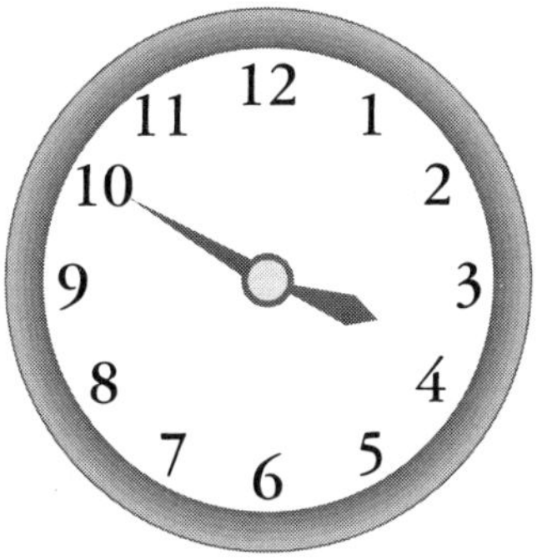

3 : 50

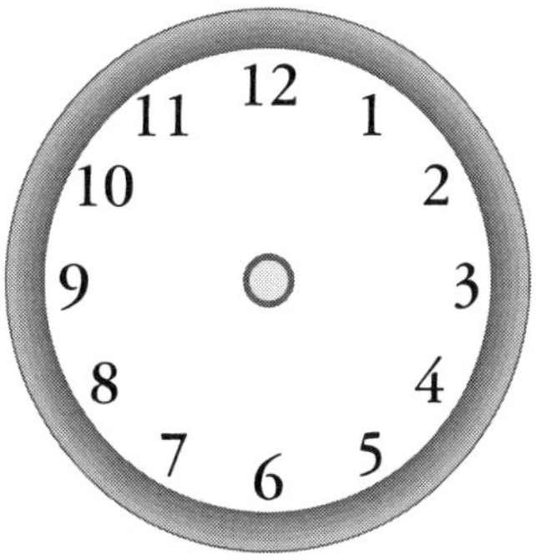

9 : 10

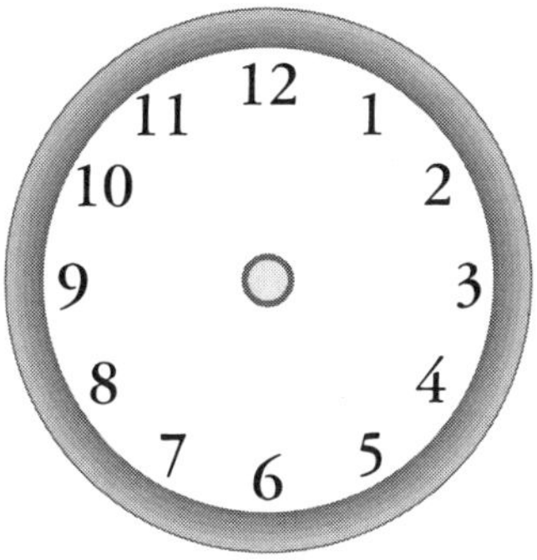

11 : 20

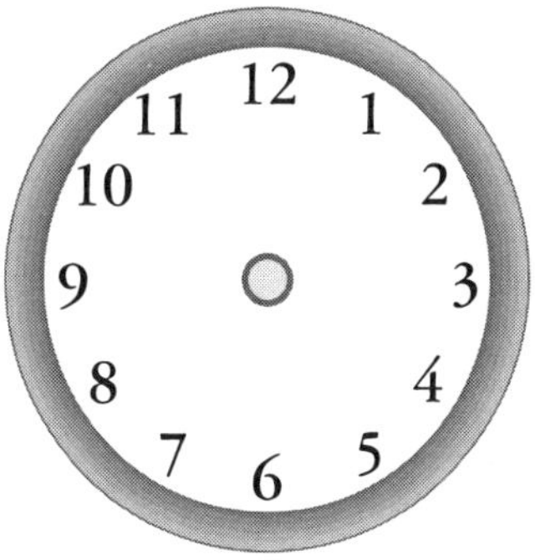

4 : 40

지금은 _____년 ___월 ___일 ___시 ___분입니다.

지남력, 집중력

5일 2

● 다음 4개의 시계는 모두 다른 시각을 보여 줍니다. 각 시계가 가리키는 시각을 선으로 이어 보세요.

3 : 50

11 : 30

1 : 40

7 : 10

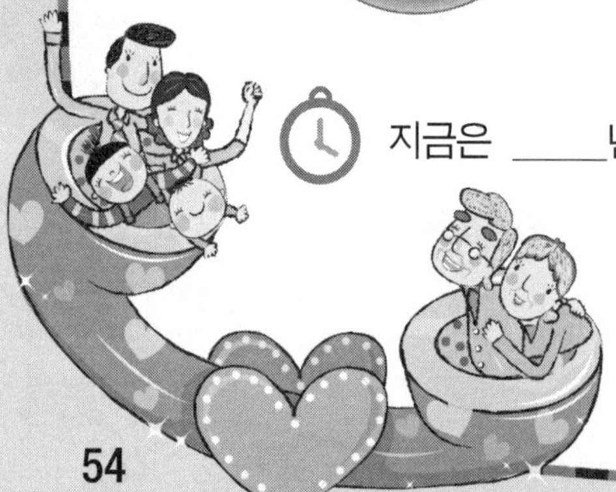

지금은 ____년 ___월 ___일 ___시 ___분입니다.

집중력, 기억력

5일 3

● 다음 그림을 보고, 아래에 똑같이 그려 보세요.

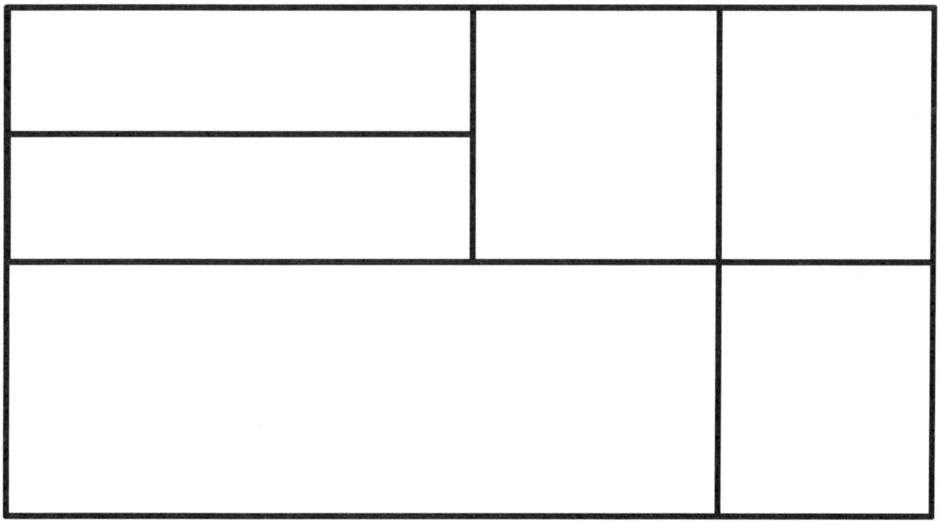

기억력

5일 4

● 이전 페이지에 있었던 그림을 기억해서 다시 한번 그려 보세요.

지남력, 기억력

다음 도시와 그 도시가 속해 있는 도를 선으로 연결해 보세요.

(1)	구미시	㉠	경상북도
(2)	용인시	㉡	충청남도
(3)	공주시	㉢	경기도
(4)	나주시	㉣	강원도
(5)	동해시	㉤	전라북도
(6)	양산시	㉥	전라남도
(7)	전주시	㉦	경상남도

지남력, 기억력

● 다음 지역 중, 도시가 아닌 곳은?

① 나주 ② 삼척 ③ 김천

④ 밀양 ⑤ 의성

● 다음 중 가장 작은 섬은?

① 독도 ② 울릉도 ③ 강화도

④ 백령도 ⑤ 제주도

● 다음 지역 중, 경기도에 있는 도시가 아닌 곳은?

① 이천 ② 평택 ③ 충주

④ 용인 ⑤ 과천

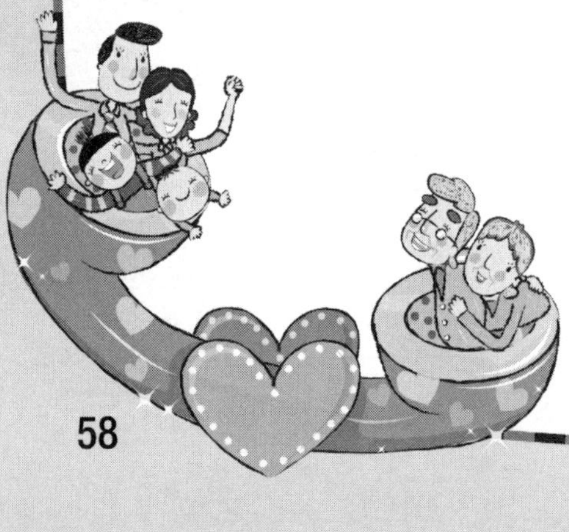

● 오늘 하루의 일과를 정리해 볼까요?

시간	일과(해야 할 일 혹은 한 일)
오전	
오후	

● 아래 국기를 잘 보고 꼼꼼히 기억하세요.

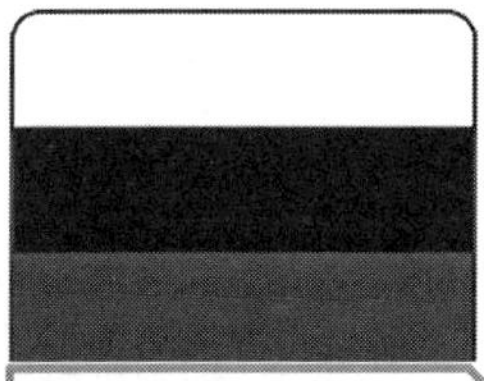

러시아

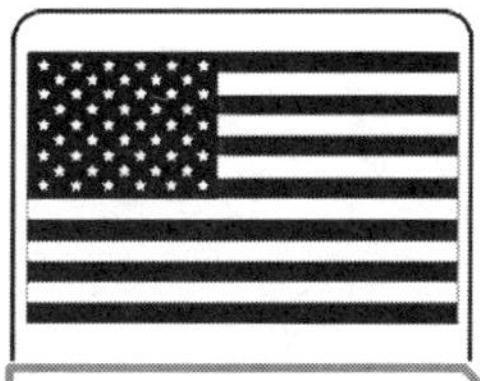

미국

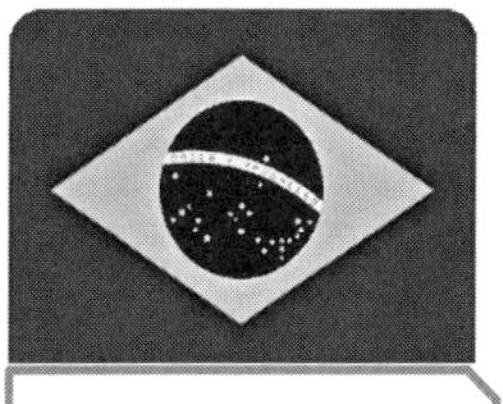

브라질

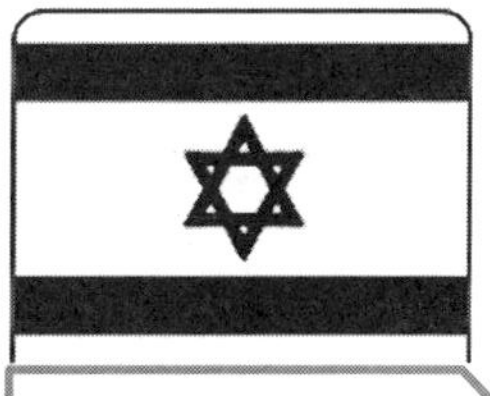

이스라엘

기억력

5일 8

● 아래 그림은 현준이의 휴대폰 잠금 패턴입니다. 선을 따라 위에서부터 그어 본 다음, 이 패턴을 잘 기억하여 2페이지 뒤에서 똑같이 그려 보세요.

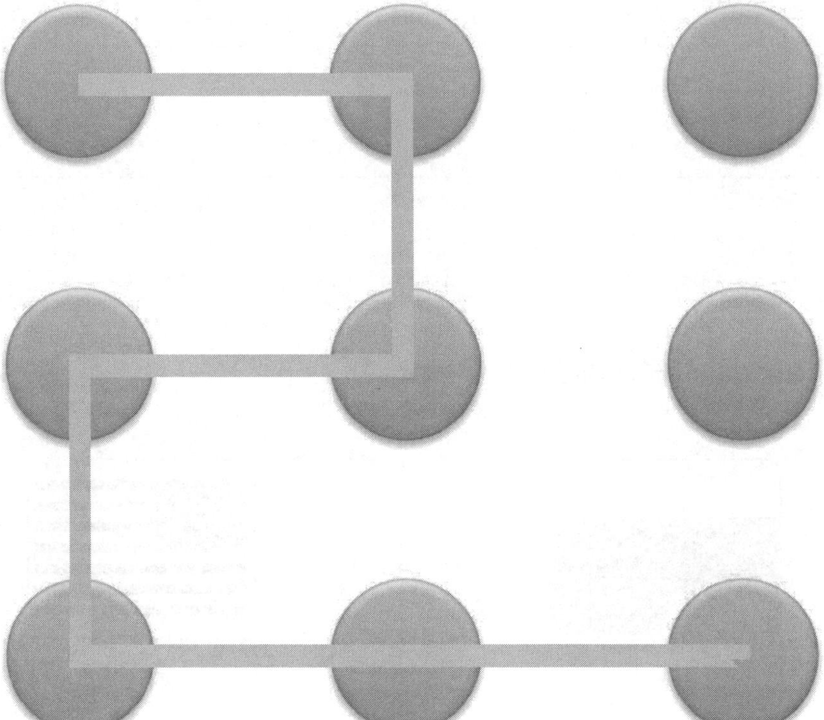

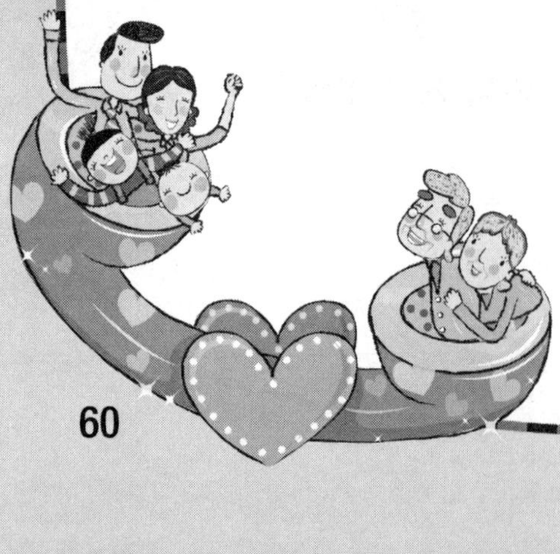

기억력

2페이지 전에 있었던 국기를 잘 기억해서 서로 연결해 보세요.

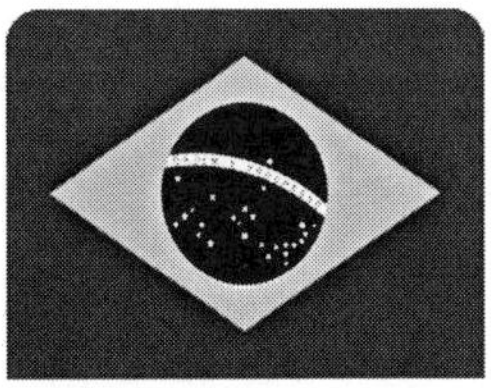

러시아

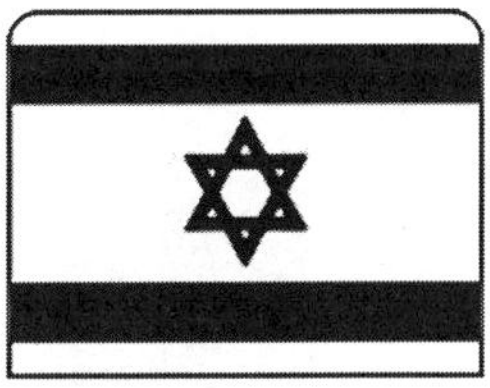

미국

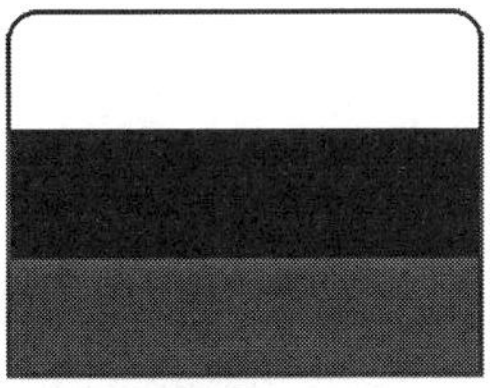

브라질

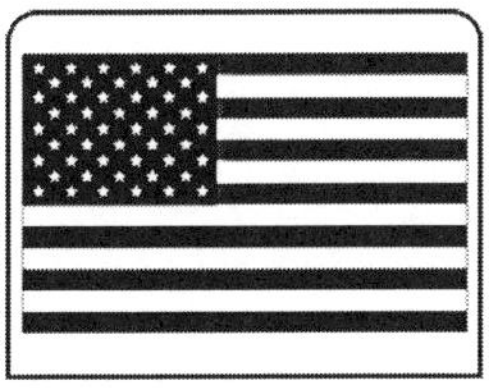

이스라엘

기억력

5일 10

● 2페이지 전에 나왔던 잠금 패턴을 잘 기억하여 그려 보세요.

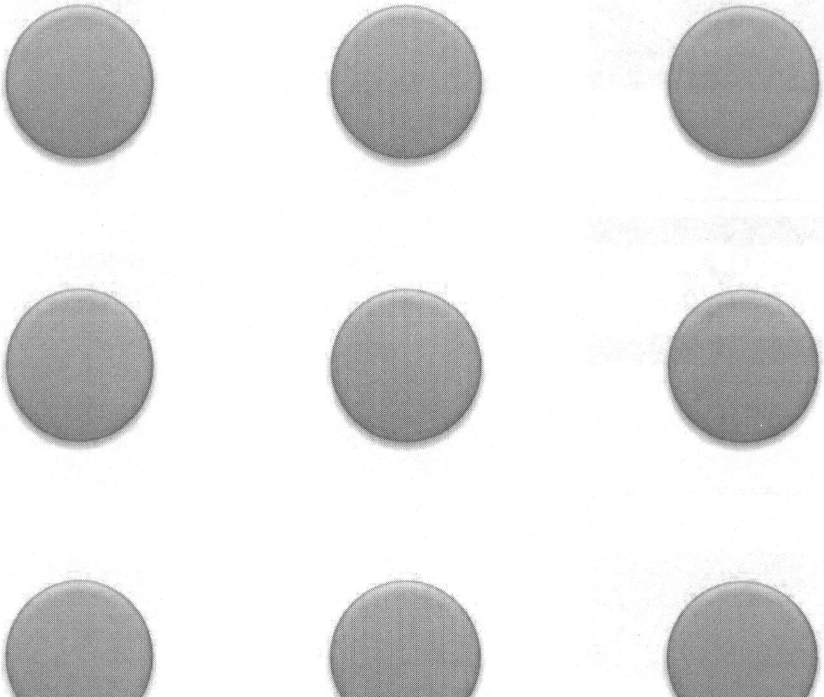

지금은 _____년 ___월 ___일 ___시 ___분입니다.

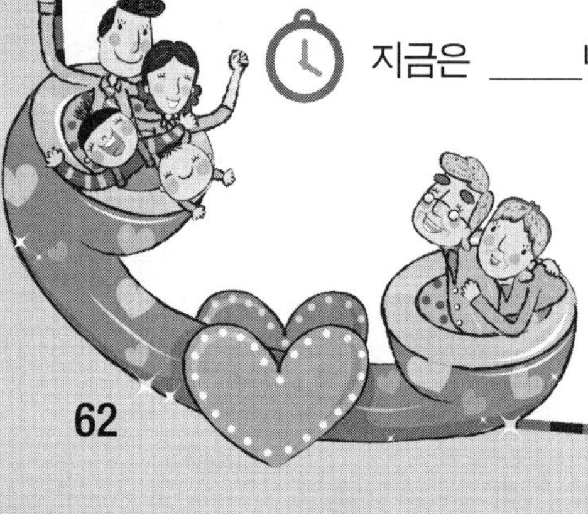

모범답안(1~5일차)

순서	1일차	2일차	3일차	4일차	5일차
1			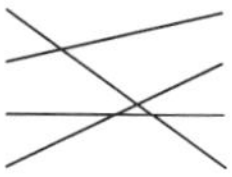	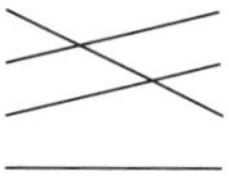	
2					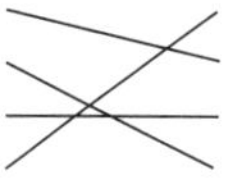
3				(1)-㉢, (2)-㉦, (3)-㉠, (4)-㉡, (5)-㉣, (6)-㉥, (7)-㉤	
4			35페이지 참조		55페이지 참조
5	15페이지 참조	25페이지 참조	인천, 대전, 강화도, 울릉도, 거제도, 영종도,		(1)-㉠, (2)-㉢, (3)-㉡, (4)-㉥, (5)-㉣, (6)-㉦, (7)-㉤
6	2, 4 6, 2			47페이지 참조	⑤, ①, ③
7			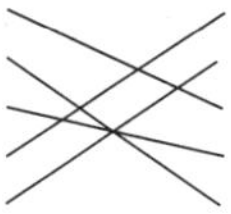	(1)-㉢, (2)-㉣, (3)-㉤, (4)-㉠, (5)-㉡	
8		⑤, ⑤, ③			
9	19페이지 참조	28페이지 참조			59페이지 참조
10		4, 6 6, 10	40페이지 참조	시계, 휴지통, 바지, 자동차, 자전거, 나무	60페이지 참조

뇌혈관 질환에 관한 짧고 전문적인 지식 [2]

뇌졸중이란 외상이 아닌 원인으로 뇌혈관이 막히거나 터짐으로써 운동기능과 감각기능의 장애, 인지장애, 언어장애, 균형장애 등이 나타나 갑작스러운 신경학적 문제가 발생하는 병을 말한다.

모든 재활치료의 목표는 뇌졸중 환자의 삶의 질을 최대화하는 것에 있다. 단순히 근력을 향상하고 독립적으로 기능을 수행하게 하는 것이 목표가 아니라, 삶의 질을 높이는 것이 재활의학의 진정한 목표인 것이다. 따라서 의사, 간호사, 치료사, 영양사 등 의료진 모두가 머리를 맞대어 목표를 설정하고 치료 방식을 선택하는 것이 매우 중요하다.

지남력, 집중력

6일 1

● 동그란 시계 밑에 적힌 시각을 보고, 시계에 시침과 분침을 그려 보세요. 분침은 '—'로 숫자와 이어 긋고, 시침은 숫자에 닿지 않게 '→'로 그리세요.

〈예시〉

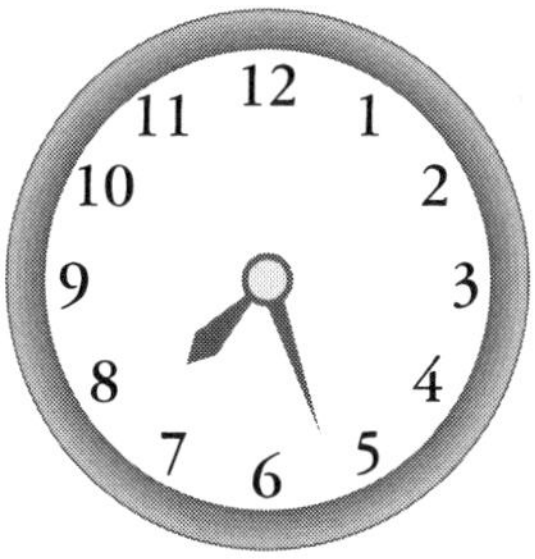

7 : 27

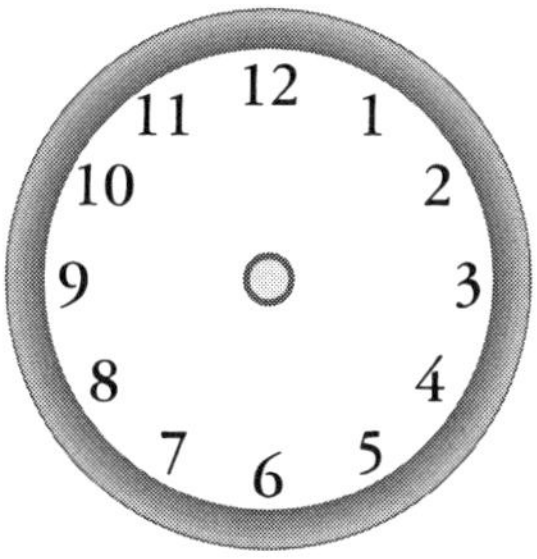

4 : 57

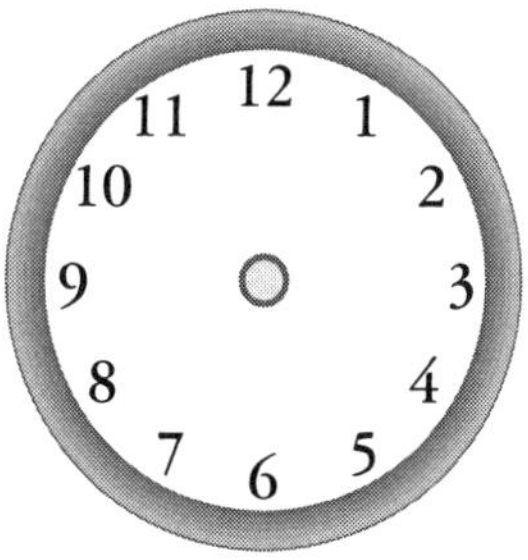

1 : 20

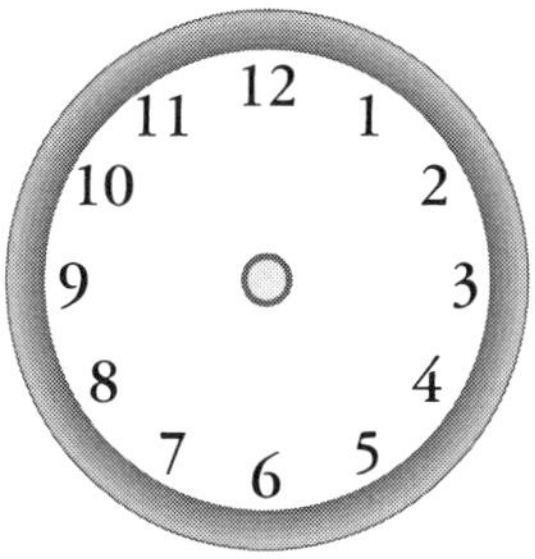

11 : 35

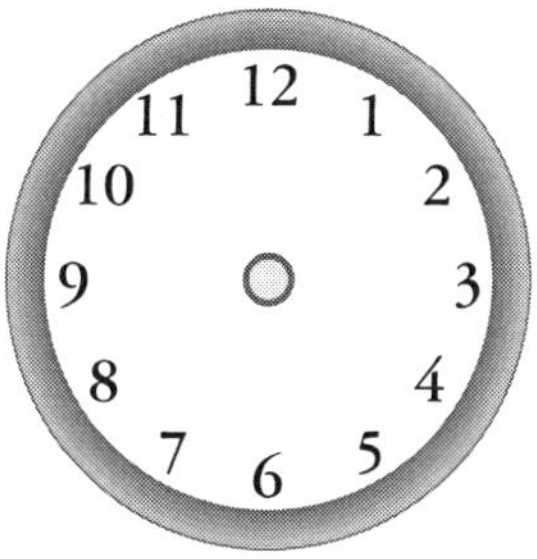

6 : 30

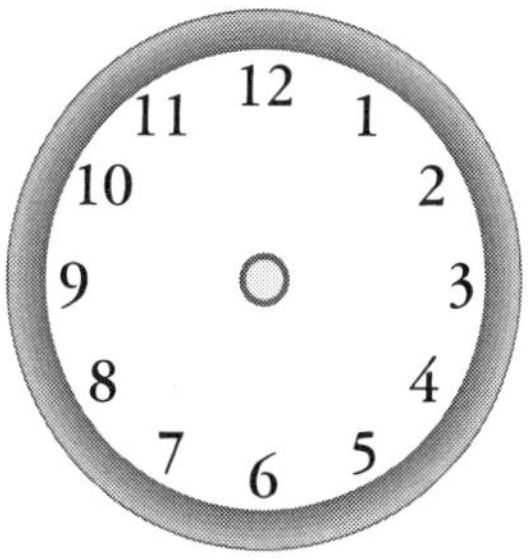

2 : 50

지금은 _____년 ___월 ___일 ___시 ___분입니다.

지남력, 집중력

6일 2

● 다음 4개의 시계는 모두 다른 시각을 보여 줍니다. 각 시계가 가리키는 시각을 선으로 이어 보세요.

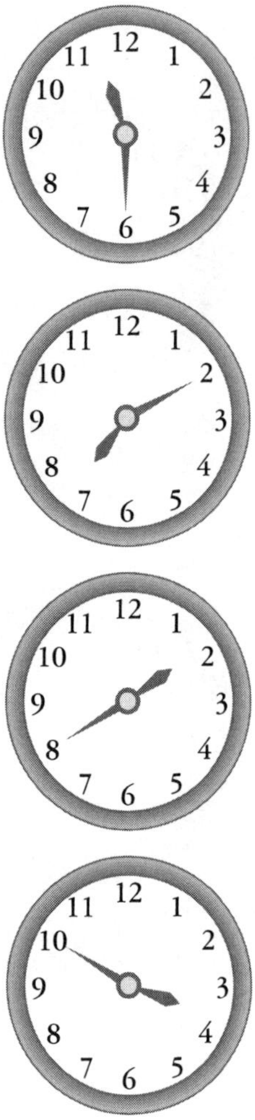

- 11 : 30
- 3 : 50
- 7 : 10
- 1 : 40

지금은 ____년 ___월 ___일 ___시 ___분입니다.

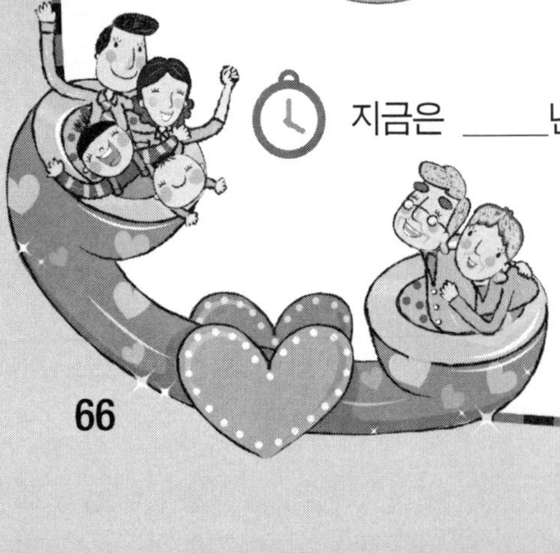

집중력, 기억력

● 다음 그림을 보고, 아래에 똑같이 그려 보세요.

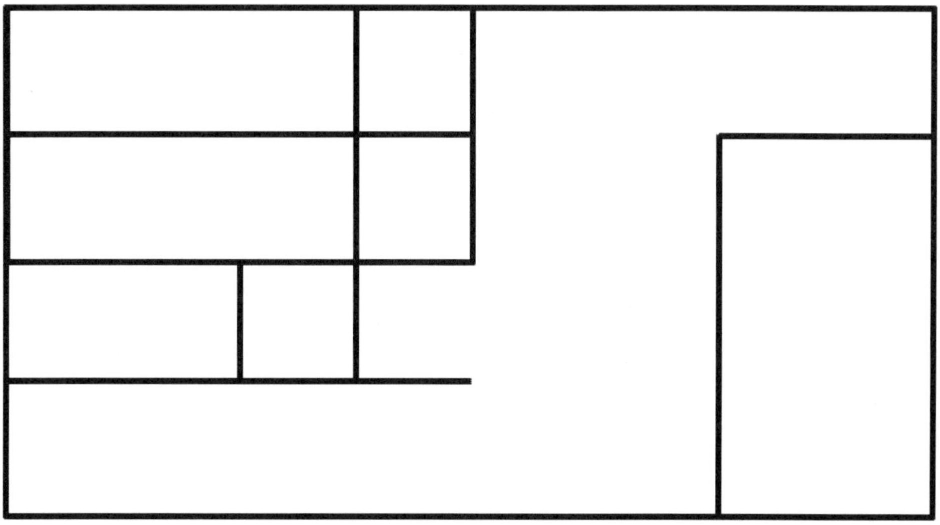

기억력

6일 4

● 이전 페이지에 있었던 그림을 기억해서 다시 한번 그려 보세요.

지남력, 기억력

● 우리나라에 있는 광역시를 써 보세요.

(부산) 광역시, ( ) 광역시

( ) 광역시, ( ) 광역시

( ) 광역시, (울산) 광역시

● 우리나라에 있는 섬 중, 다음 글자로 시작하는 섬 이름을 써 보세요.

(제주도), (백), (강)

(울), (연), (거)

(월), (영), (오)

● 아래에 나열된 4개의 글자를 잘 기억해 보세요. 그리고 6일차 훈련의 맨 마지막 장에 다시 써 보세요.

국

한

대

민

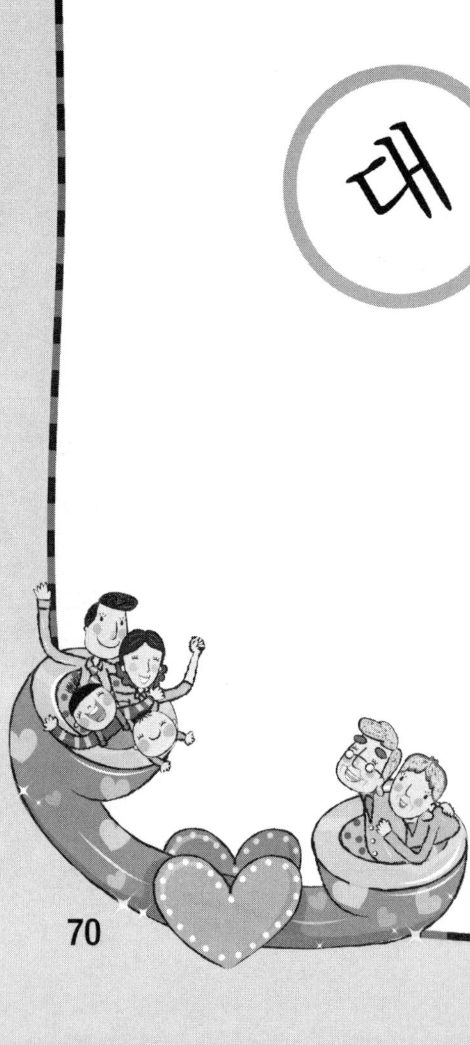

기억력, 집중력

6일 7

● 아래 단어를 시작으로 끝말잇기를 해 보세요.

의자 → → → → → → → →

● 아래 국기를 잘 보고 꼼꼼히 기억하세요.

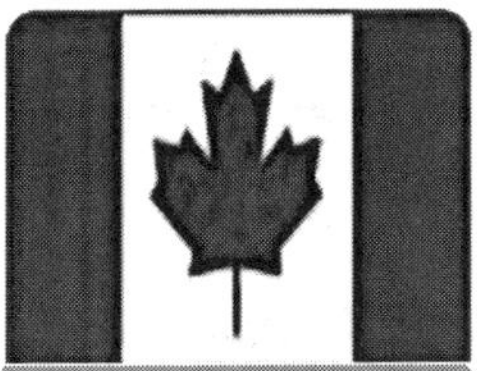

캐나다

루마니아

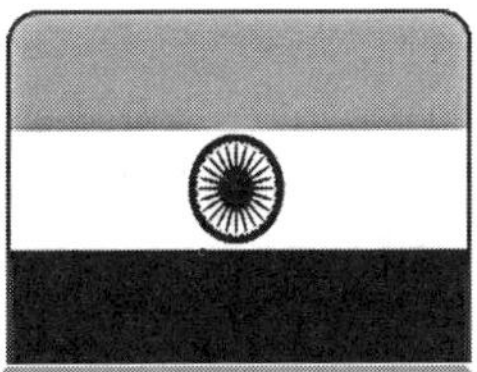

인도

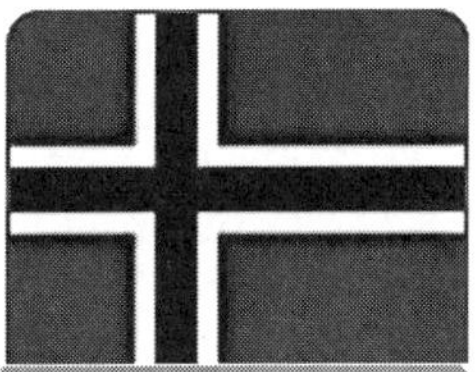

노르웨이

지남력, 기억력

6일 8

● 다음 중 서울에 있지 않은 대학교에 모두 ○표 하세요.

경희대학교	중앙대학교	서울대학교
고려대학교	경상대학교	연세대학교
이화여자대학교	한양대학교	서울여자대학교
부산대학교	전남대학교	숙명여자대학교
건국대학교	홍익대학교	경북대학교
원광대학교	세종대학교	청주교육대학교

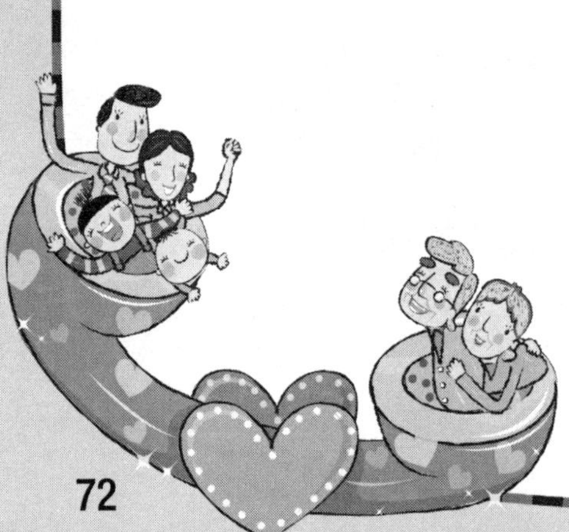

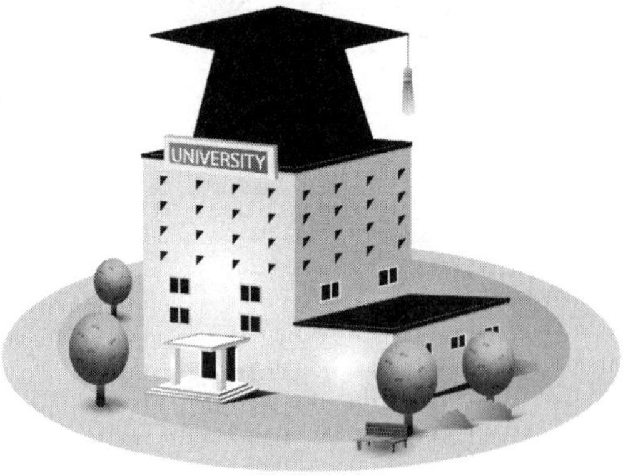

● 2페이지 전에 있었던 국기를 잘 기억해서 서로 연결해 보세요.

• • 루마니아

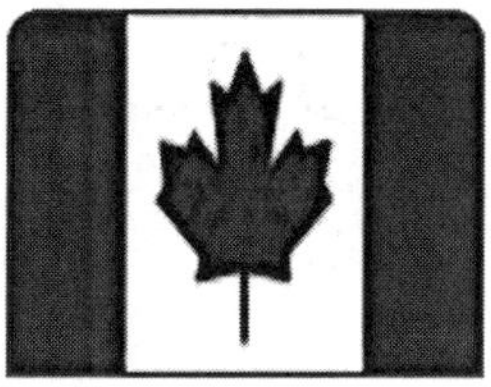

• • 인도

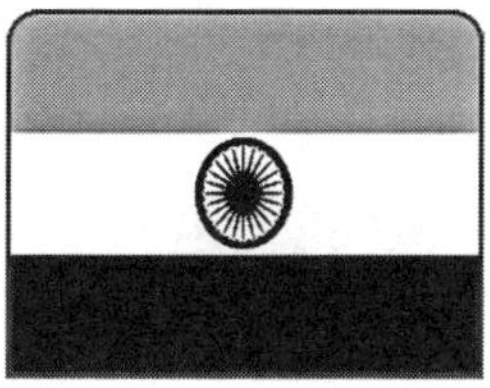

• • 노르웨이

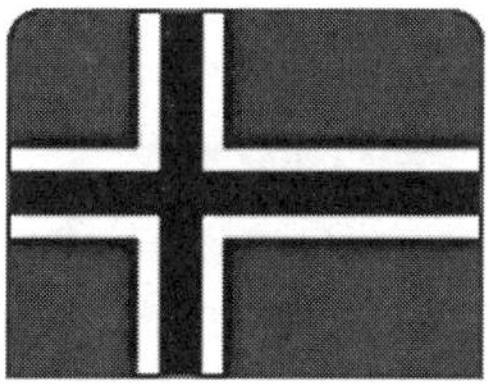

• • 캐나다

기억력, 집중력

6일 10

● 4페이지 전에 있었던 글자를 써 보세요. 순서에 상관없이 4글자를 쓰면 됩니다.

● 다음 〈보기〉와 똑같은 그림을 찾아보세요.

〈보기〉

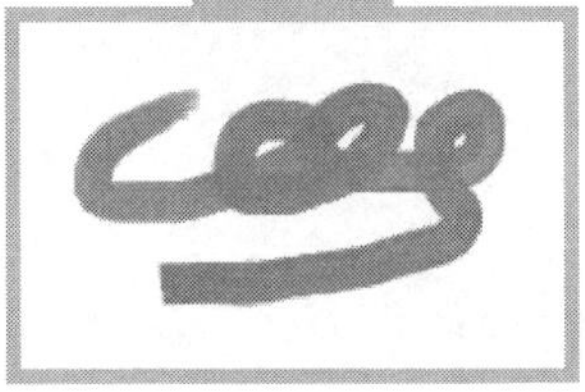

① 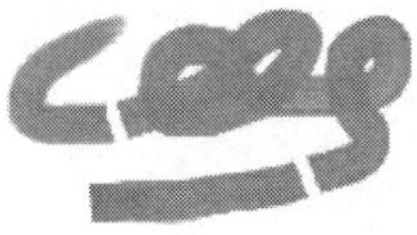

② 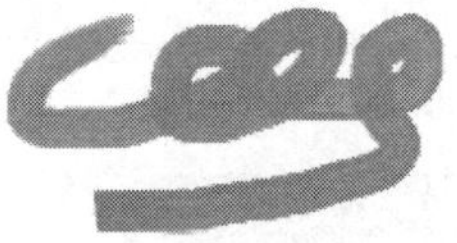

③ 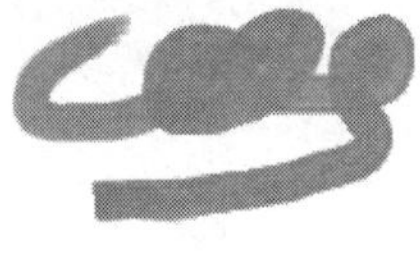

④ 

지금은 ____년 ___월 ___일 ___시 ___분입니다.

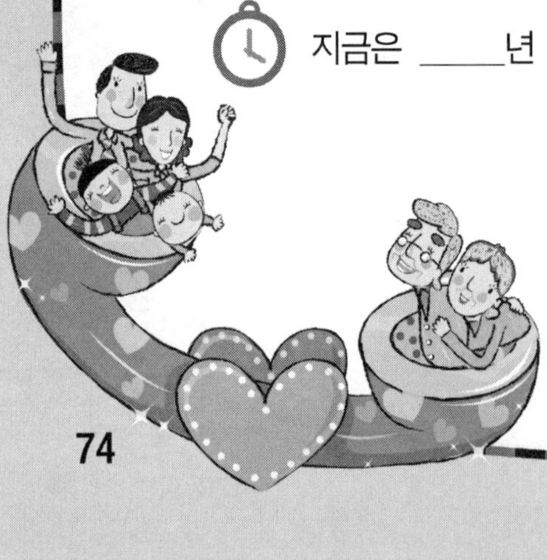

지남력, 집중력

7일 1

● 동그란 시계 밑에 적힌 시각을 보고, 시계에 시침과 분침을 그려 보세요. 분침은 '—'로 숫자와 이어 긋고, 시침은 숫자에 닿지 않게 '→'로 그리세요.

〈예시〉

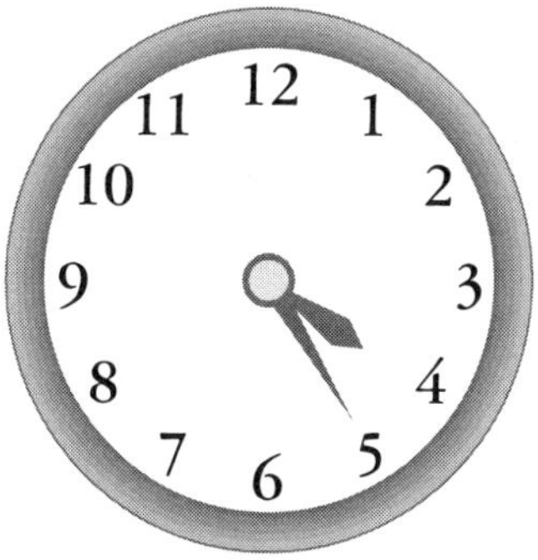

4 : 25

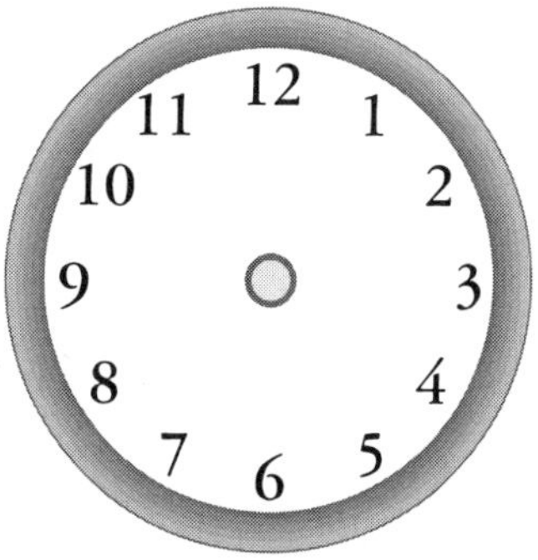

11 : 30

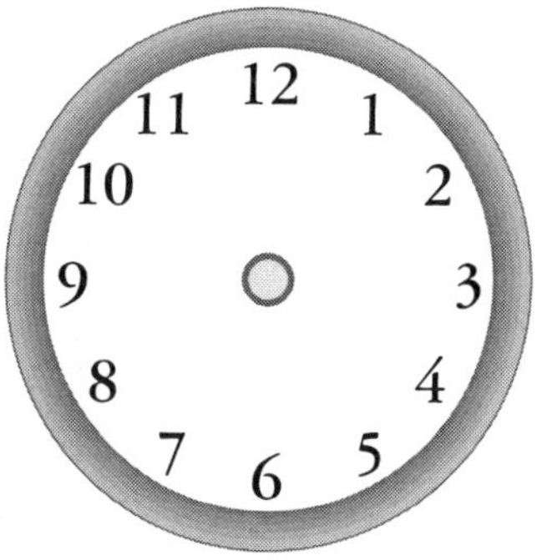

9 : 30

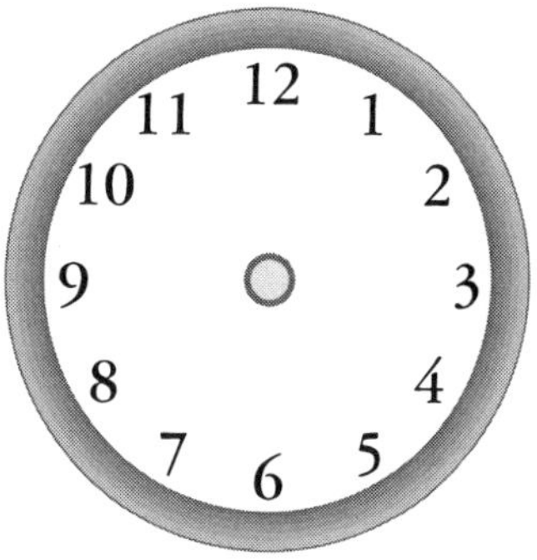

2 : 45

지금은 _____년 ____월 ____일 ____시 ____분입니다.

지남력, 계산력

● 오늘은 무슨 요일입니까?

( ) 요일

● 내일은 무슨 요일입니까?

( ) 요일

● 내일부터 3일 후는 무슨 요일입니까?

( ) 요일

● 오늘부터 6일 후는 무슨 요일입니까?

( ) 요일

● 어제부터 4일 전은 무슨 요일이었습니까?

( ) 요일

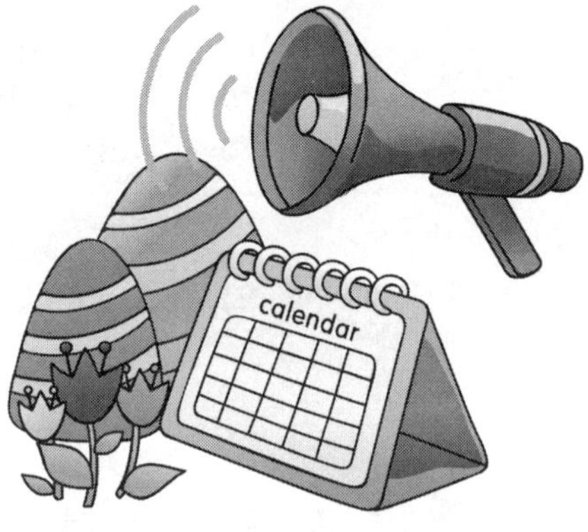

● 내일부터 6일 후는 무슨 요일입니까?

( ) 요일

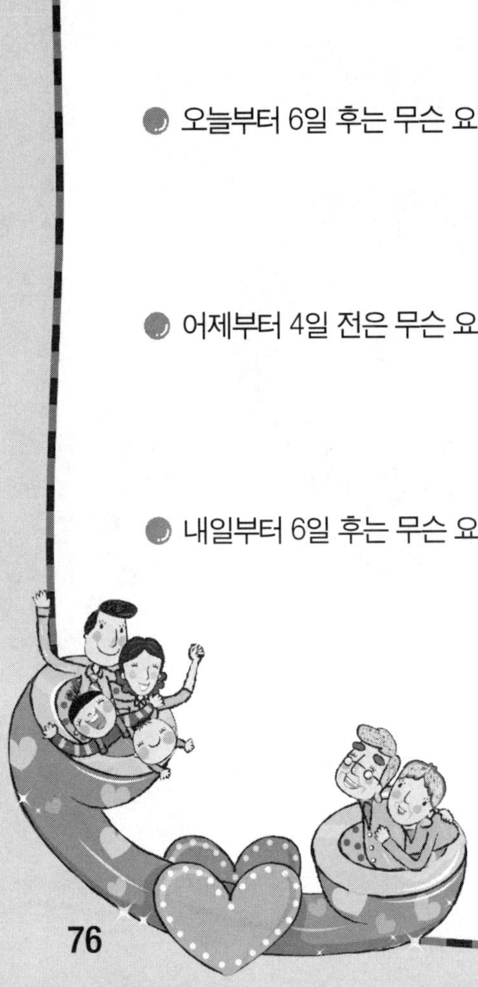

집중력

● 다음 도형의 이름에 알맞은 모양을 찾아 선으로 이어 보세요.

(1) 별 ● ● ㉠ 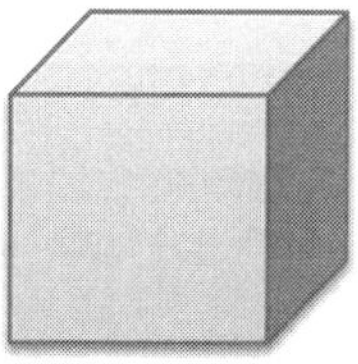

(2) 원기둥 ● ● ㉡ 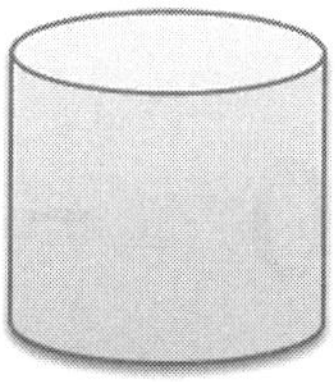

(3) 사다리꼴 ● ● ㉢ 

(4) 정육면체 ● ● ㉣ 

(5) 역삼각형 ● ● ㉤ 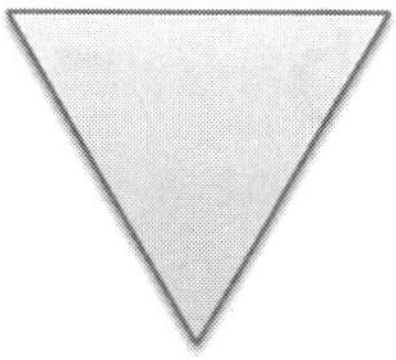

집중력, 계산력

● 다음 빈칸에 알맞은 숫자를 써넣으세요.

$\bigcirc + 4 = 10$

$10 - \bigcirc = 3$

$\bigcirc \times 3 = 12$

$3 + 8 = \bigcirc$

$15 - \bigcirc = 8$

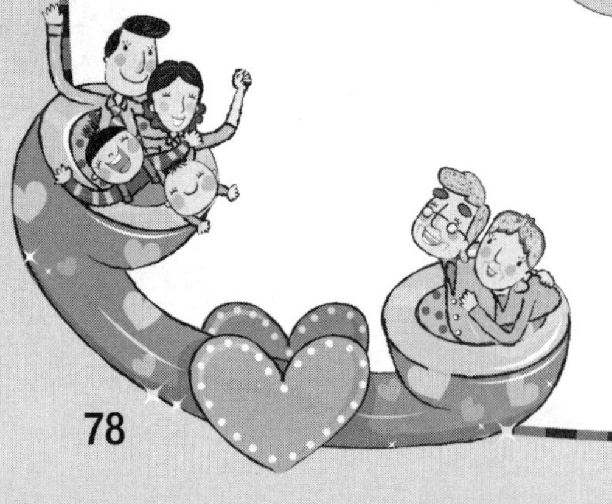

집중력

7일 5

● 다음 그림을 보고, 아래에 똑같이 그려 보세요.

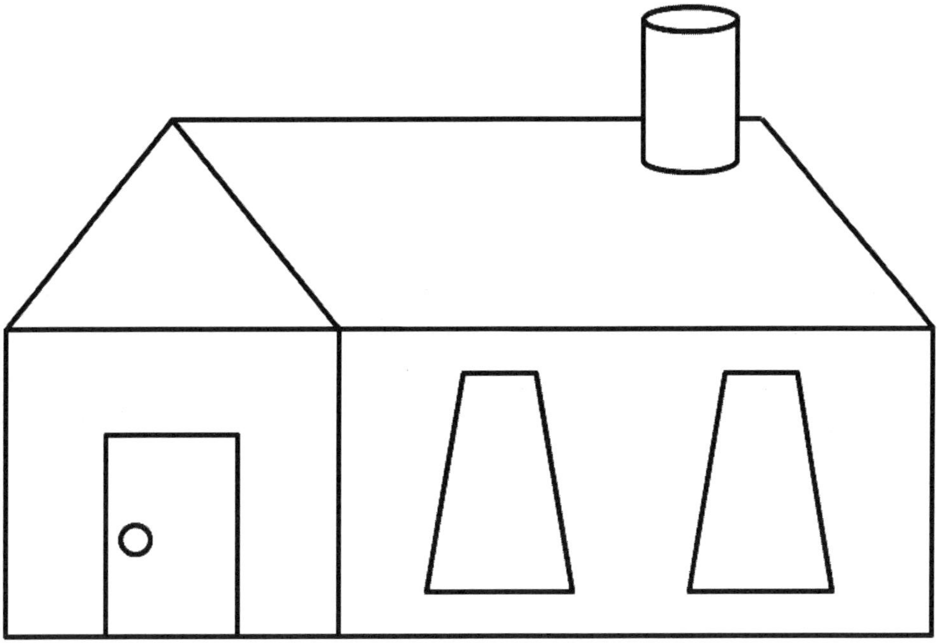

지남력, 집중력

7일 6

● 동그란 시계 밑에 적힌 시각을 보고, 시계에 시침과 분침을 그려 보세요. 분침은 '—'로 숫자와 이어 긋고, 시침은 숫자에 닿지 않게 '→'로 그리세요.

〈예시〉

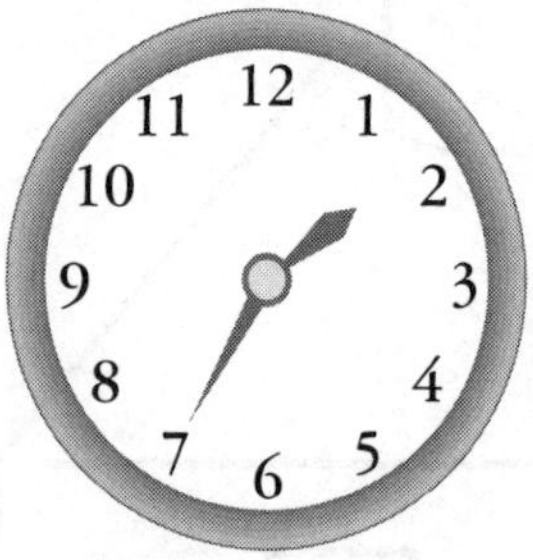

2시 25분 전

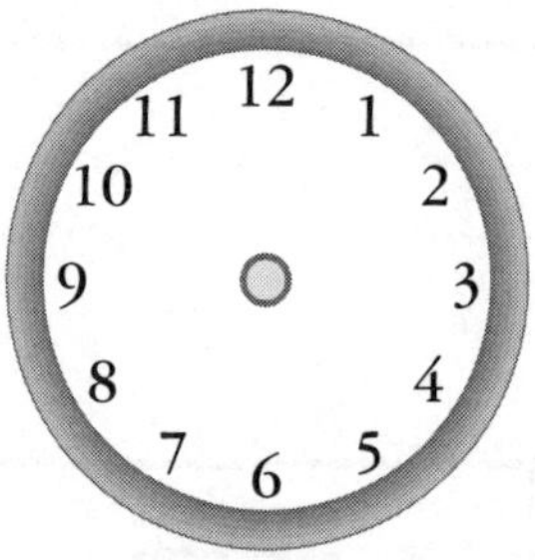

5시 25분 전

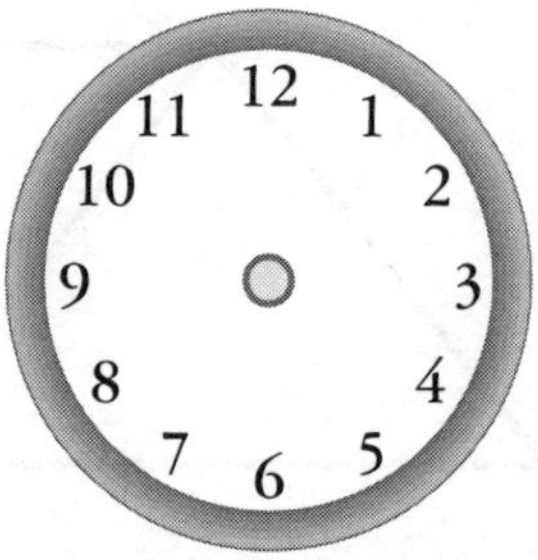

10시 10분 전

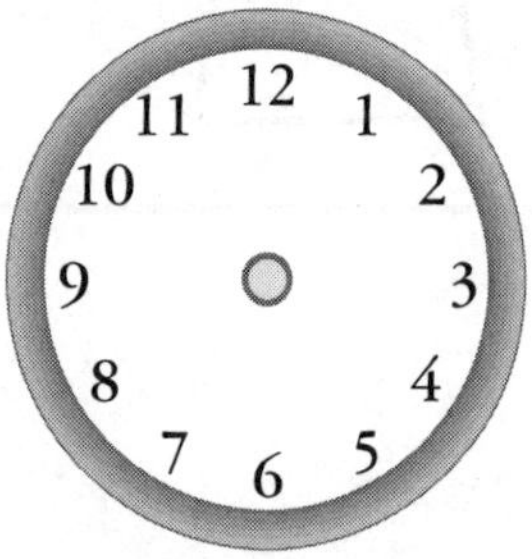

7시 5분 전

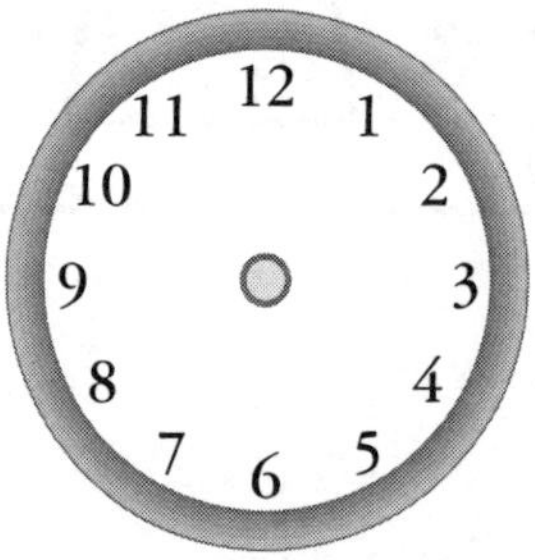

3시 15분 전

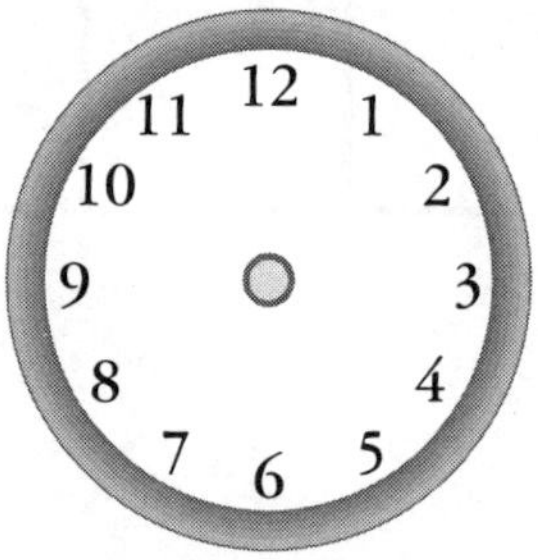

12시 10분 전

지금은 ____년 ___월 ___일 ___시 ___분입니다.

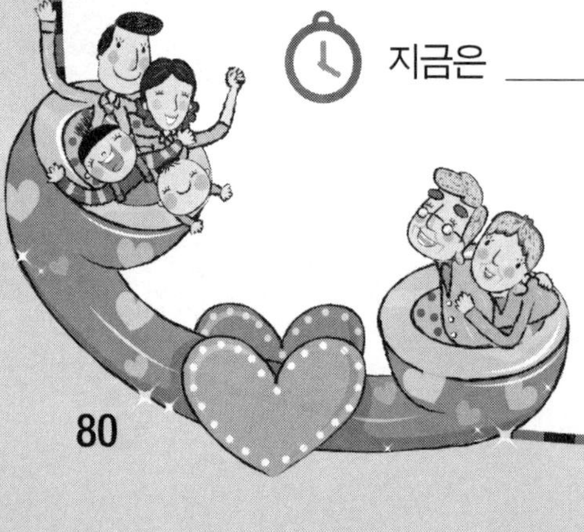

기억력

● 2페이지 전에 있었던 그림을 기억해서 다시 한번 그려 보세요.
(1층짜리 집이었습니다.)

지남력, 기억력

● 다음 우리나라 지도에 도의 이름을 채워 넣으세요.

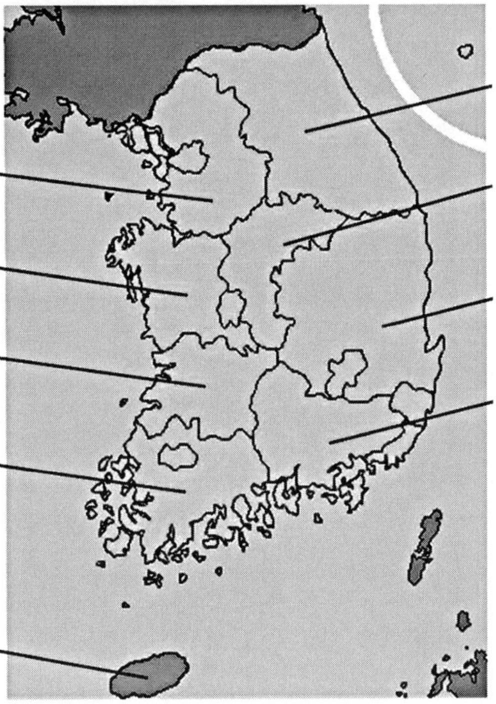

(강원도)

( )

( )

( )

( )

( )

( )

( )

( )

( )

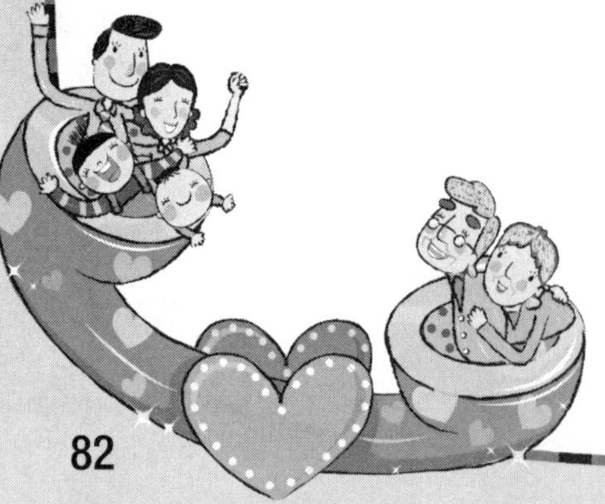

기억력

● 다음 단어를 잘 기억하여 다음 페이지에 적어 보세요.

돼지	배추
고추	오리
오이	염소
닭	당근

기억력

● 이전 페이지에서 나왔던 단어를 잘 기억하여 써 보세요. 도형의 모양별로 잘 생각해 보시면 좀 더 수월할 것입니다. (사다리꼴: 동물, 사각형: 채소)

지금은 ____년 ___월 ___일 ___시 ___분입니다.

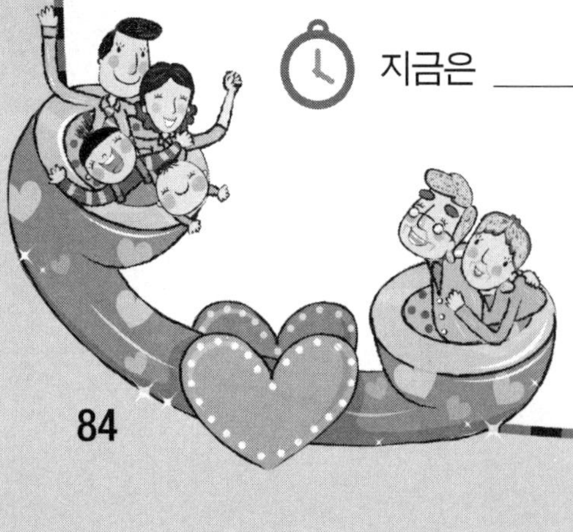

지남력

8일 1

● 다음 그림을 보고 떠오르는 계절을 선으로 이어 보세요.

● ● 가을

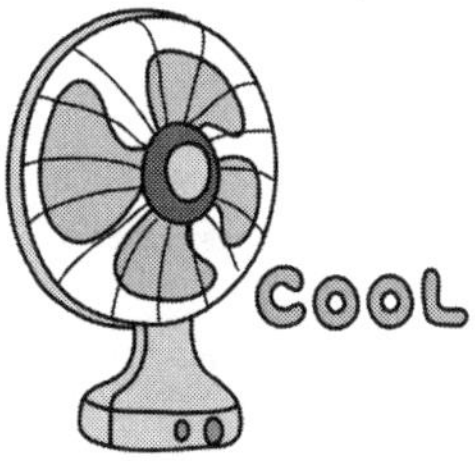

● ● 겨울

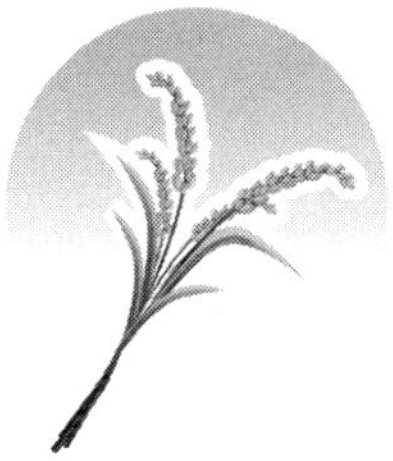
● ● 봄

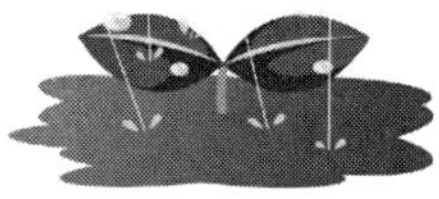
● ● 여름

지금은 _____년 ___월 ___일 ___시 ___분입니다.

지남력, 집중력, 계산력

8일 **2**

● 동그란 시계 밑에 적힌 시각을 보고, 시계에 시침과 분침을 그려 보세요. 분침은 '—'로 숫자와 이어 긋고, 시침은 숫자에 닿지 않게 '→'로 그리세요. 그리고 몇 시 몇 분이 되는지 쓰세요.

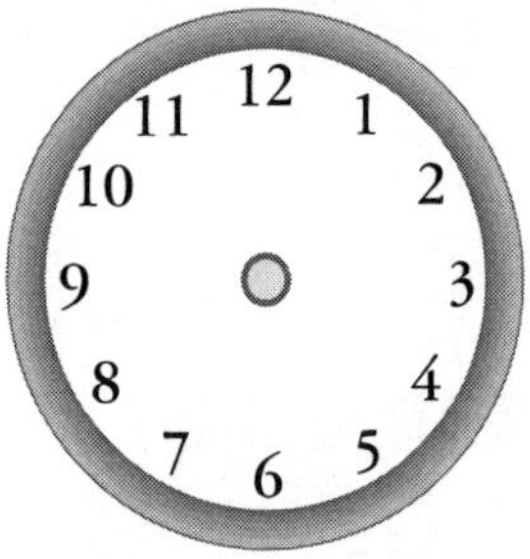

1시 10분 전
→ 시 분

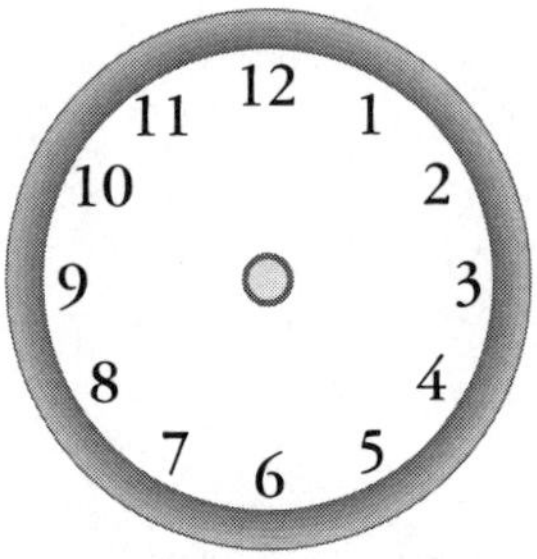

5시 15분 전
→ 시 분

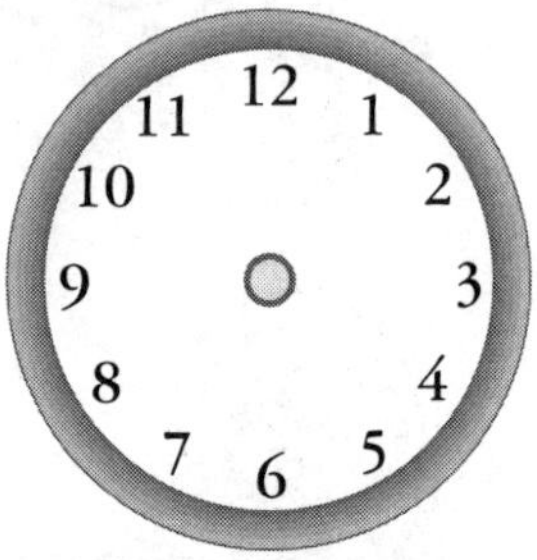

5시 22분 전
→ 시 분

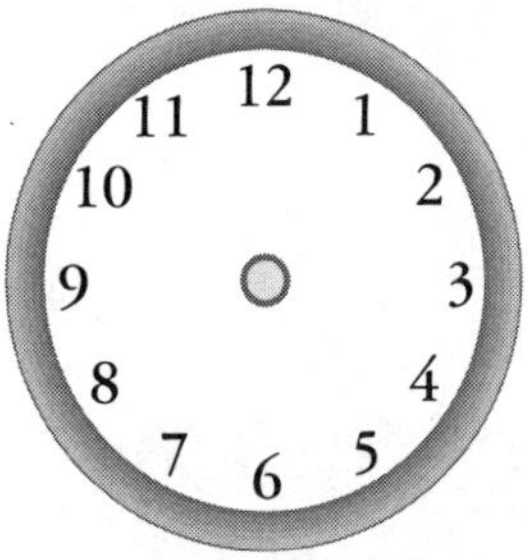

8시 7분 전
→ 시 분

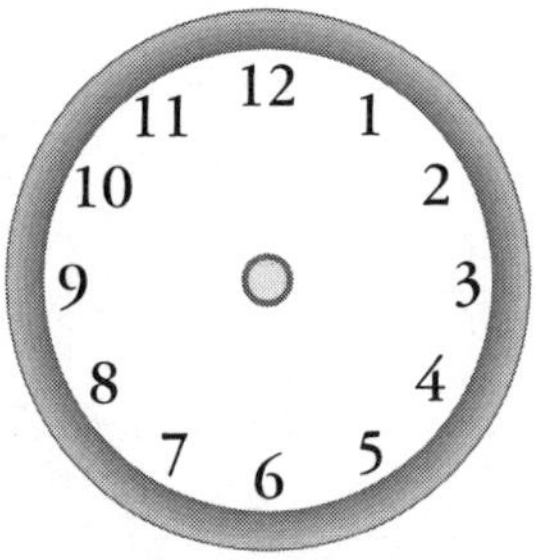

2시 15분 전
→ 시 분

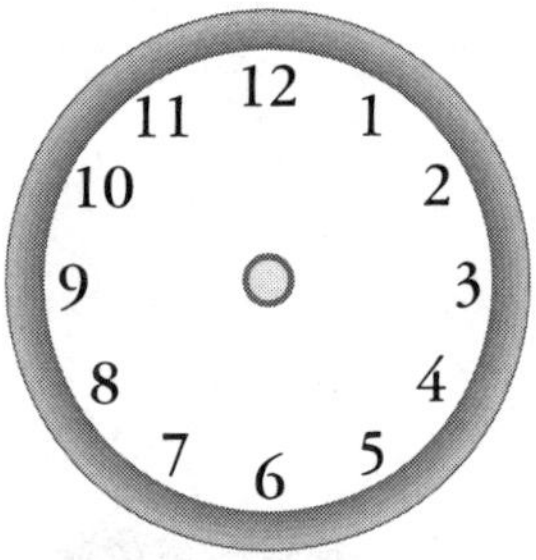

4시 20분 전
→ 시 분

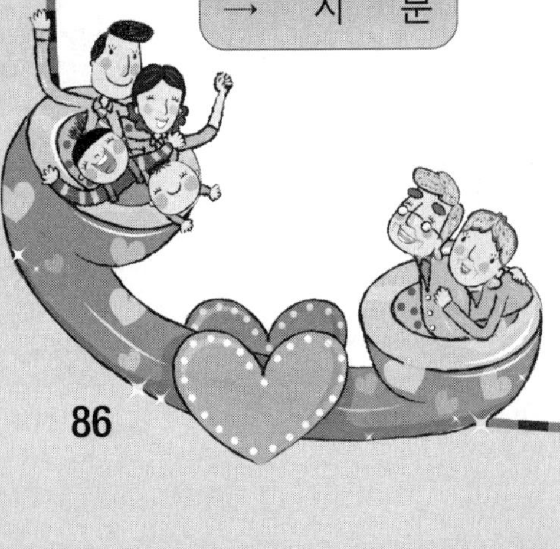

집중력

● 다음 〈보기〉와 똑같은 그림을 찾아보세요.

〈보기〉

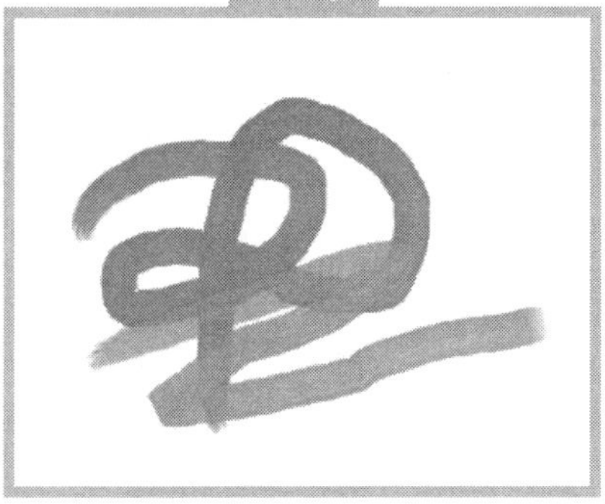

①

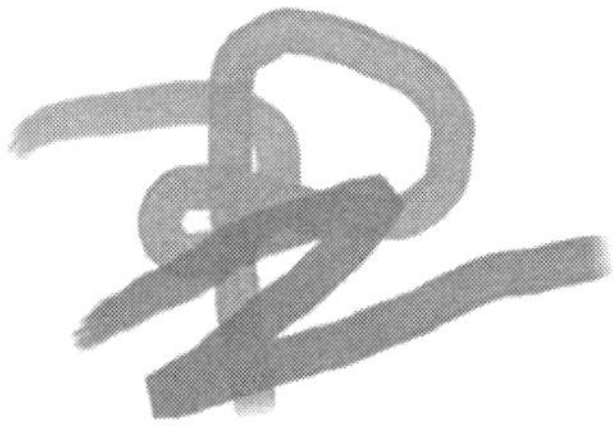

②

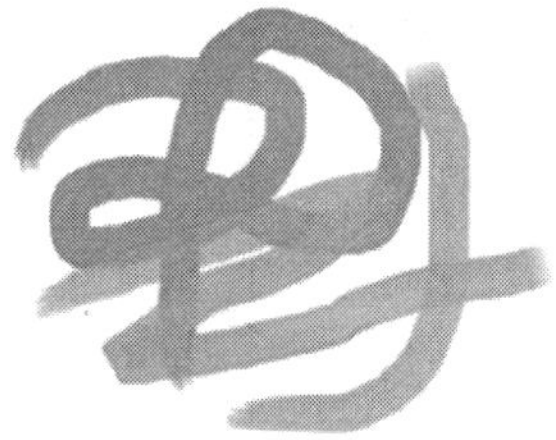

③

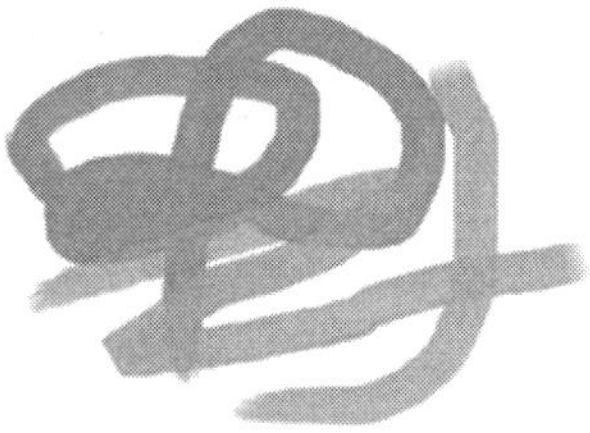

④

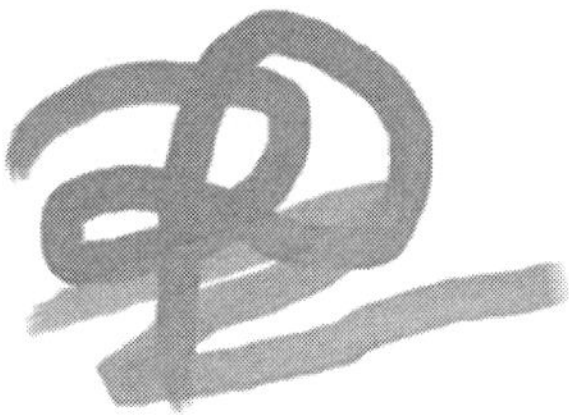

집중력, 계산력

● 다음 빈칸에 알맞은 숫자를 써넣으세요.

14	+	8	=	
12	-		=	5
	x	6	=	30
	+	32	=	35
44	-		=	33
6	x	7	=	
	+	4	=	13
30	-		=	15
	x	7	=	14
6	+	55	=	
49	-		=	39
6	x		=	0

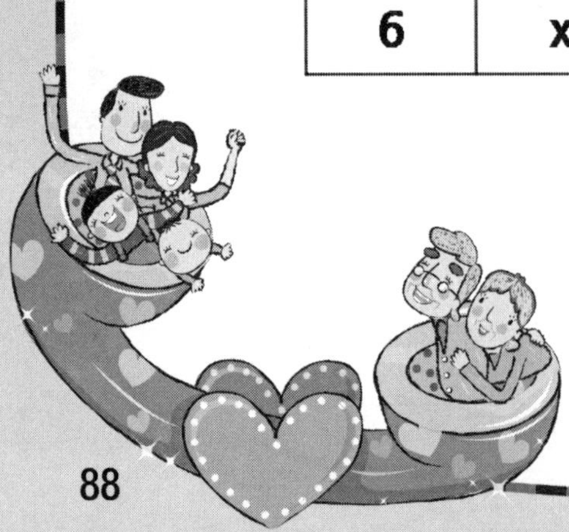

기억력, 집중력

8일 5

● 아래에 나열된 4개의 도형을 잘 기억해 보세요. 그리고 2페이지 뒤에서 같은 도형을 찾아보세요.

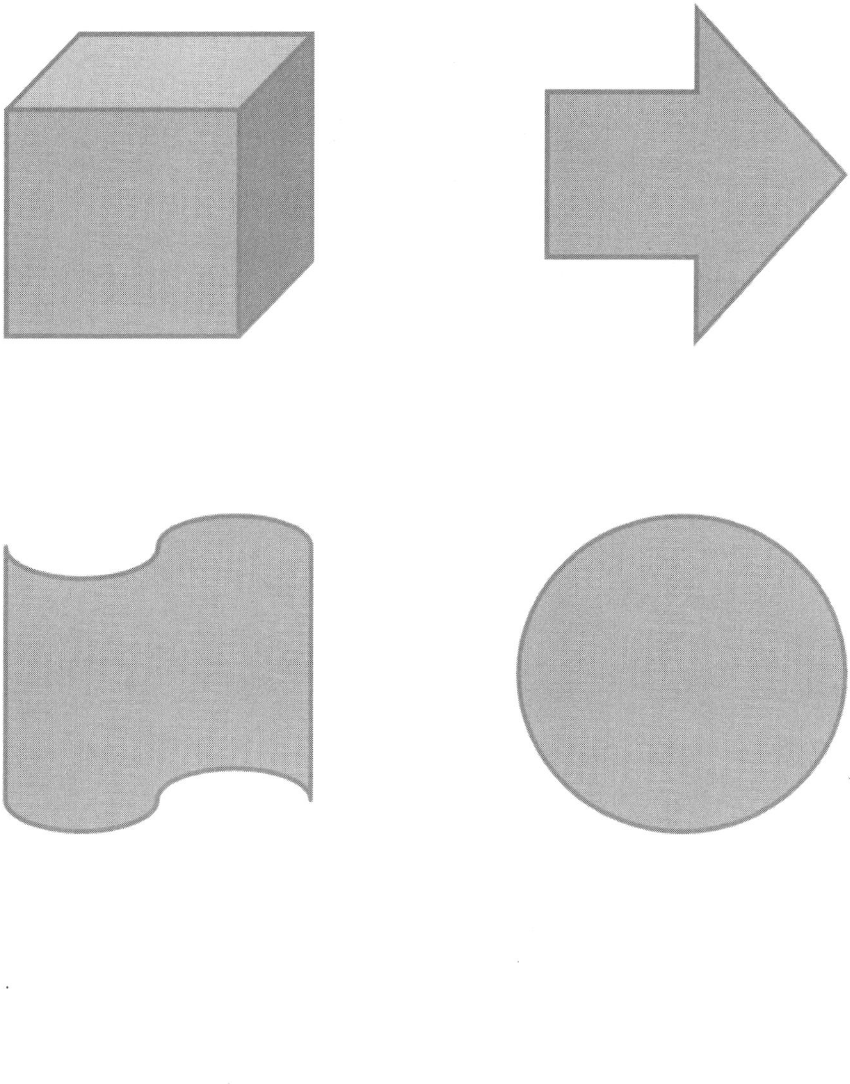

지남력

8일 6

● 다음 지역 중, 도시가 아닌 곳에 ○표 하세요.

원주	보은	목포	여수	진주	임실	포항
강릉	속초	의성	군산	세종	평창	청주
홍천	춘천	양평	전주	양산	천안	이천
제천	동해	경주	대전	보령	공주	예산
파주	용인	부천	밀양	구미	태안	구리

● 다음 중 강원도에 있는 지역이 아닌 곳에 ○표 하세요.

화천	양구	속초	양양	평창	정선	태백
춘천	홍천	원주	횡성	김천	강릉	담양
인제	경주	동해	화성	삼척	고성	익산

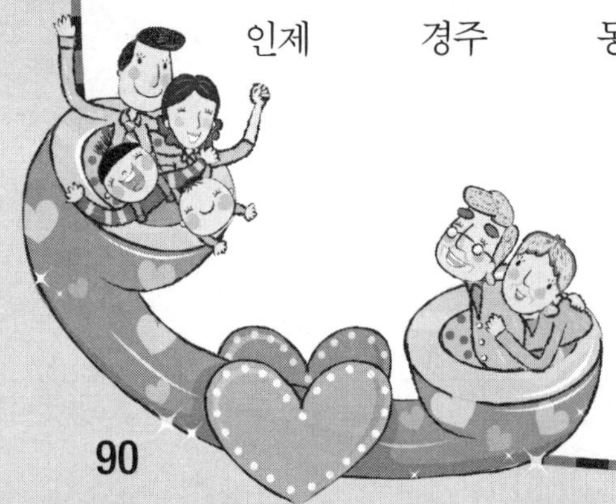

● 2페이지 전에 있었던 도형을 잘 기억하여 찾아보세요.

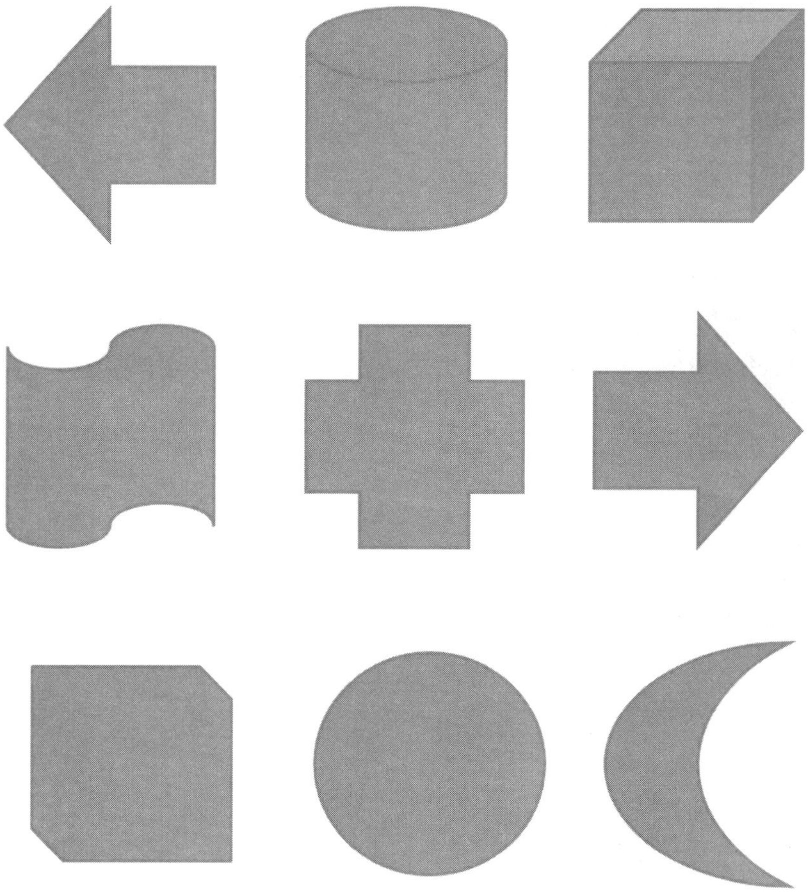

다음 그림을 보고 떠오르는 계절을 선으로 이어 보세요.

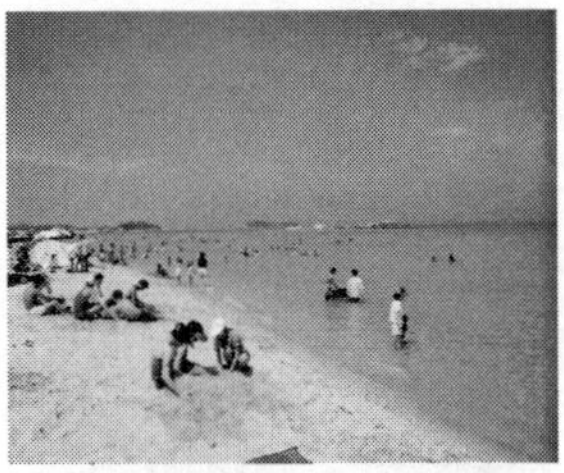

가을

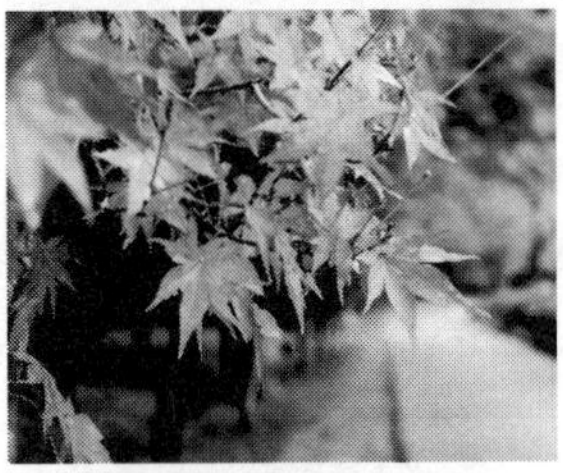

겨울

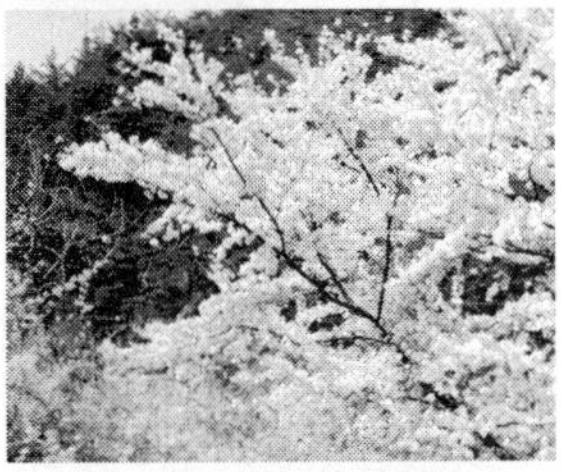

봄

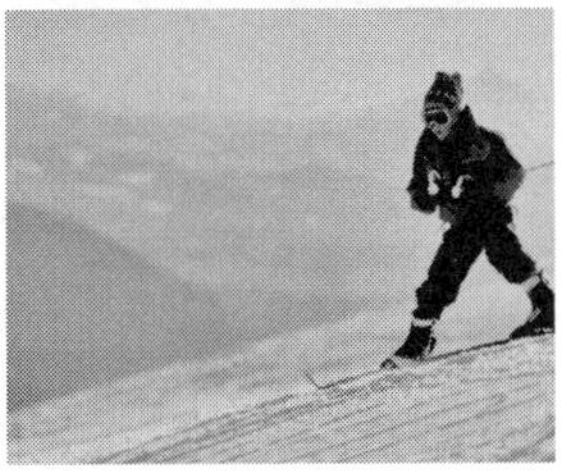

여름

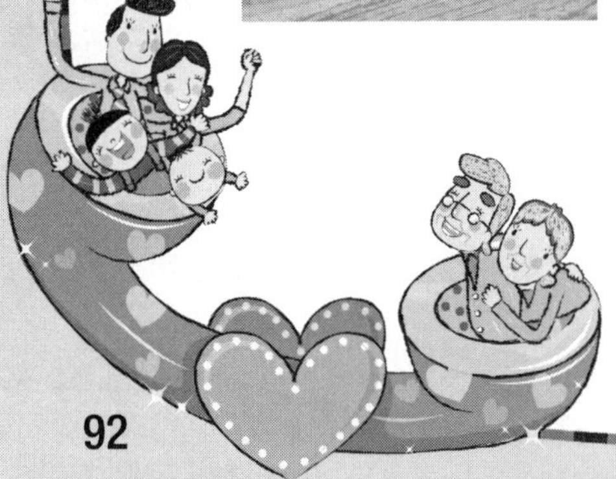

기억력, 집중력

8일 9

● 다음은 라면을 맛있게 끓이는 순서입니다. 잘 기억하세요.

① 냄비에 물 550ml 넣고 끓이기

↓

② 물이 끓으면 스프만 넣고 5분 더 끓이기

↓

③ 면을 넣고 3분간 더 끓이기

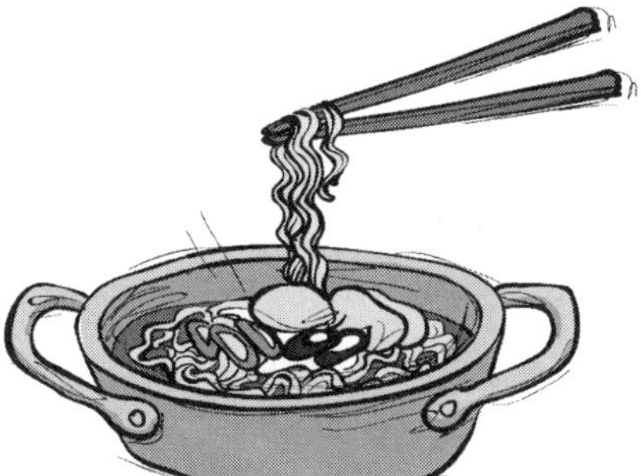

↓

④ 달걀을 넣고 1분간 끓이기

↓

⑤ 대파를 채 썰어서 얹기

기억력, 집중력

8일 10

● 다음은 이전 페이지에 있었던 라면을 맛있게 끓이는 방법입니다. 요리 순서에 맞게 1부터 5까지 번호를 써 보세요.

○ 달걀을 넣고 1분간 끓이기 (　　　)

○ 냄비에 물 550ml 넣고 끓이기 (　　　)

○ 면을 넣고 3분간 더 끓이기 (　　　)

○ 대파를 채 썰어서 얹기 (　　　)

○ 물이 끓으면 스프만 넣고 5분 더 끓이기 (　　　)

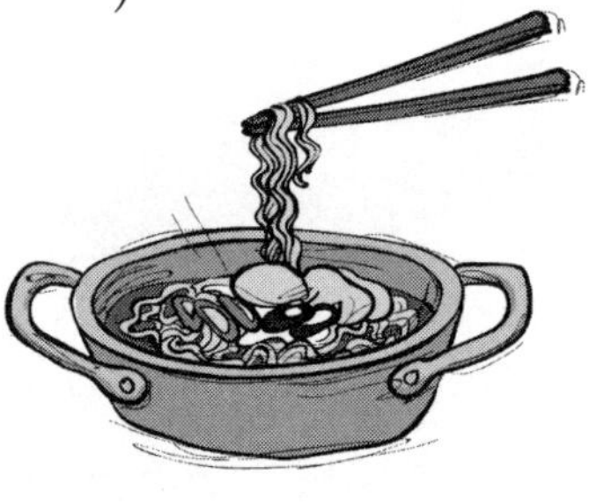

지금은 _____년 ___월 ___일 ___시 ___분입니다.

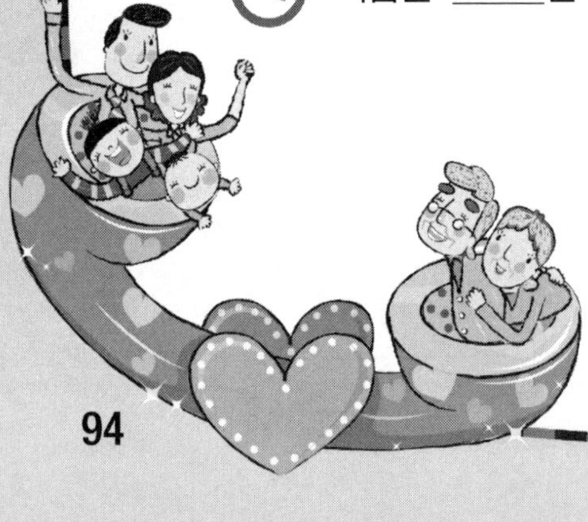

뇌혈관 질환에 관한 짧고 전문적인 지식 [3]

인지기능이란 인간의 뇌가 어떤 정보를 처리하여 저장하고, 검색하여 조작할 수 있는 능력을 말한다. 뇌졸중에 의해 인지장애가 발생하면 집중력, 실행력, 사물지각능력, 정보를 처리하는 능력, 기억력, 대화소통능력 등에 장애가 발생한다.

인지장애의 치료는 약물치료와 인지재활치료의 두 가지로 이루어진다. 약물치료는 콜린성 물질이나 세포전달물질 등의 성분을 투약하는 것이며, 인지재활치료는 컴퓨터, 여러 교재, 외부 보조도구(메모장, 녹음기 등)를 사용하여 여러 가지 전략으로 지남력, 집중력, 기억력의 훈련과 연습을 반복하는 것이다.

집중력

9일 1

● 다음 〈보기〉와 다른 그림 하나를 찾아보세요.

〈보기〉

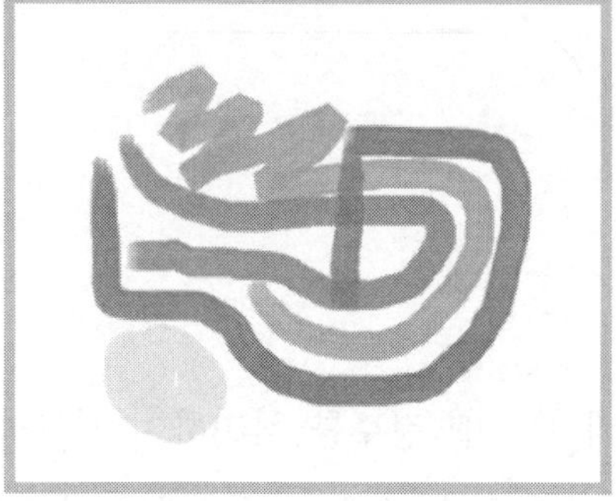

①

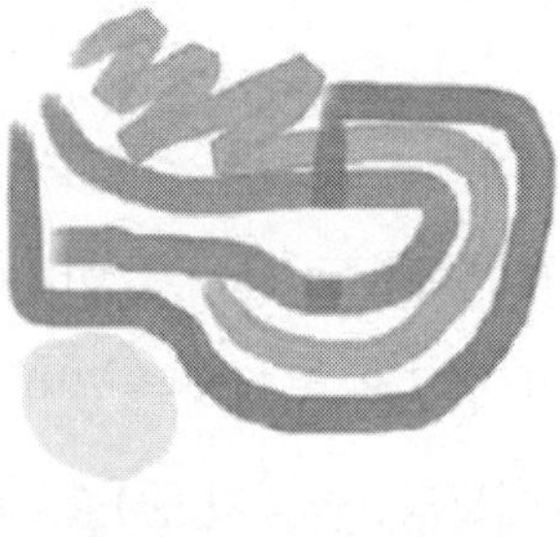

②

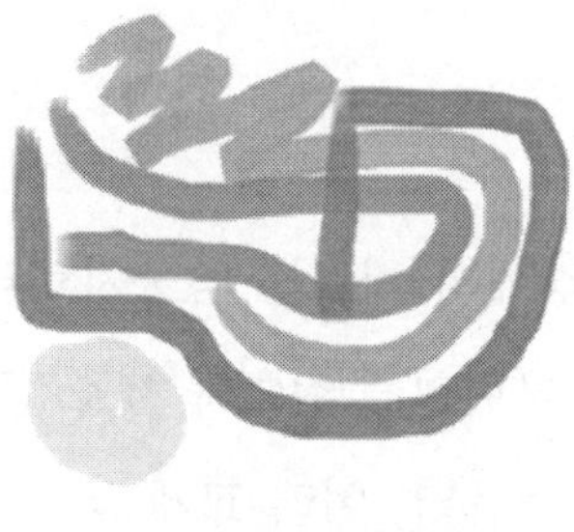

③

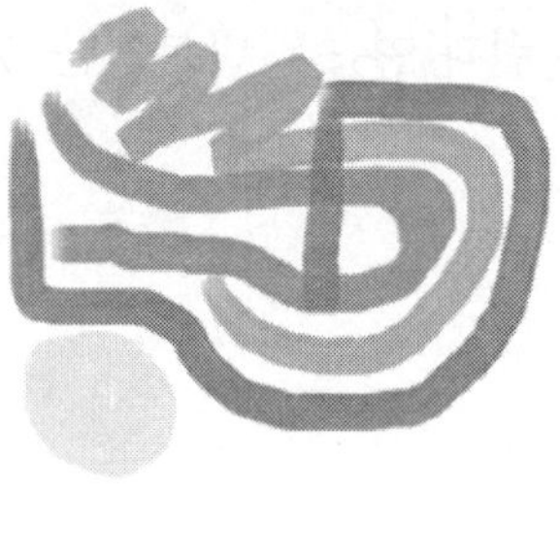

④

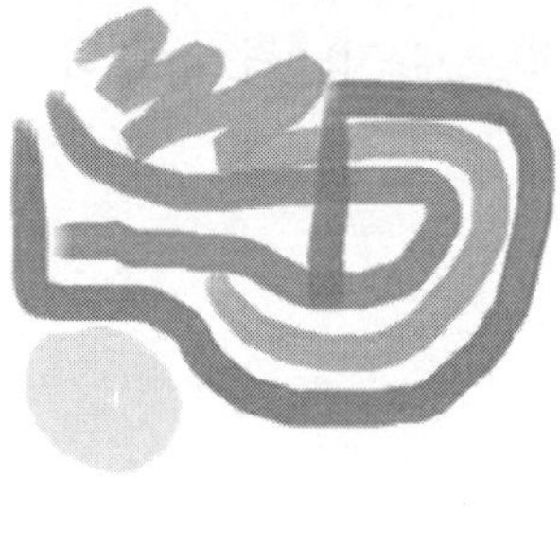

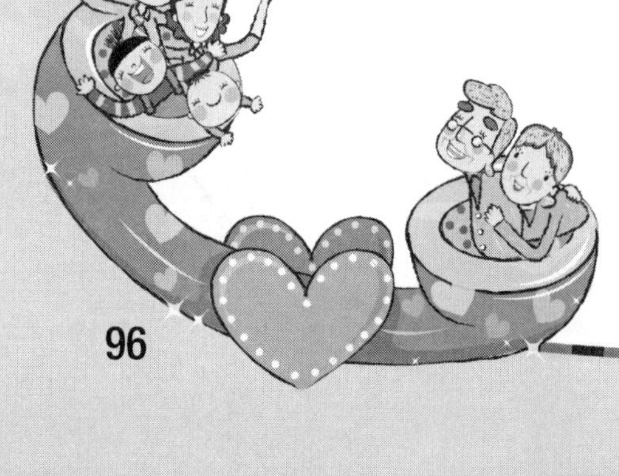

기억력

● 대한민국에서 올림픽이 개최된 연도는 언제입니까?

① 1888년 ② 1955년 ③ 1988년

④ 1999년 ⑤ 2002년

● 대한민국에서 월드컵이 개최된 연도는 언제입니까?

① 1902년 ② 1909년 ③ 1912년

④ 2002년 ⑤ 2012년

● 대한민국이 일본으로부터 독립한 연도는 언제입니까?

① 1940년 ② 1945년 ③ 1950년

④ 1955년 ⑤ 1965년

● 6 · 25 전쟁이 발발한 연도는 언제입니까?

① 1940년 ② 1945년 ③ 1950년

④ 1955년 ⑤ 1965년

지금은 _____년 ___월 ___일 ___시 ___분입니다.

지남력

9일 3

● 다음 그림과 관련 있는 달을 선으로 이어 보세요.

4월

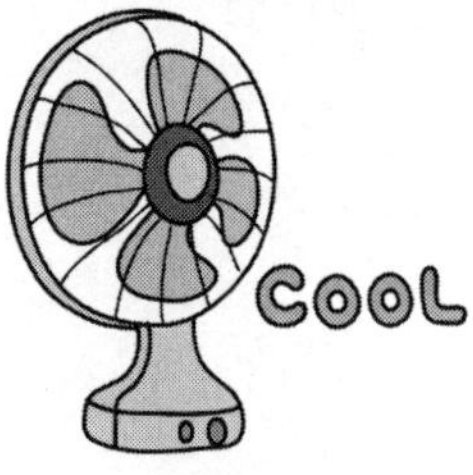

9월

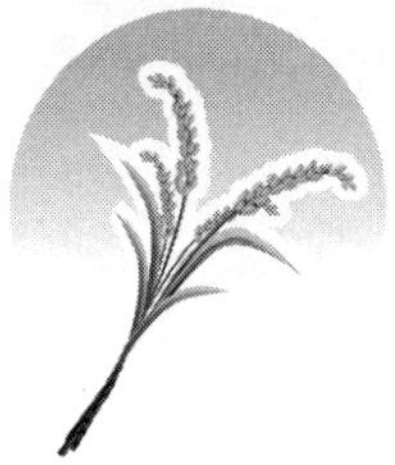

1월

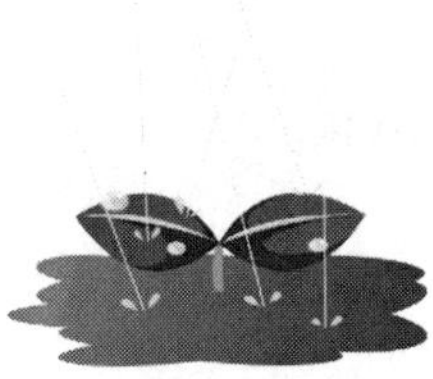

8월

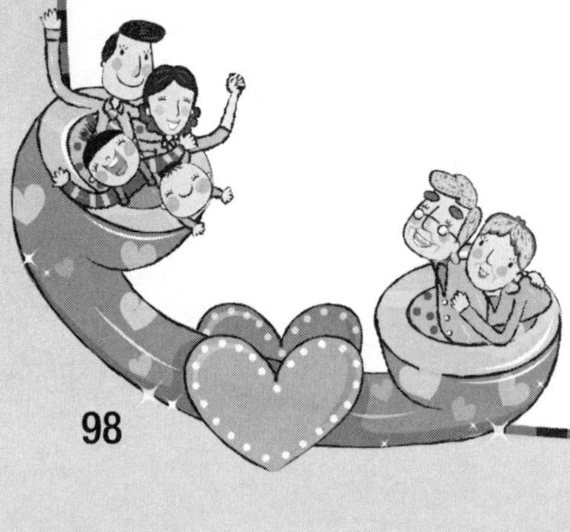

지남력

● 아래의 도형을 같은 면적이 되도록 세로로 반을 잘라 보세요.

〈예시〉

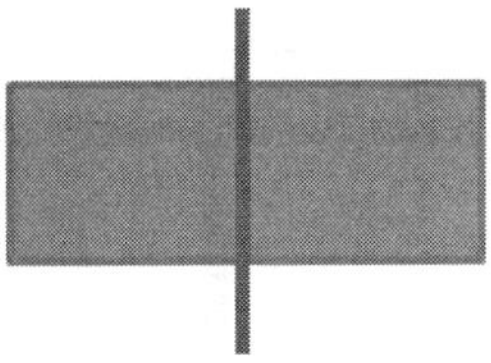

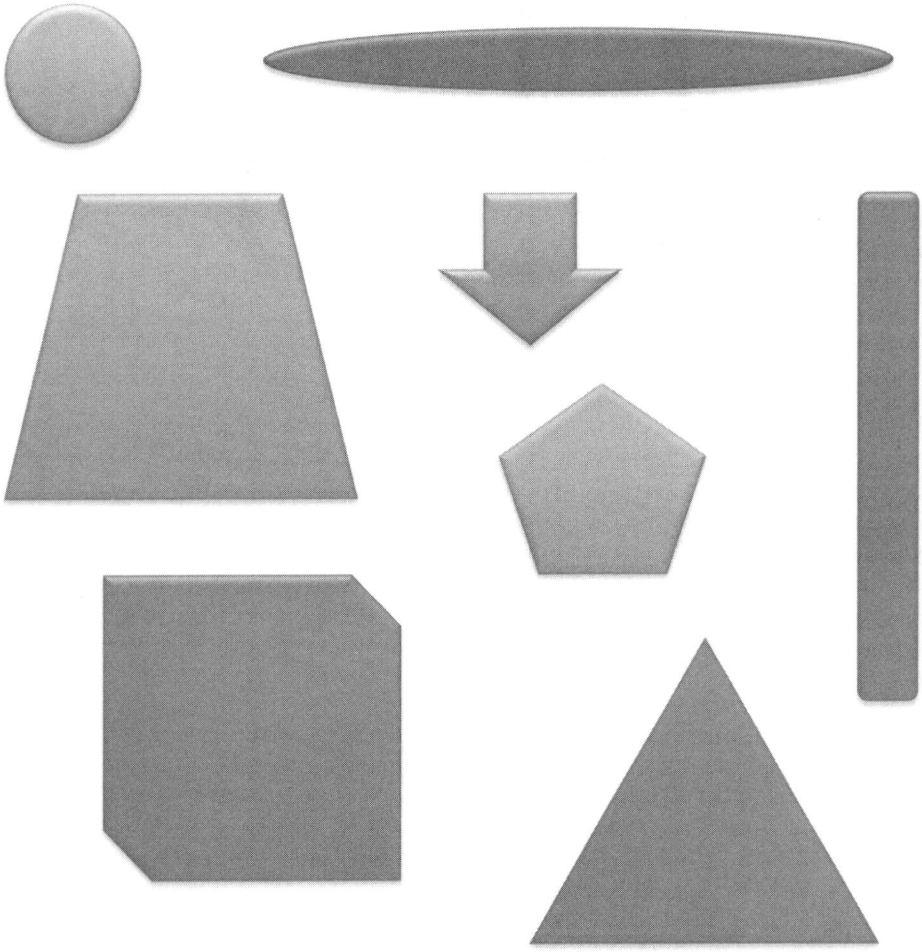

집중력

9일 5

● 다음 그림을 보고, 아래에 똑같이 그려 보세요.

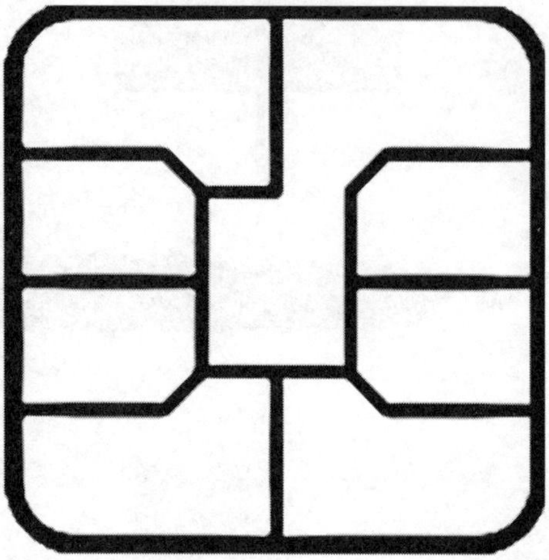

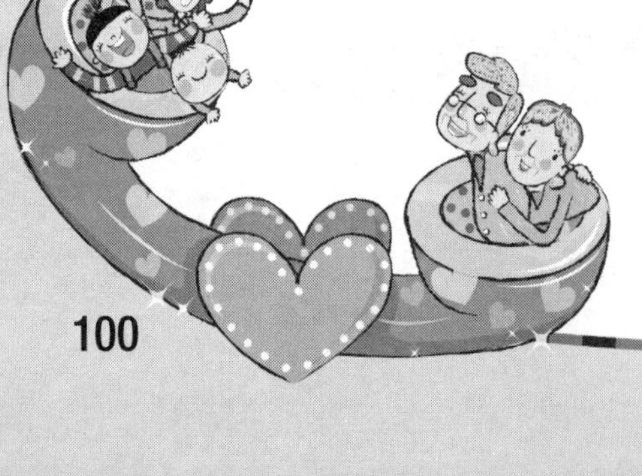

뇌혈관 질환에 관한 짧고 전문적인 지식 [4]

국소적인 뇌 손상 이후 근력이 회복될 수 있다는 연구 결과들이 보고됨에 따라, 뇌졸중 이후 재활치료의 접근 방식에 대대적인 변화가 발생하였다. 뇌졸중 이후의 근력 향상은 반복적으로 훈련하면서 훈련 방법에 조금씩 변화를 주어 훈련의 강도를 유지하는 것과 상관관계가 높다는 것이 임상적 · 과학적으로 모두 검증이 되었다.

이제 단순한 치료적 운동을 넘어 약물치료, 물리치료, 로봇치료, 수중재활치료 등이 근력 훈련의 결과를 향상하는 새로운 치료 방법으로 대두되고 있다.

기억력, 집중력

● 2페이지 전에 있었던 그림을 기억해서 다시 한번 그려 보세요.

● 아래 단어를 시작으로 끝말잇기를 해 보세요.

인지 → [ ] → [ ]

↓

[ ] ← [ ] ← [ ]

↓

[ ] → [ ] → [ ]

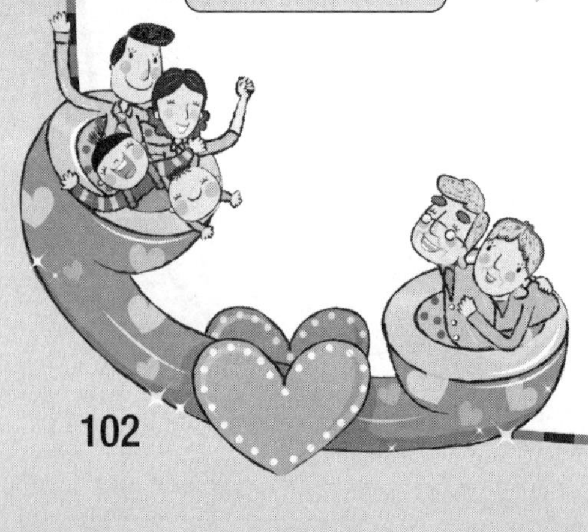

지남력

● 다음 질문에 알맞은 장소를 써 보세요.

○ 몸이 아플 때 가야 하는 곳은 어디입니까?

○ 주민 등록 등본을 발급해야 할 때 가야 하는 곳은 어디입니까?

○ 도둑을 잡았을 때 가야 하는 곳은 어디입니까?

○ 돈을 저금할 때 가야 하는 곳은 어디입니까?

○ 영화를 보고 싶을 때 가야 하는 곳은 어디입니까?

○ 소포를 보낼 때 가야 하는 곳은 어디입니까?

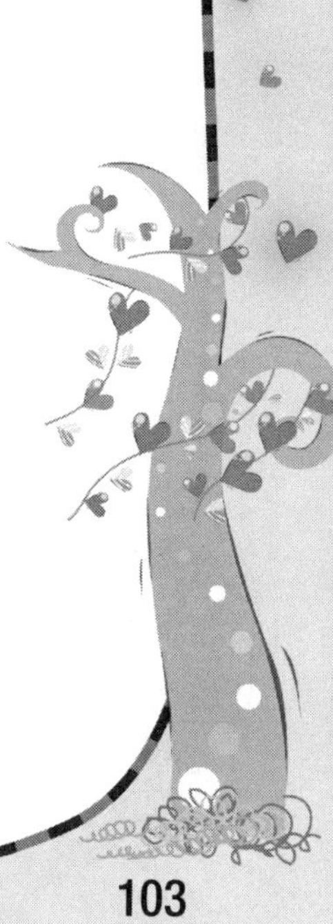

기억력, 집중력

9일 8

● 다음 사물을 잘 기억해 보세요.

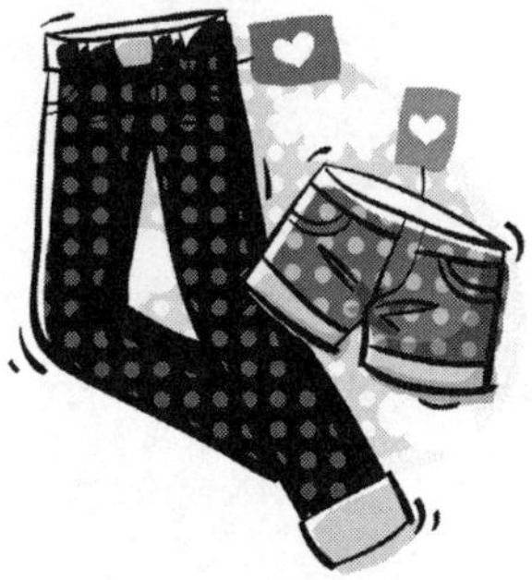

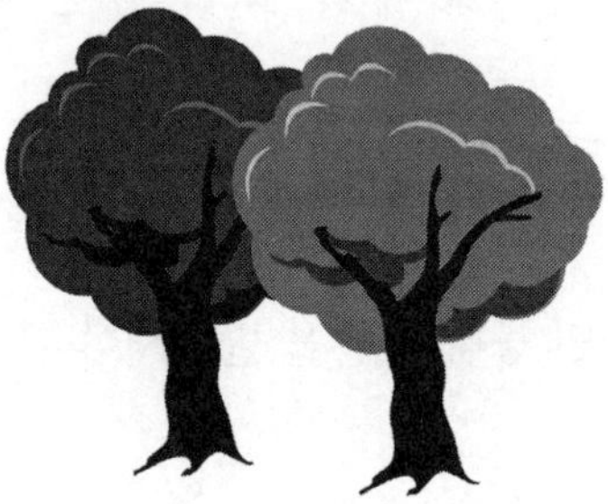

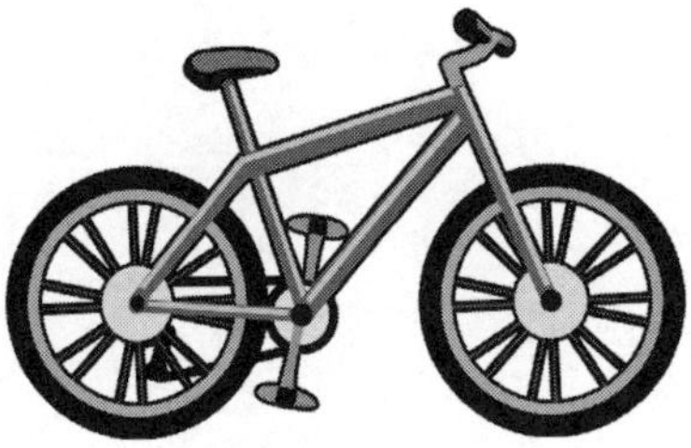

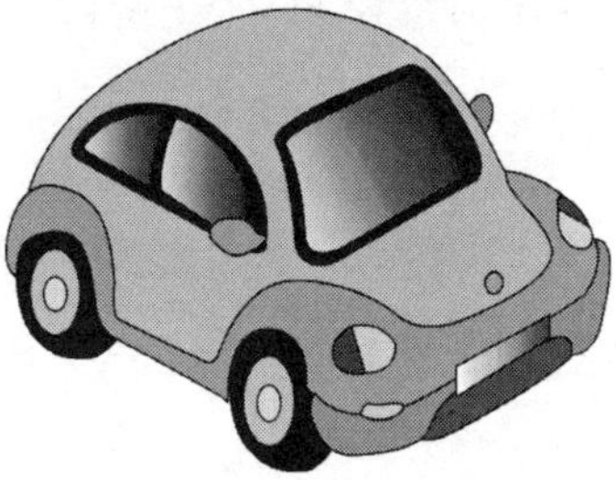

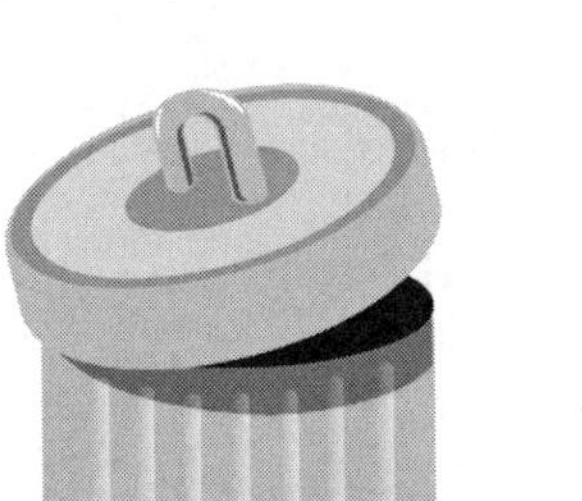

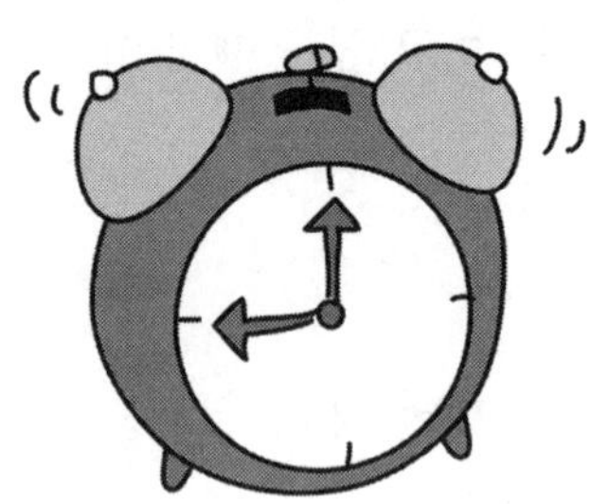

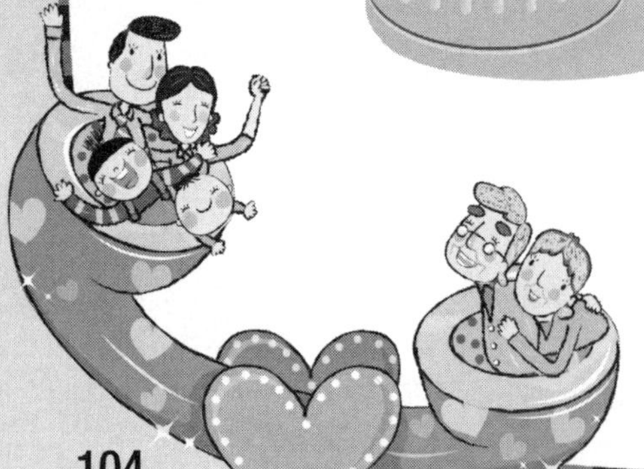

지남력, 집중력

● 가을과 연관되는 단어에 ○표 하세요.

단풍	휴가	스키	책상	운동회
땀	핸드폰	추석	썰매	고추잠자리
얼굴	독서	바다	은행	코스모스
허수아비	스피커	추수	꽃	송편
수영	경찰	대추	눈사람	망치
딸기	테니스	천고마비	자동차	보름달
장갑	선글라스	벽난로	감기	수박
기차	낙엽	달력	해수욕장	볼펜
지갑	팥빙수	의자	자장면	선크림
양산	사탕	전어	우산	달팽이

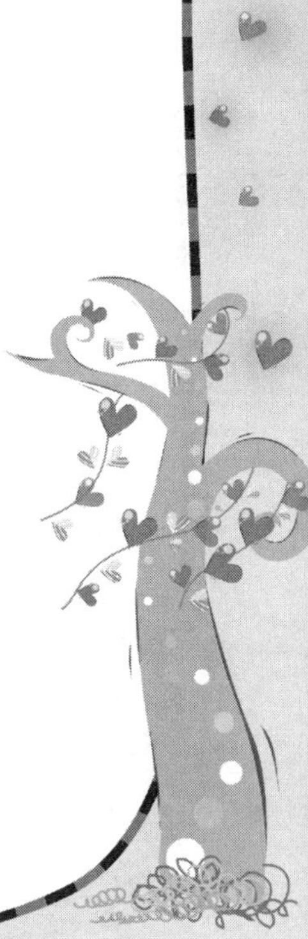

● 2페이지 전에 6개의 사물이 있었습니다. 잘 기억해서 순서와 상관없이 이름을 써 보세요(그려도 됩니다).

지금은 ____년 ___월 ___일 ___시 ___분입니다.

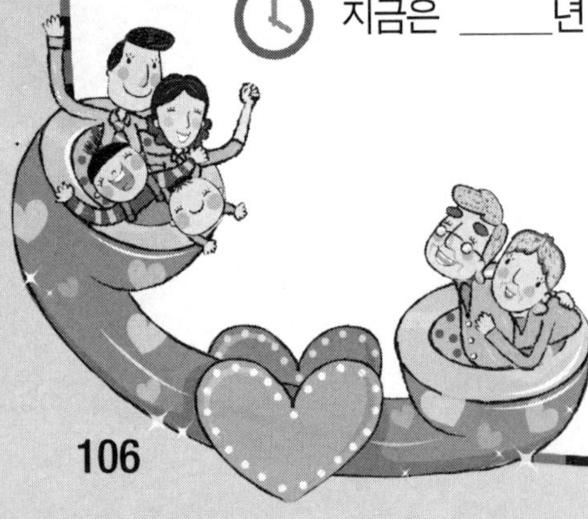

지남력, 계산력

● 오늘은 무슨 요일입니까?

( ) 요일

● 내일부터 11일 후는 무슨 요일입니까?

( ) 요일

● 오늘부터 8일 전은 무슨 요일이었습니까?

( ) 요일

● 어제부터 9일 전은 무슨 요일이었습니까?

( ) 요일

● 내일부터 8일 후는 무슨 요일입니까?

( ) 요일

지금은 _____년 ____월 ____일 ____시 ____분입니다.

지남력, 기억력

10일 2

● 다음 과일의 이름은 무엇입니까? 그리고 그 과일은 무슨 계절의 과일입니까?

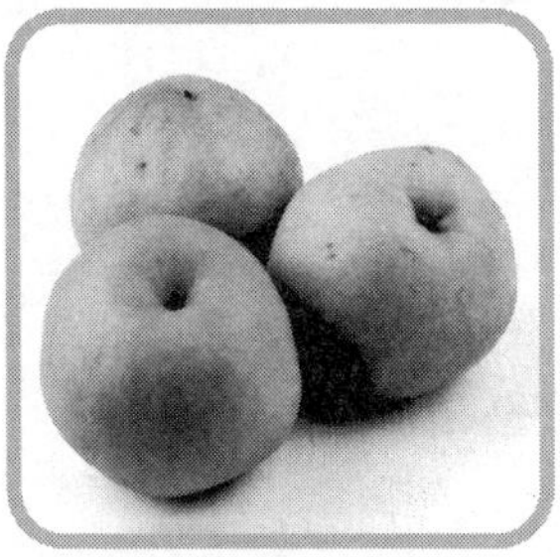

1) 이　　름: (　　　　　　　　)

계　　절: 봄　여름　가을　겨울

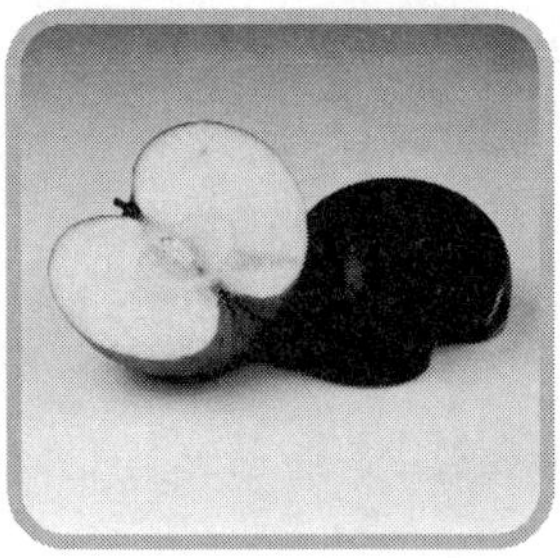

2) 이　　름: (　　　　　　　　)

계　　절: 봄　여름　가을　겨울

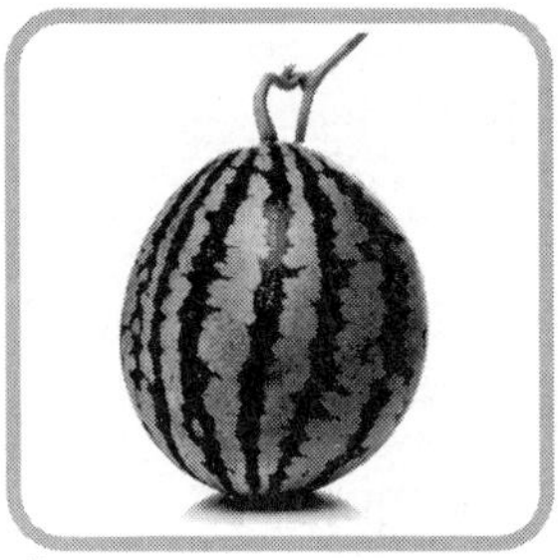

3) 이　　름: (　　　　　　　　)

계　　절: 봄　여름　가을　겨울

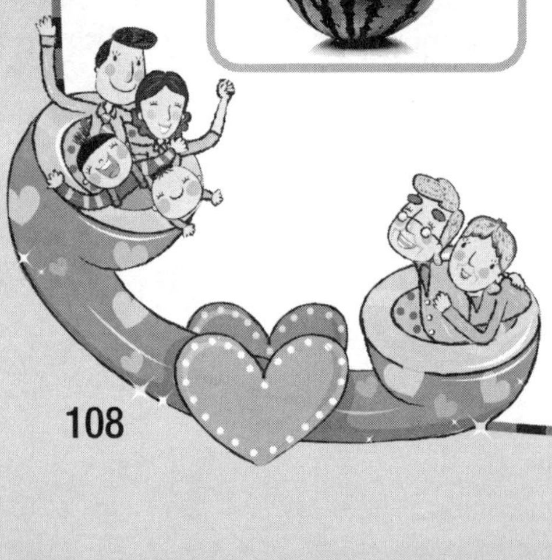

지남력, 집중력, 기억력

10일 3

● 다음은 우리나라의 도와 그 도에 속한 도시들을 나열한 것입니다. 도의 위치와 도에 속한 도시들을 기억해 보세요. 다음 페이지에서 기억한 것에 대한 질문들이 있습니다.

▨ 도 이름: 경기도
▨ 도시: 수원, 안산, 부천, 고양, 성남, 용인, 평택, 안성, 오산, 과천, 남양주, 구리, 하남, 동두천

▨ 도 이름: 충청남도
▨ 도시: 아산, 천안, 공주, 논산, 보령, 계룡

▨ 도 이름: 전라북도
▨ 도시: 익산, 전주, 김제, 정읍, 남원, 군산

▨ 도 이름: 전라남도
▨ 도시: 여수, 목포, 광양, 나주, 순천

▨ 도 이름: 제주도
▨ 도시: 제주시, 서귀포시

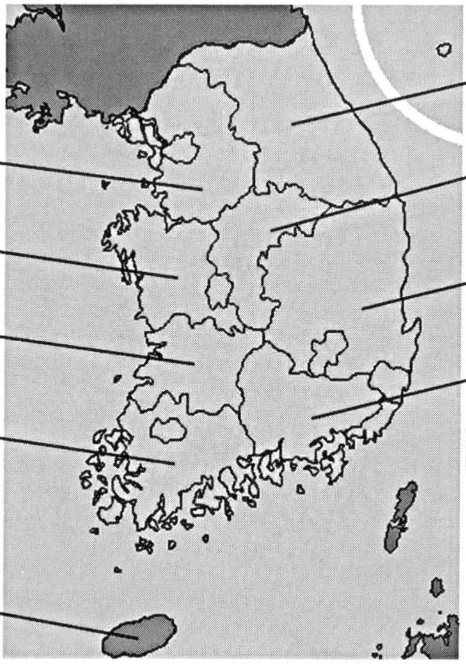

▨ 도 이름: 강원도
▨ 도시: 원주, 강릉, 춘천, 동해, 태백, 삼척

▨ 도 이름: 충청북도
▨ 도시: 충주, 제천, 청주

▨ 도 이름: 경상북도
▨ 도시: 구미, 김천, 문경, 상주, 영주, 안동, 포항, 경주, 영천

▨ 도 이름: 경상남도
▨ 도시: 밀양, 창원, 김해, 양산, 거제, 통영, 창원, 진주

지남력, 집중력, 기억력

● 다음 지도에 알맞은 도 이름과 도시 이름을 써넣어 보세요.

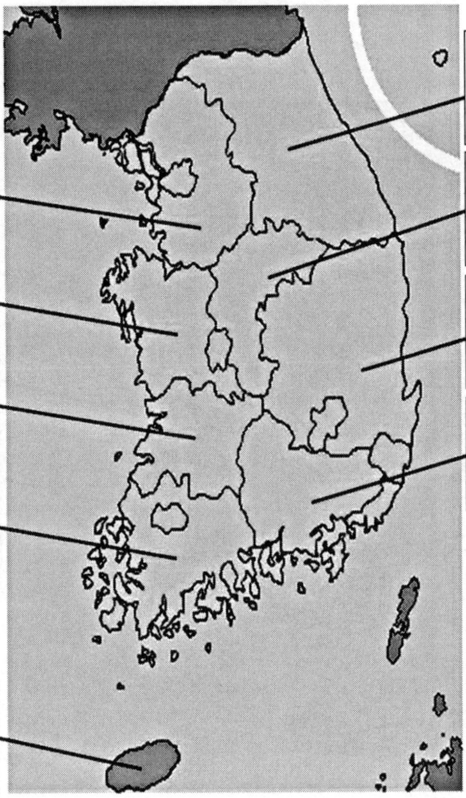

▨ 도 이름: 강원도
▨ 도시: 1) 강릉
2) 원주

▨ 도 이름:
▨ 도시: 1)
2)

▨ 도 이름:
▨ 도시: 1)
2)

▨ 도 이름:
▨ 도시: 1)
2)

▨ 도 이름:
▨ 도시: 1)
2)

▨ 도 이름:
▨ 도시: 1)
2)

▨ 도 이름:
▨ 도시: 1)
2)

▨ 도 이름:
▨ 도시: 1)
2)

▨ 도 이름:
▨ 도시: 1)
2)

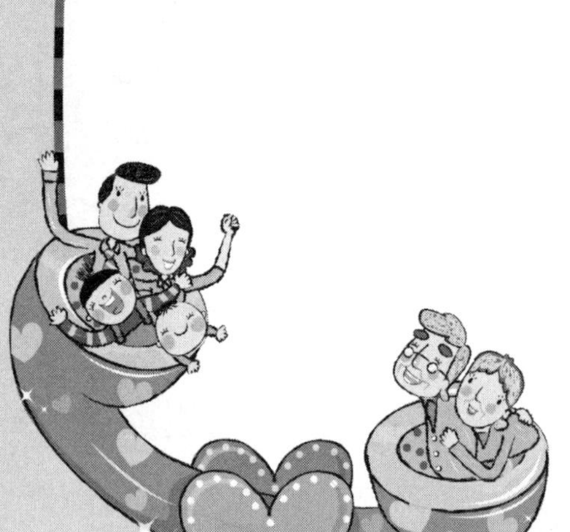

기억력

아래에 나열된 4개의 숫자를 잘 기억해 보세요. 그리고 3페이지 뒤에서 같은 숫자를 찾아보세요.

3

7

5

0

지남력, 기억력

● 이번 해(금년)는 몇 년도입니까?

(　　　　　　) 년

● 대한민국에서 올림픽이 개최된 연도는 언제입니까?

(　　　　　　) 년

● 대한민국에서 월드컵이 개최된 연도는 언제입니까?

(　　　　　　) 년

● 대한민국이 일본으로부터 독립한 연도는 언제입니까?

(　　　　　　) 년

● 6 · 25 전쟁이 발발한 연도는 언제입니까?

(　　　　　　) 년

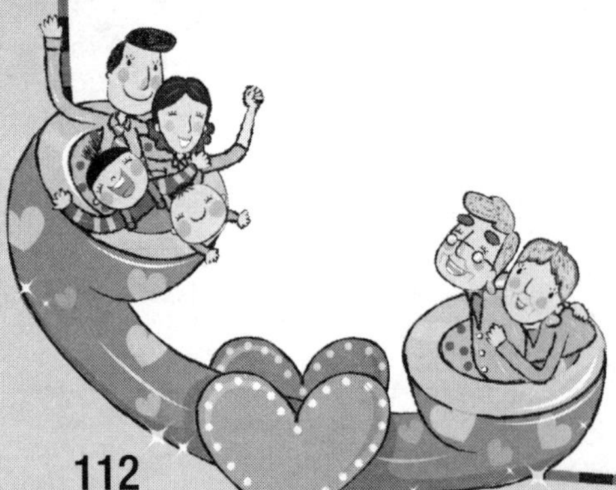

집중력

● 다음 〈보기〉와 똑같은 그림을 찾아보세요.

〈보기〉

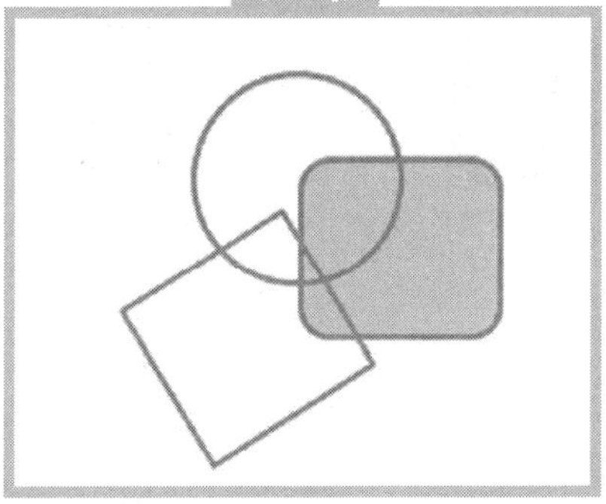

①

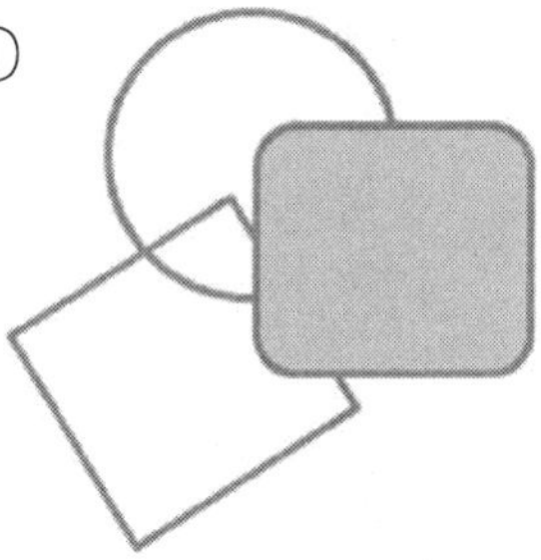

②

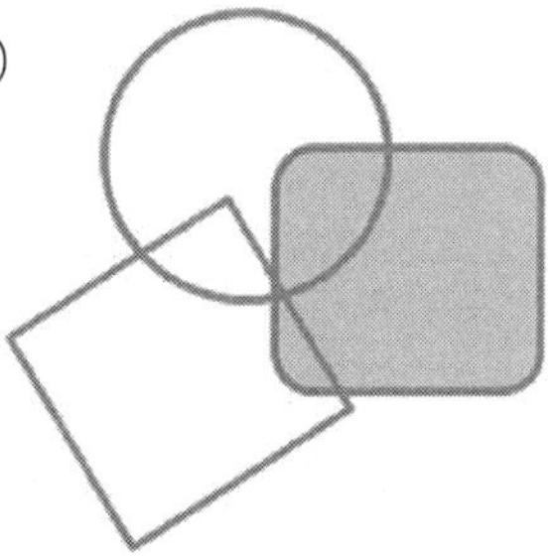

③

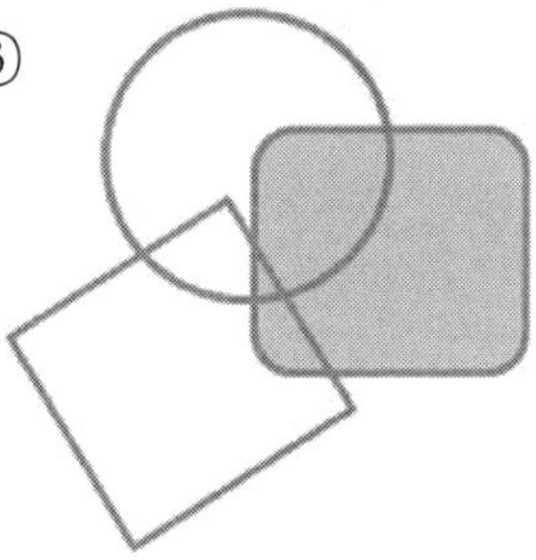

④

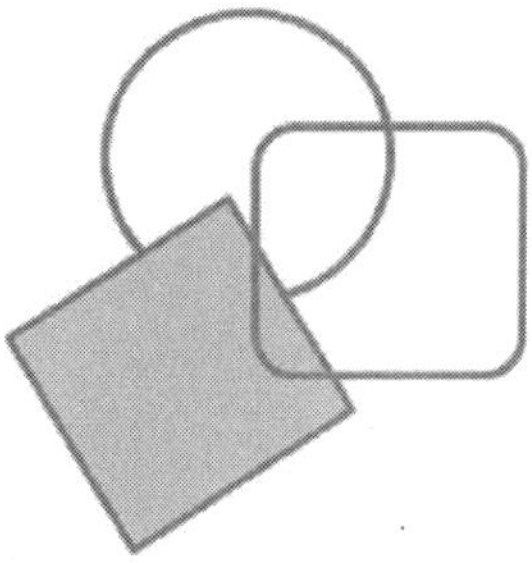

기억력

● 3페이지 전에 있었던 숫자를 잘 기억하여 찾아보세요.

0 6

5 2

7 3

9 1

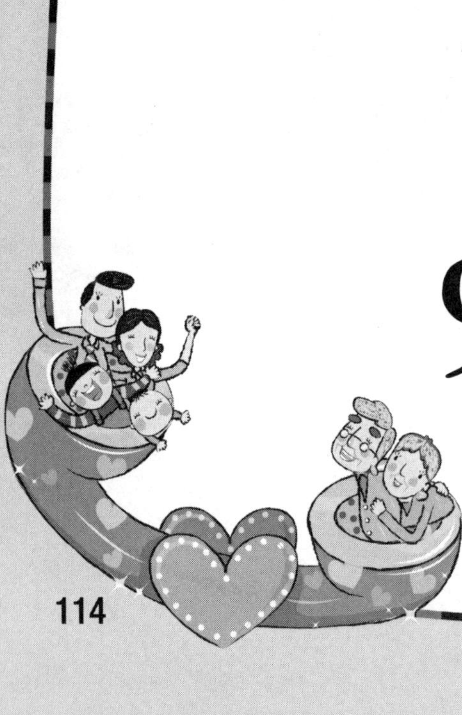

집중력, 계산력

다음 빈칸에 알맞은 기호를 써넣으세요.

$$4 \ \square \ 4 = 8$$

$$10 \ \square \ 3 = 7$$

$$3 \ \square \ 3 = 9$$

$$7 \ \square \ 8 = 15$$

$$17 \ \square \ 5 = 12$$

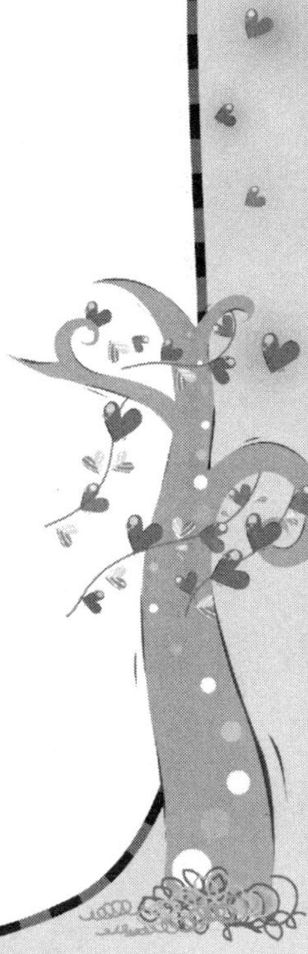

집중력, 기억력

● 아래에 나와 있는 순서를 참고하여 빈칸을 채워 보세요.

1	2	3

1		3	1	2
3		2	3	1
2	3			3
		3	1	
3	1	2		1

지금은 ____년 ___월 ___일 ___시 ___분입니다.

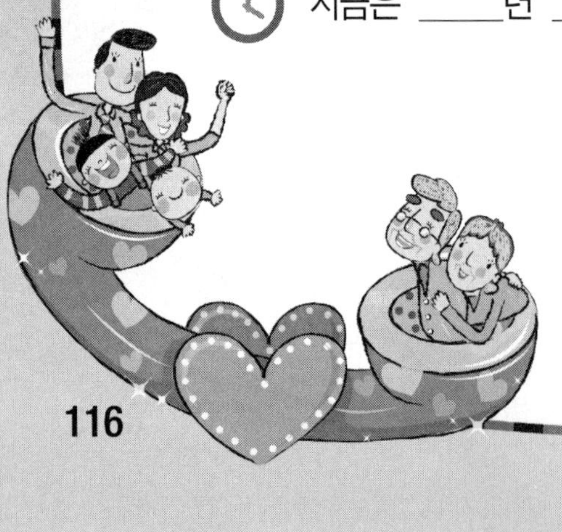

모범답안(6~10일차)

순서	6일차	7일차	8일차	9일차	10일차
1			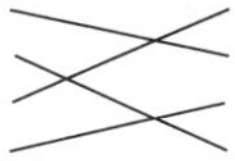	①	
2	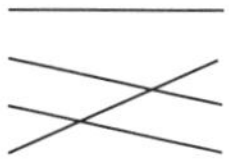			③, ④, ②, ③	배, 가을 사과, 가을 수박, 여름
3		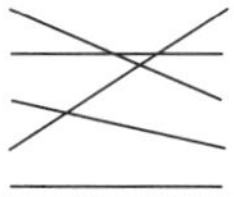	④	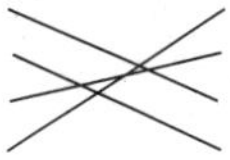	
4	67페이지 참조	6, 7, 4, 11, 7	22, 7, 5, 3, 11, 42, 9, 15, 2, 61, 10, 0		109페이지 참조
5	대구, 인천, 광주, 대전, 백령도, 강화도, 울릉도, 연평도, 거제도, 월미도, 영종도, 오이도				
6			보은, 임실, 의성, 평창, 홍천, 양평, 예산, 태안 김천, 담양, 경주, 화성, 익산	100페이지 참조	2014, 1988, 2002, 1945, 1950
7		79페이지 참조	89페이지 참조	병원, 주민센터, 경찰서, 은행, 영화관, 우체국	③
8	경상대학교, 부산대학교, 전남대학교, 경북대학교, 원광대학교, 청주교육대학교		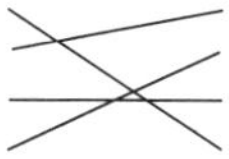		111페이지 참조
9	71페이지 참조			단풍, 운동회, 추석, 고추잠자리, 독서, 코스모스, 허수 아비, 추수, 송편, 대추, 천고마비, 낙엽, 전어	+, −, ×, +, −
10	대한민국, ②	83페이지 참조	4, 1, 3, 5, 2	104페이지 참조	2, 1, 1, 2, 1, 2, 2, 3

지남력, 기억력

11일 1

● 다음 과일의 이름은 무엇입니까? 그리고 그 과일은 무슨 계절의 과일입니까?

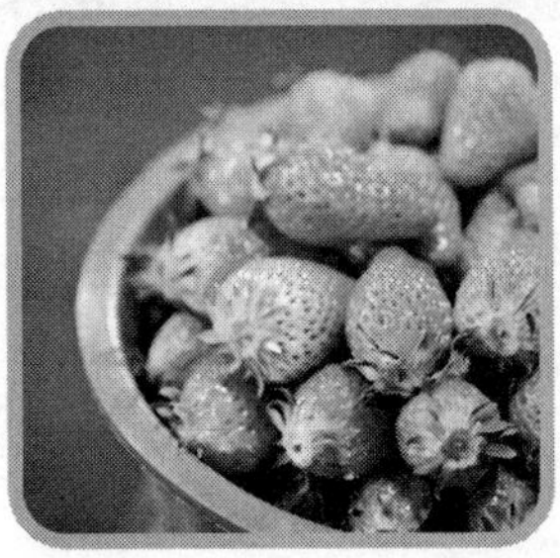

1) 이　　름: (　　　　　　　　)

계　　절: 봄　여름　가을　겨울

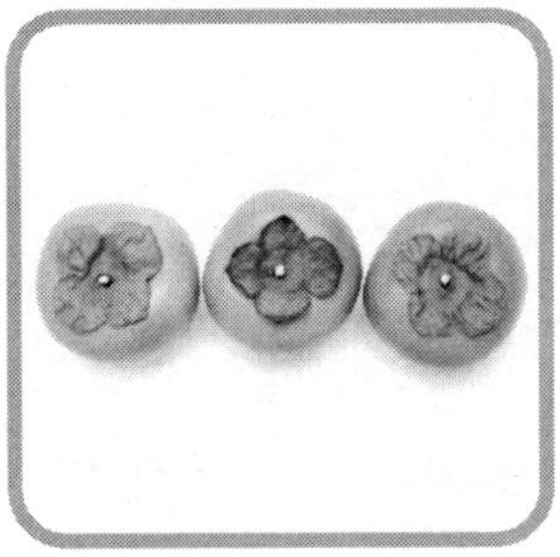

2) 이　　름: (　　　　　　　　)

계　　절: 봄　여름　가을　겨울

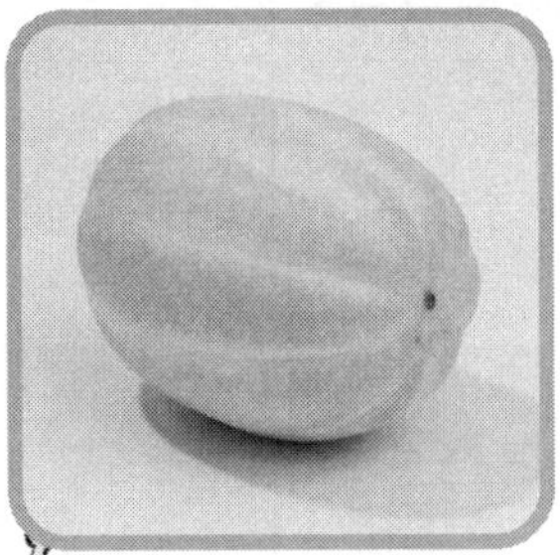

3) 이　　름: (　　　　　　　　)

계　　절: 봄　여름　가을　겨울

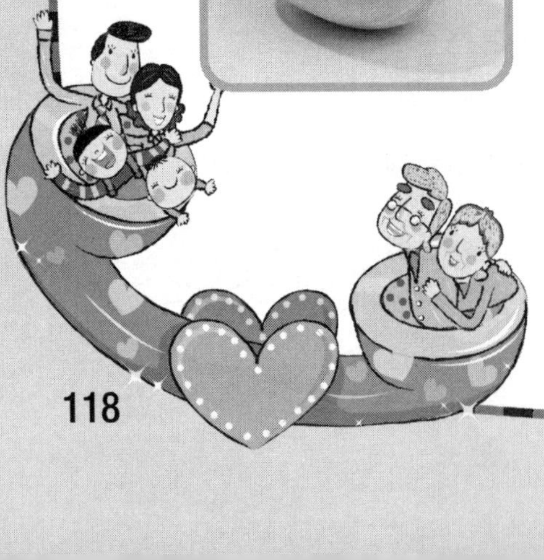

지남력, 문제해결

11일 2

● 다음 단어를 잘 보고, 단어와 연관이 있는 장소를 적어 보세요.

의사, 간호사, 병실, 주사, 원장, 피검사, 엑스레이

↓

교장, 칠판, 책상, 보충 수업, 시험, 방학, 운동장

↓

지남력, 기억력

다음 단어와 관련 있는 계절을 선으로 이어 보세요.

눈사람	봄
덥다	여름
한가위	가을
개나리	겨울

다음 단어와 관련 있는 계절을 선으로 이어 보세요.

반팔티	봄
새순	여름
털장갑	가을
허수아비	겨울

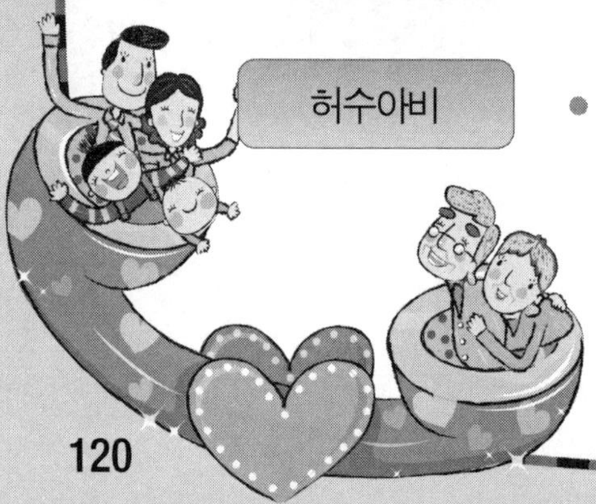

집중력

11일 4

● 다음 〈보기〉와 똑같은 그림을 찾아보세요.

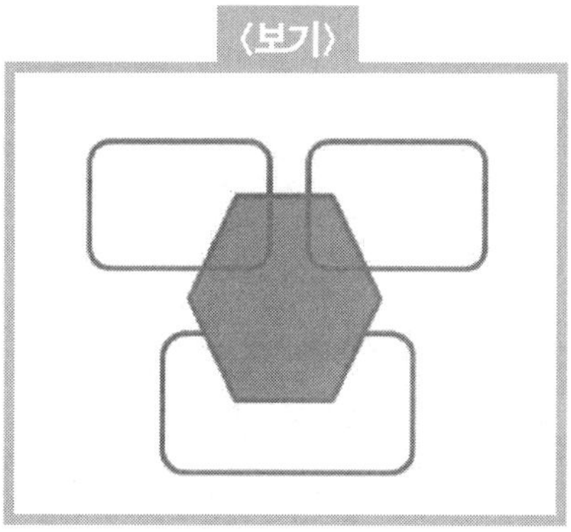

①
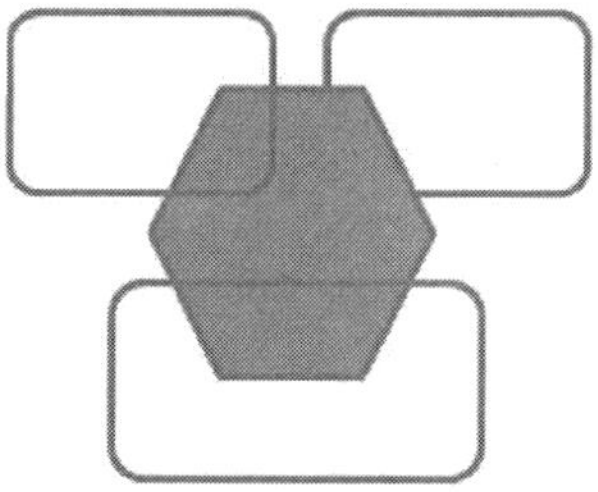

②
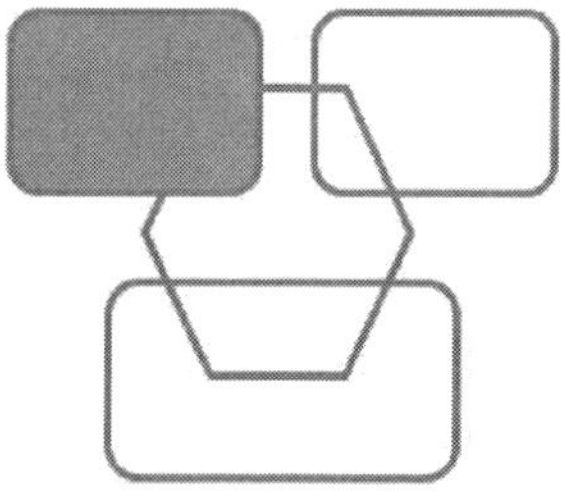

③
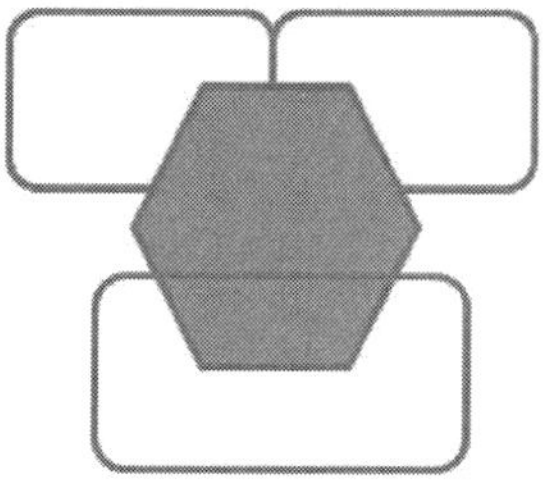

④
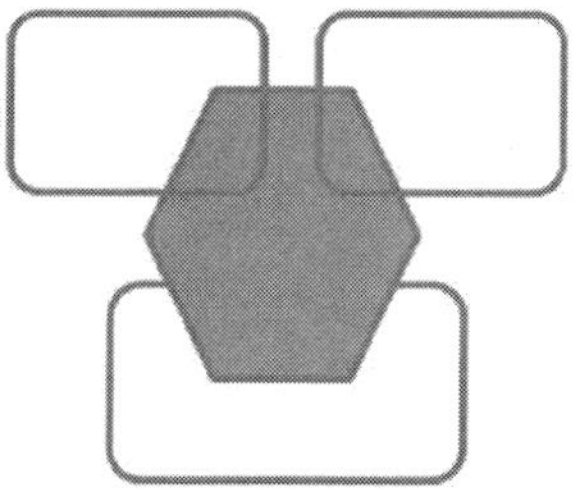

집중력

● 다음 대구 지하철 노선도를 보고, 물음에 답하세요.

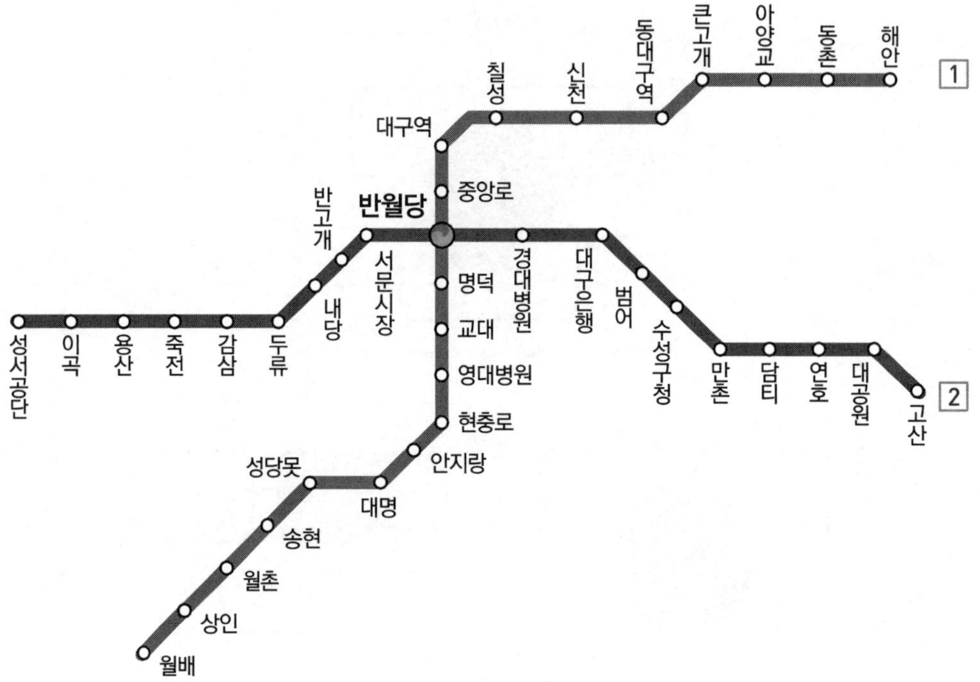

○ 동대구역에서 대공원역까지는 몇 정거장입니까?

○ 철수는 신천역에서 송현역을 가려고 합니다.
가는 도중에 대구은행에서 돈을 찾으려고 합니다.
대구은행역을 들러서 가려면 몇 정거장을 가야 합니까?

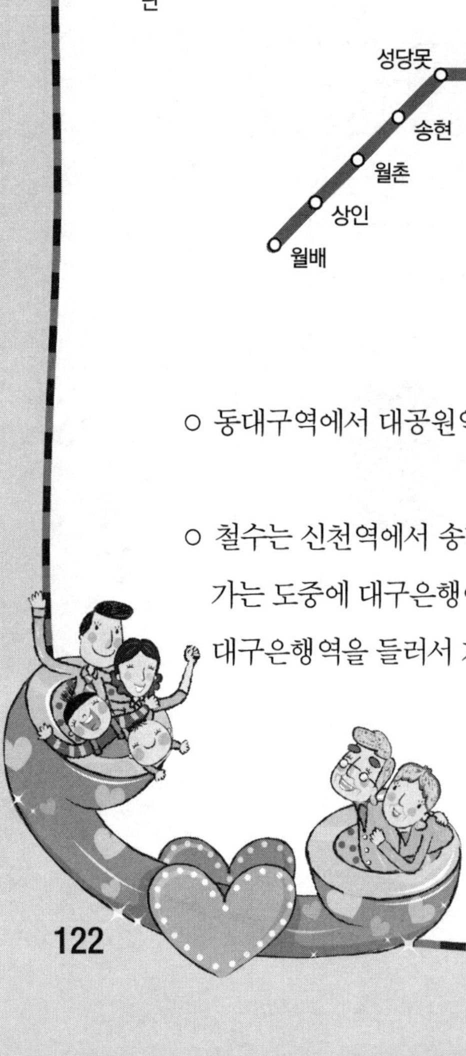

기억력

11일 6

● 아래 제시된 단어로 짧은 문장을 만들어 보세요. 글로 쓰거나, 말로 만들어 보세요.

무더위

주차장

● 다음 그림을 잘 보고, 2페이지 뒤에서 그려 보세요.

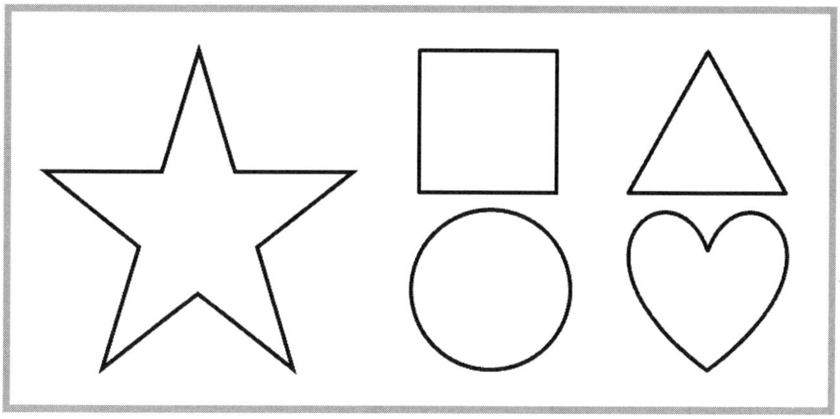

집중력, 계산력

11일 7

● 다음 대구 지하철 노선도를 보고, 물음에 답하세요(1호선은 한 정거장 사이의 소요 시간이 3분이며, 2호선은 한 정거장 사이의 소요 시간이 2분입니다. 또한 환승하는 데에는 5분의 시간이 소요됩니다).

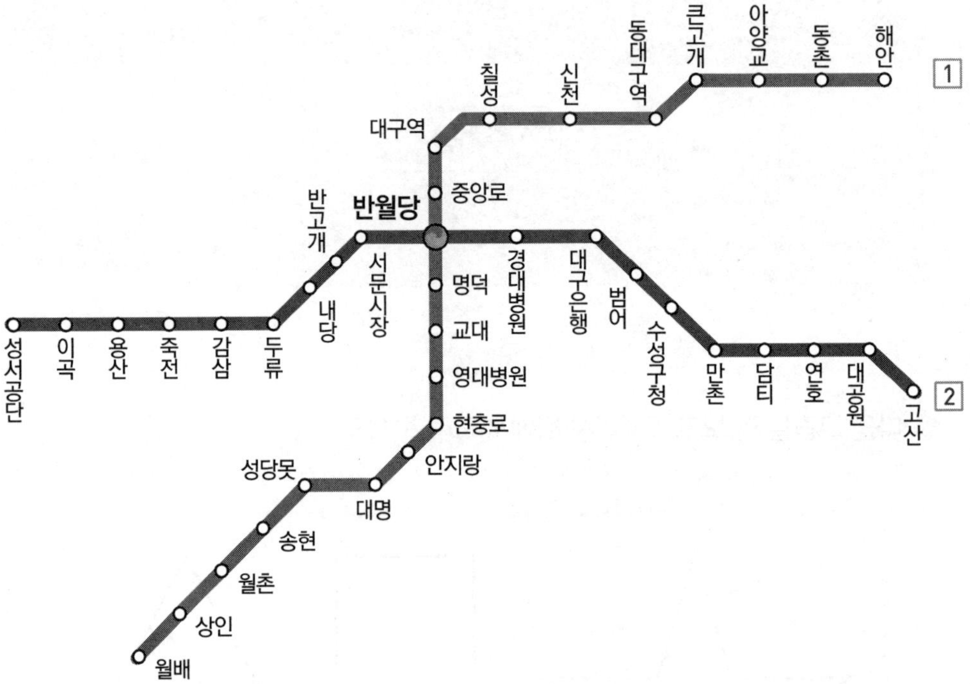

○ 큰고개역에서 교대역을 가는 데에는 몇 분이 걸립니까?

○ 내당역에서 동대구역을 가는 데에는 몇 분이 걸립니까?

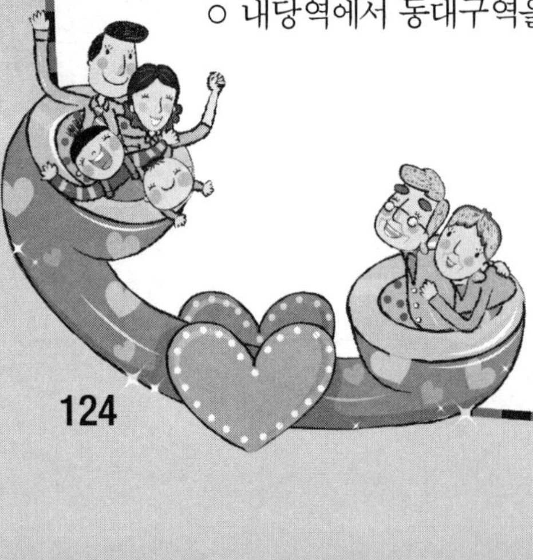

기억력

● 2페이지 전에 있었던 그림을 기억해서 다시 한번 그려 보세요.

● 아래에 있는 이름과 전화번호를 외워 보세요.

– 이　　름: 김 한 철

– 전화번호: 010–8258–7555

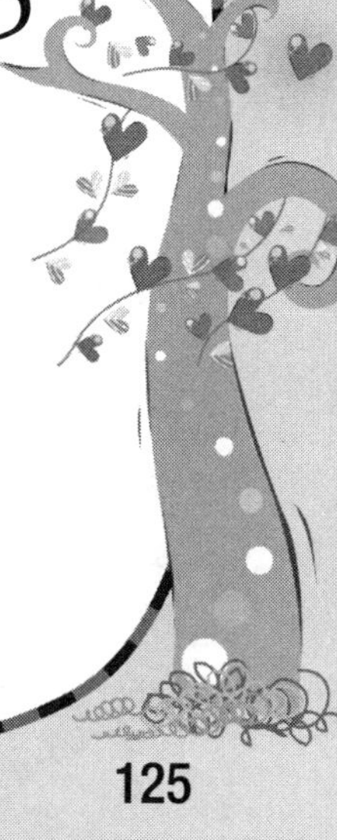

기억력, 집중력

● 다음은 일상생활에 필요한 긴급 전화번호입니다. 문제와는 상관없으니 부담 없이 숙지하세요.

117	118	119	112
학교폭력, 성매매피해 여성	사이버테러, 개인정보 침해	재난구조, 구급신고	범죄신고
122	**127**	**1366**	**125**
해양사고 신고	마약사범 신고	가정폭력, 여성긴급전화	밀수사범 신고
182	**129**	**1332**	**1337**
미아, 가출 신고	아동학대 노인 돌봄	금융관련 피해신고	간첩신고

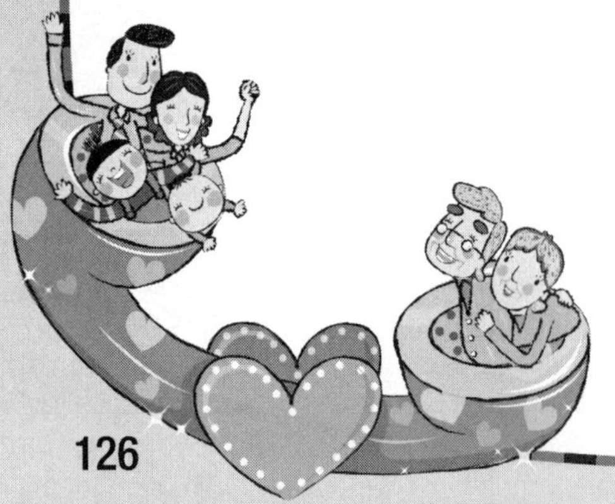

● 2페이지 전에 외웠던 이름과 전화번호를 기억하여 써 보세요.

- 이 름:

- 전화번호:

● 다음 두 단어가 모두 들어간 짧은 문장을 만들어 보세요. 단어의 순서는 상관없습니다.

토끼, 거북이

아파트, 자동차

지금은 ____년 ___월 ___일 ___시 ___분입니다.

뇌혈관 질환에 관한 짧고 전문적인 지식 [5]

언어기능은 주로 우성 대뇌 반구(오른손잡이인 경우 좌측 대뇌)에서 조절하는 것으로 알려져 있지만, 운율(prosody)과 같은 부분은 비우성 대뇌 반구(오른손잡이인 경우 우측 대뇌)의 영향을 받는다.

우성 대뇌 반구의 전두엽 쪽으로 브로카 영역이라는 곳이 있는데, 이곳에 손상이 있는 경우에는 운동성 실어증을 겪게 된다. 그래서 말의 이해는 잘하지만, 말로 표현하는 데에는 장애를 갖게 된다.

우성 대뇌 반구의 관자엽에는 베르니케 영역이라는 곳이 있는데, 이곳에 손상이 있는 경우에는 감각성 실어증을 겪게 된다. 그래서 말은 잘하지만, 말을 이해하는 능력에 장애가 발생한다.

집중력

● 다음 그림을 보고, 아래에 똑같이 그려 보세요.

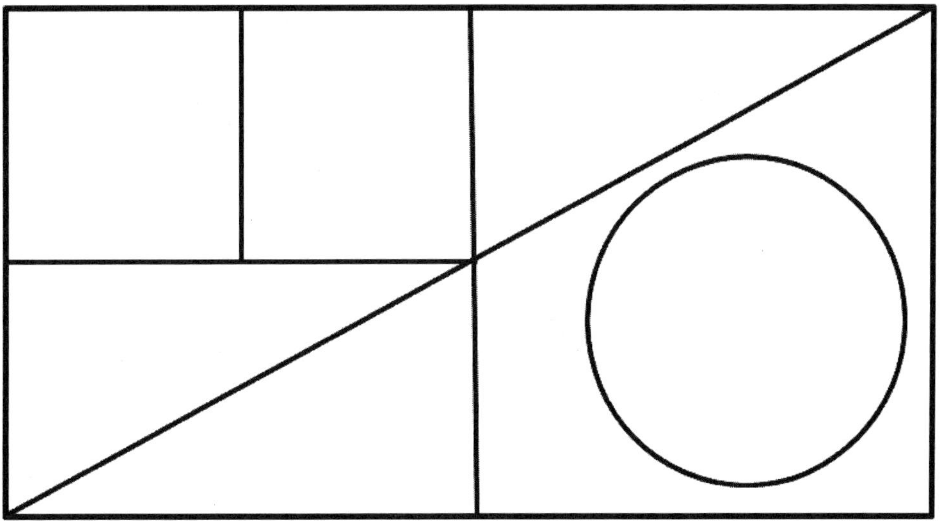

● 어느 해의 8월 달력입니다.

8월 11일은 무슨 요일입니까?

일	월	화	수	목	금	토
		1	2	3	4	5

● 어느 해의 2월 달력입니다.

2월 8일은 무슨 요일입니까?

일	월	화	수	목	금	토
			1	2	3	4

지금은 ____년 ___월 ___일 ___시 ___분입니다.

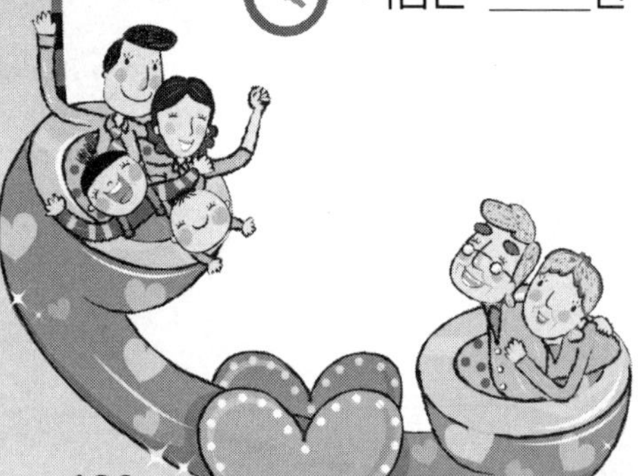

기억력

2페이지 전에 있었던 그림을 기억해서 다시 한번 그려 보세요.

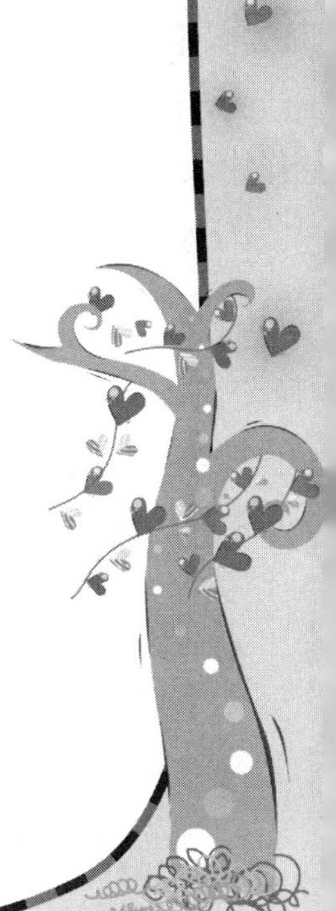

지남력, 기억력

● 다음 단어와 관련 있는 계절을 선으로 이어 보세요.

단풍 ●	● 봄
계곡 ●	● 여름
벚꽃 ●	● 가을
난로 ●	● 겨울

● 다음 단어와 관련 있는 계절을 선으로 이어 보세요.

자선냄비 ●	● 봄
입학식 ●	● 여름
그늘 ●	● 가을
운동회 ●	● 겨울

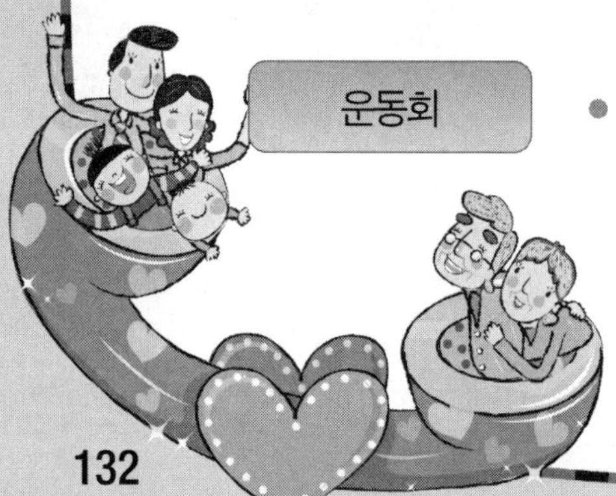

집중력, 계산력

12일 5

● 다음 부산 지하철 노선도를 보고, 물음에 답하세요.

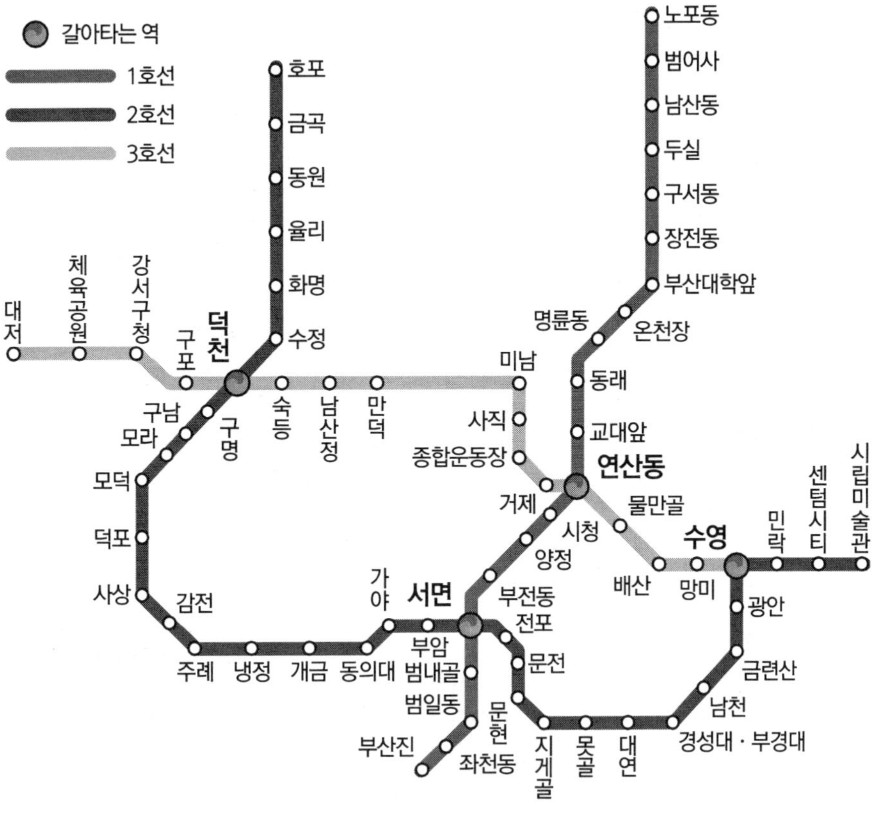

○ 금곡역에서 종합운동장역까지는 몇 정거장입니까?

○ 센텀시티역에서 시청을 가는 방법은 몇 가지입니까?
그중 가장 가까운 거리로 가려면 몇 정거장을 가야 합니까?

집중력, 계산력

12일 6

● 다음 부산 지하철 노선도를 보고, 물음에 답하세요(한 정거장을 가는 데 걸리는 시간은 1호선은 2분, 2호선은 3분, 3호선은 4분이며, 환승 시에는 10분이 걸립니다).

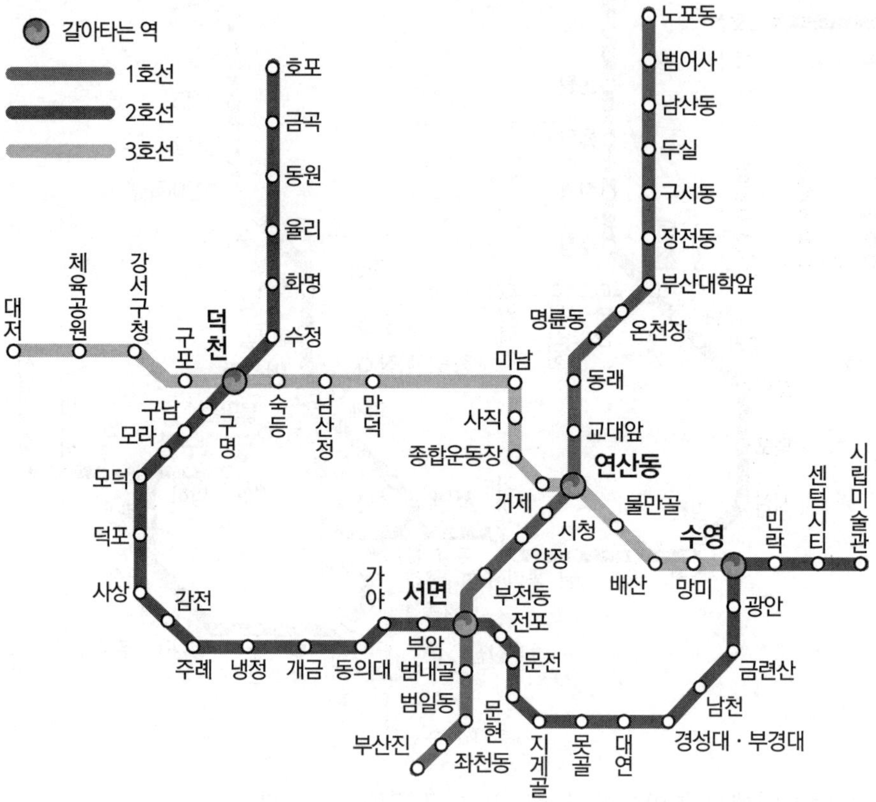

○ 강서구청역에서 사상역을 가는 데에는 몇 분이 걸립니까?

○ 부산대학앞역에서 화명역을 가장 빨리 가는 데에는 몇 분이 걸립니까?

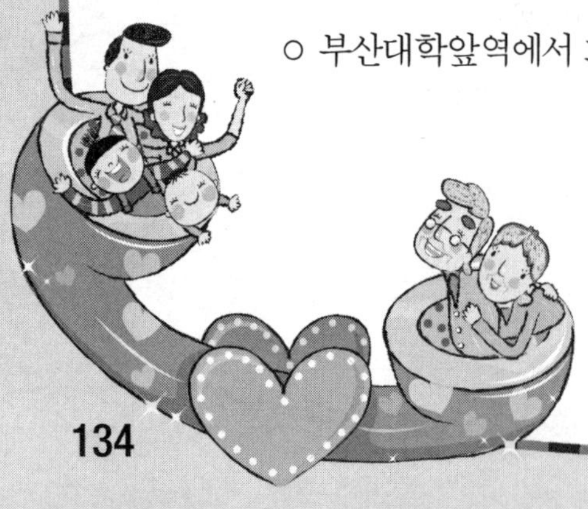

기억력

● 휴대 전화를 작동시키려고 합니다. 비밀번호를 잘 기억하세요.

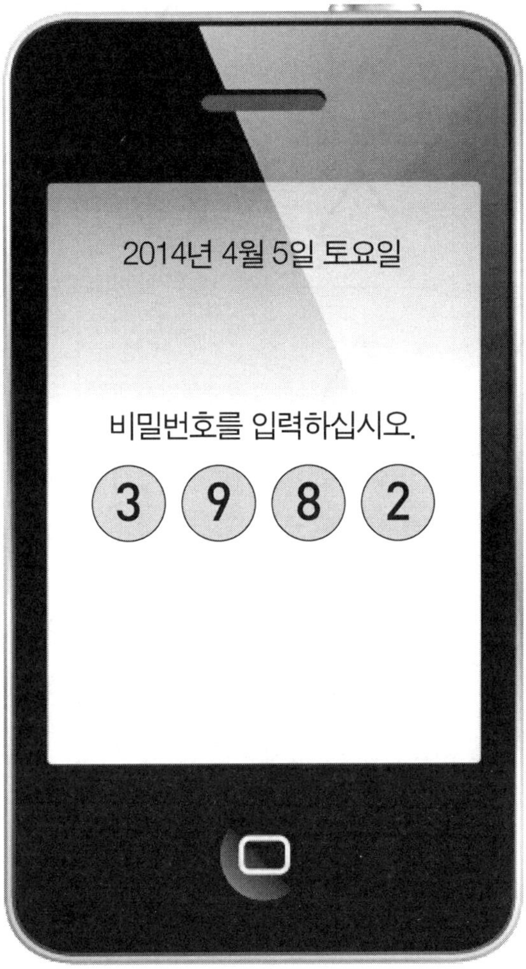

집중력

12일 8

● 위의 그림을 보고, 아래 그림도 똑같이 만들어 보세요.

	○	△	×
	△	○	
○	△		×

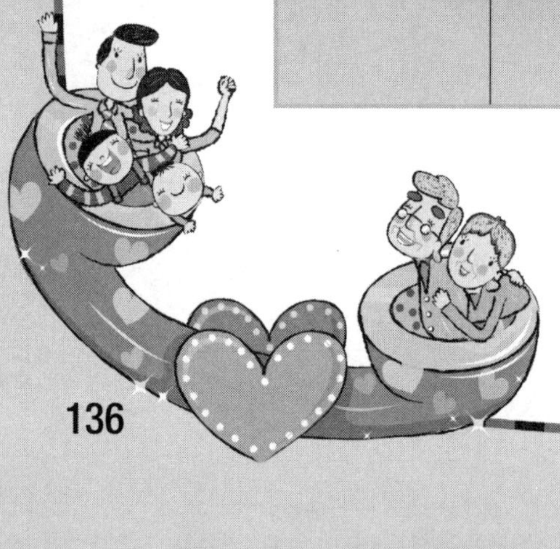

● 휴대전화를 작동시키려고 합니다. 비밀번호를 입력하세요.

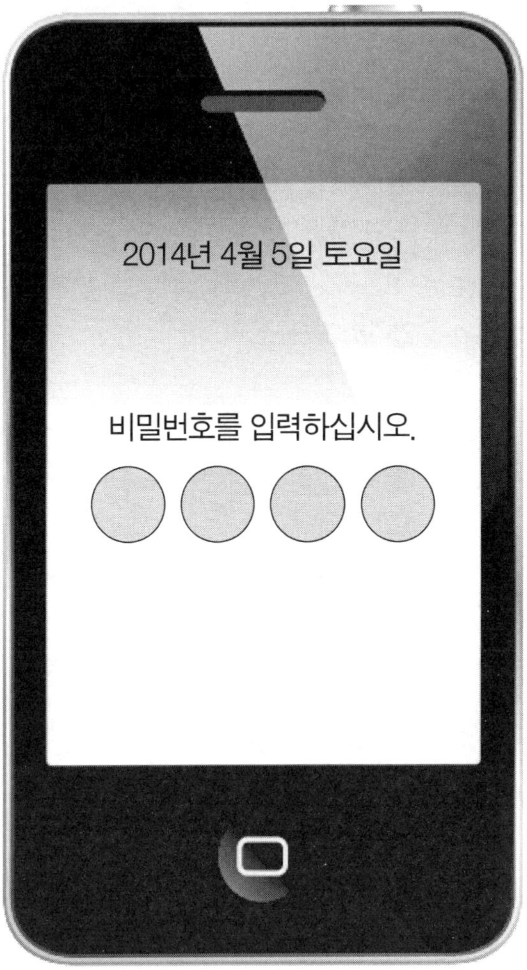

기억력

12일 10

● 지금 대통령은 누구입니까?

● 우리나라의 수도는 어디입니까?

● 한글을 만든 사람은 누구입니까?

● 거북선을 만든 장군은 누구입니까?

● 대한민국 초대 대통령은 누구입니까?

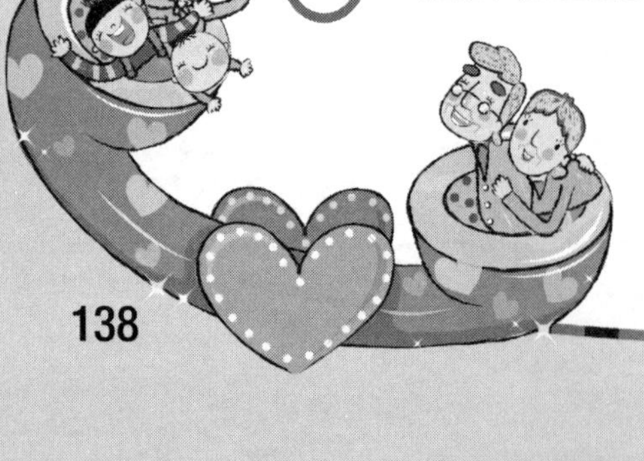

지금은 ____년 ___월 ___일 ___시 ___분입니다.

지남력, 기억력

13일 1

● 다음 과일의 이름은 무엇입니까? 그리고 그 과일은 무슨 계절의 과일입니까?

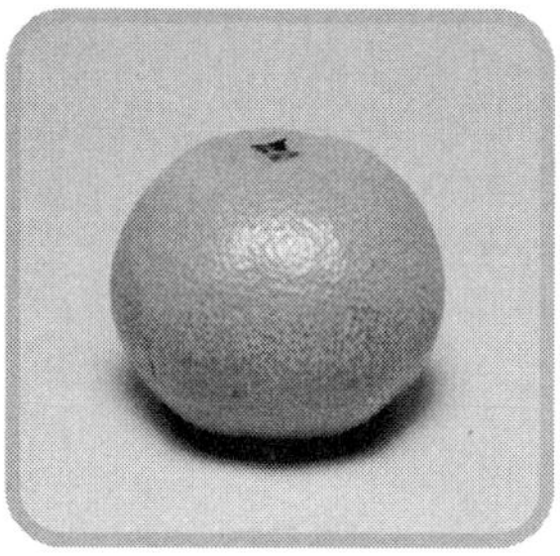

1) 이　　름: (　　　　　　　　)

계　　절: 봄　여름　가을　겨울

달: 1월　2월　3월　4월　5월　6월

7월　8월　9월　10월　11월　12월

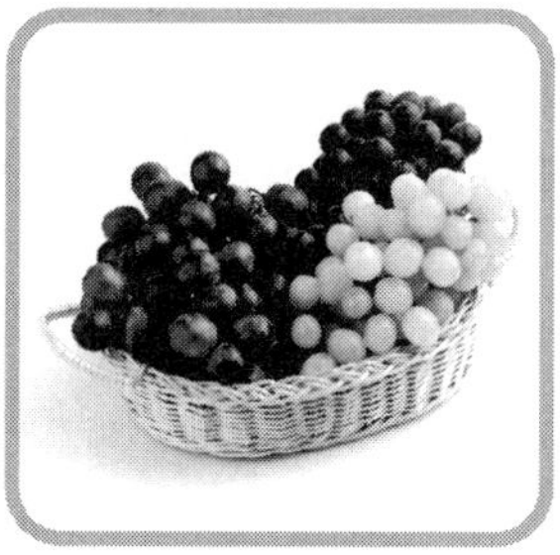

2) 이　　름: (　　　　　　　　)

계　　절: 봄　여름　가을　겨울

달: 1월　2월　3월　4월　5월　6월

7월　8월　9월　10월　11월　12월

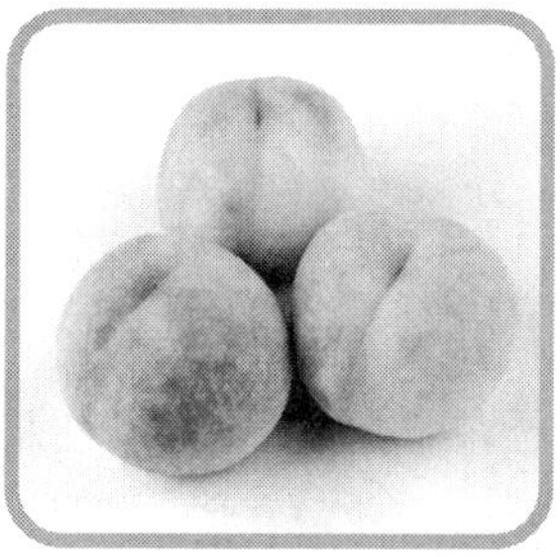

3) 이　　름: (　　　　　　　　)

계　　절: 봄　여름　가을　겨울

달: 1월　2월　3월　4월　5월　6월

7월　8월　9월　10월　11월　12월

지금은 _____년 ___월 ___일 ___시 ___분입니다.

● 어느 해의 4월 달력입니다.

4월 17일은 무슨 요일입니까?

일	월	화	수	목	금	토
	1	2	3	4	5	6

● 어느 해의 11월 달력입니다.

11월 19일은 무슨 요일입니까?

일	월	화	수	목	금	토
1	2	3	4	5	6	7

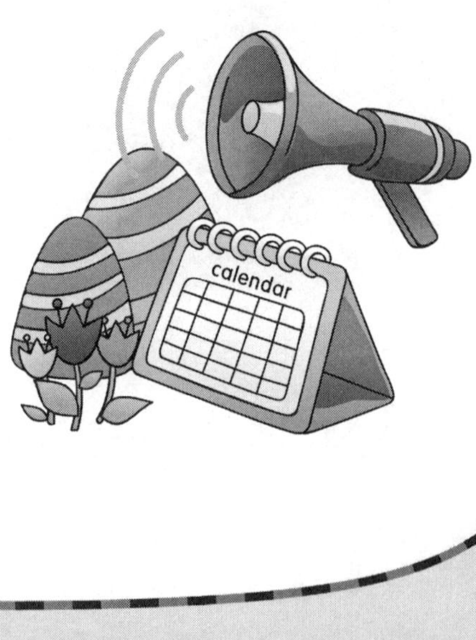

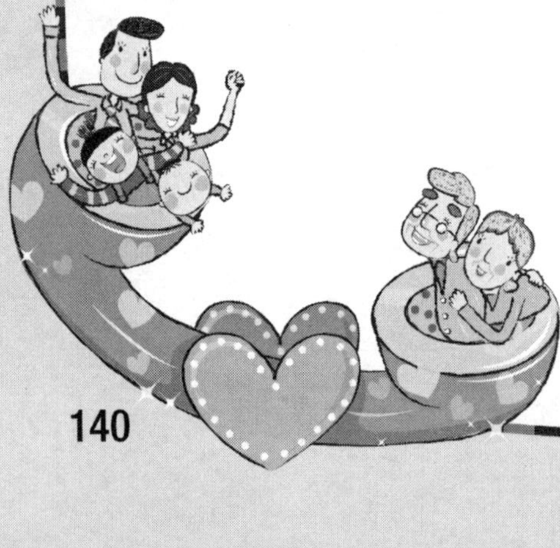

집중력

● 다음 〈보기〉와 똑같은 그림을 찾아보세요.

〈보기〉

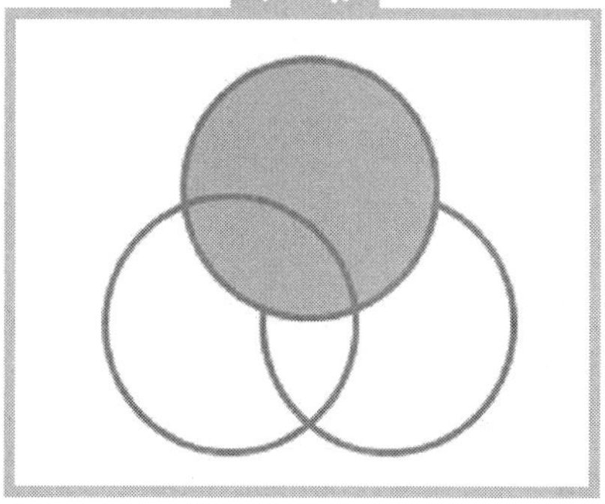

①

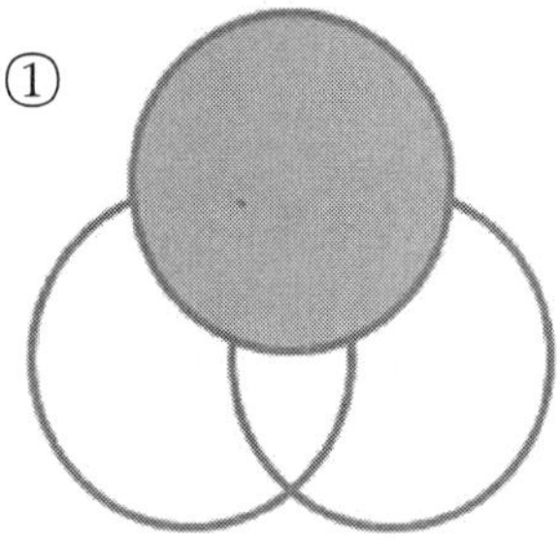

②

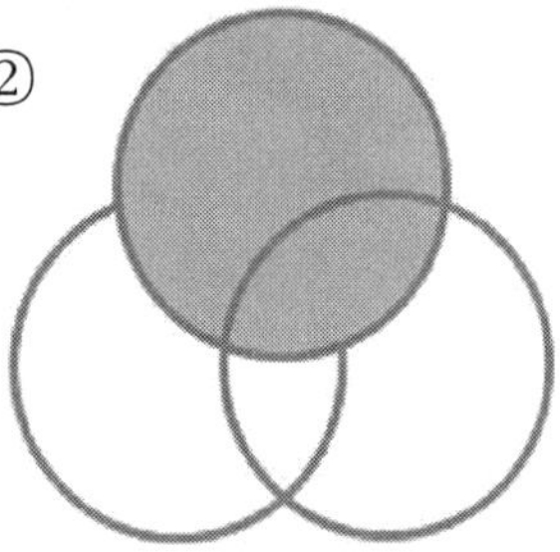

③

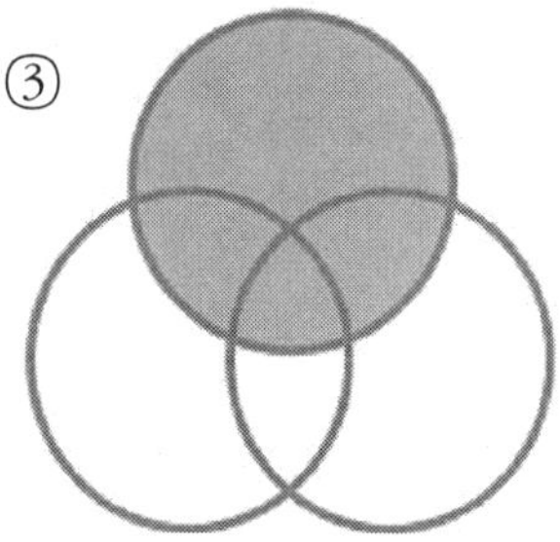

④

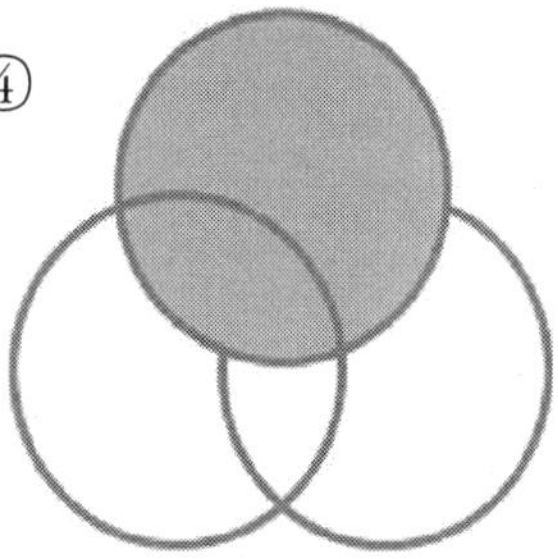

집중력, 계산력

13일 4

● 다음 부산 지하철 노선도를 보고, 물음에 답하세요(한 정거장을 가는 데 걸리는 시간은 1호선은 2분, 2호선은 3분, 3호선은 4분이며, 환승 시에는 10분이 걸립니다).

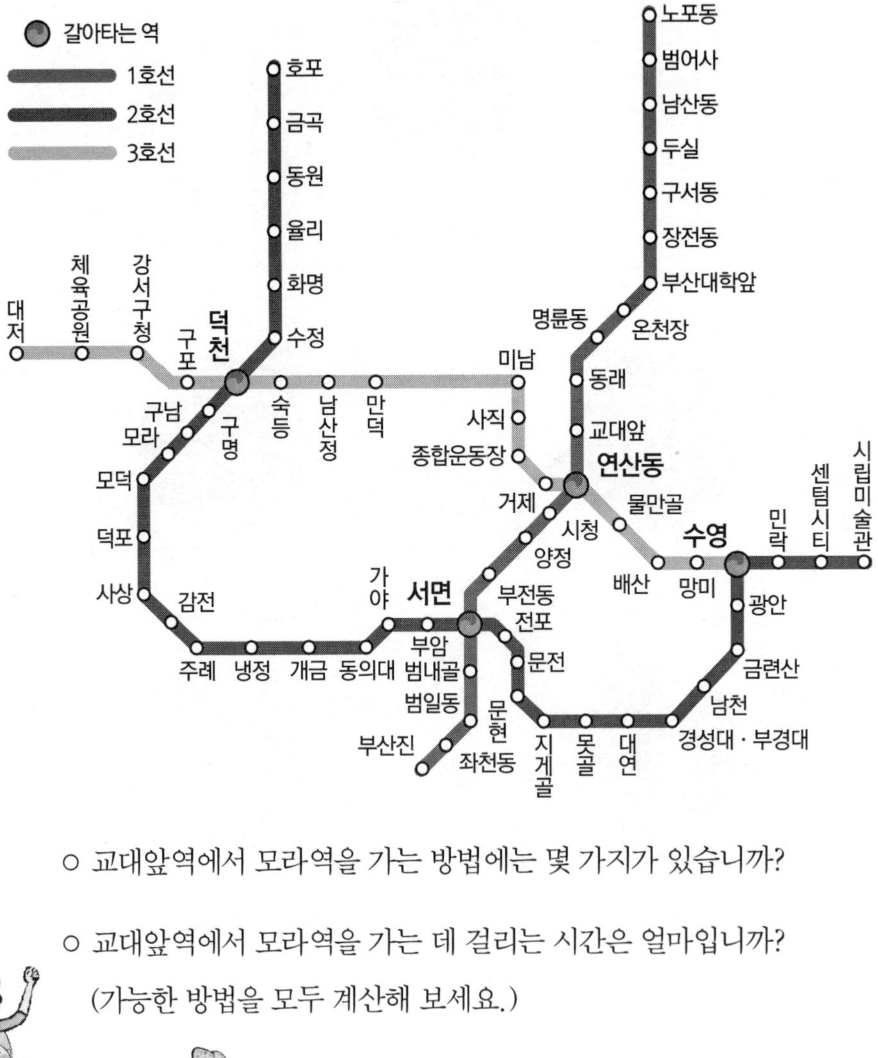

○ 교대앞역에서 모라역을 가는 방법에는 몇 가지가 있습니까?

○ 교대앞역에서 모라역을 가는 데 걸리는 시간은 얼마입니까?
(가능한 방법을 모두 계산해 보세요.)

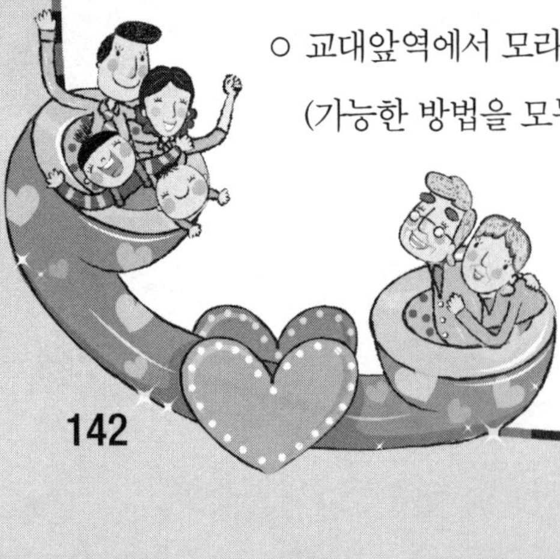

집중력

13일 5

● 다음 미로찾기를 해 보세요.

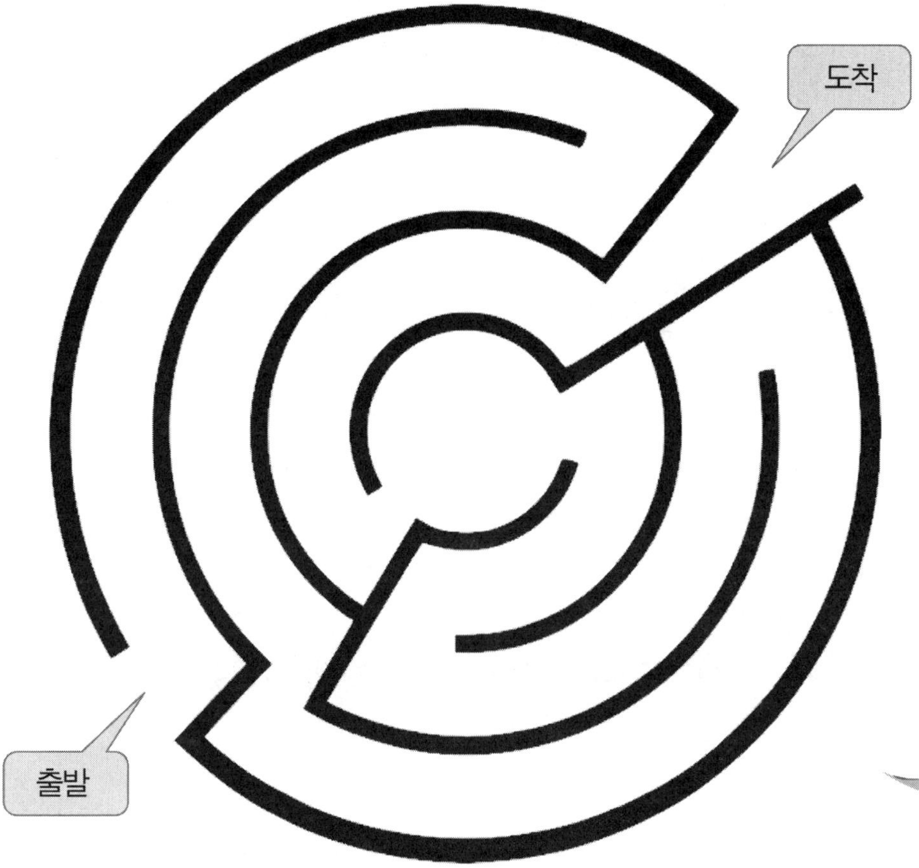

지남력, 문제해결

● 다음 단어를 잘 보고, 단어와 연관이 있는 장소를 적어 보세요.

정육점, 신발가게, 채소가게, 반찬가게, 노점상,
분식점, 생선가게, 건어물가게, 과일가게

↓

여의도, 남대문, 북한산, 남산, 한강, 63빌딩

↓

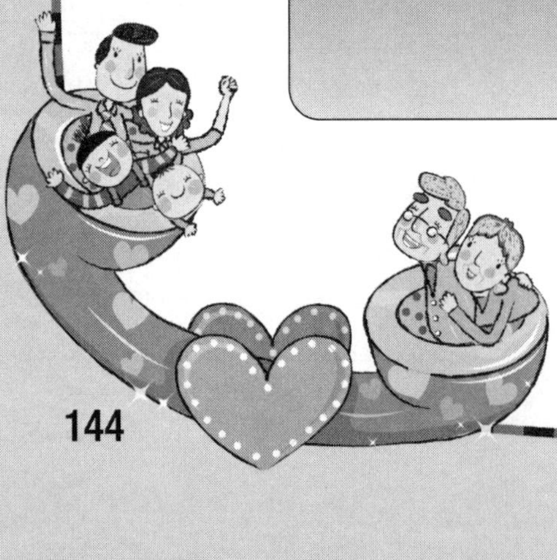

집중력

● 아래 기호 중에서 '★'을 모두 찾아 ○표 하세요.

● ♠ ♧ ♣ ♡ ★ ◐ ☏ ☎ ※

☆ ★ ○ ※ ● ○ ▽ ★ ■ △ ◐ ▩

▲ ▽ ■ ▦ ♤ ♥ ※ ● ★ ♠ ♧ ♣

♡ ◐ ☏ ☎ ※ ● ♣ ♡ ◐ ★ ● ○

▽ ★ ■ △ ◐ ▩ ▲ ▽ ■ ▦ ♤ ♥

※ ● ● ★ ♠ ♧ ♣ ♡ ◐ ☏ ☎ ※

● ◐ ☏ ♧ ♣ ♡ ◐ ☏ ♧ ♣ ♡ ◐

☏ ※ ● ★ ♠ ■ △ ◐ ▩ ■ △ ◐

▩ ▽ ■ ▦ ♤ ♥ ● ★ ● ★ ● ◐

☏ ♧ ♣ ♡ ◐ ☏ ♧ ♣ ♡ ◐ ☏ ※

● ★ ● ◐ ☏ ♧ ♣ ♡ ◐ ☏ ♧ ♣

♡ ◐ ☏ ※ ● ★ ★ ■ △ ◐ ▩ ▲

● 다음은 소현이의 인적 사항입니다. 잘 기억해 보세요.

○ 이　　름: 박소현

○ 사는 곳: 강릉

○ 나　　이: 27세

○ 결혼 여부: 미혼

○ 취　　미: 쇼핑하기

○ 좋아하는 음식: 회, 돼지갈비

○ 직　　업: 은행원

○ 특　　기: 컴퓨터

○ 최종 학력: 대졸

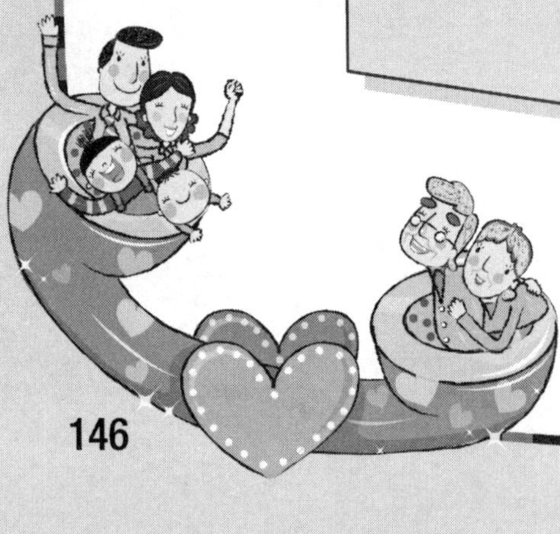

집중력, 계산력

● 다음 블록의 개수를 세어 보세요.

개

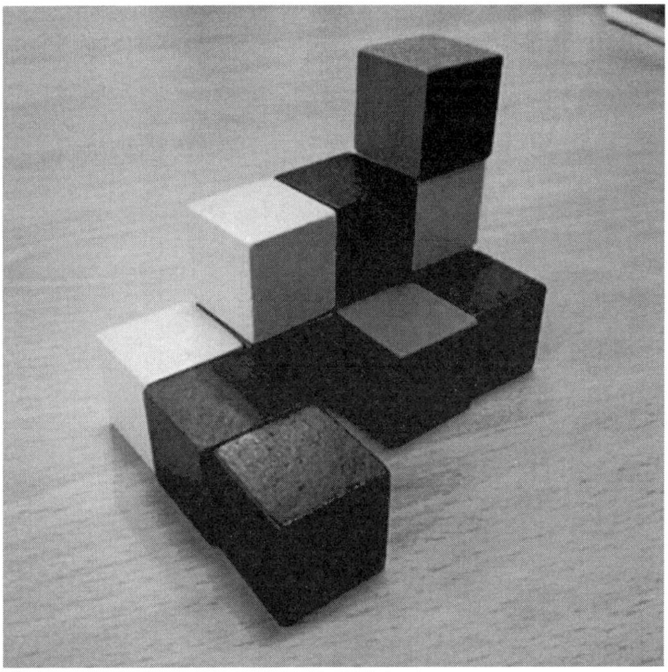

기억력

13일 10

● 소현이의 최종 학력으로 알맞은 것은 어느 것입니까?

① 초졸 ② 중졸 ③ 고졸 ④ 대졸 ⑤ 대학원졸

● 소현이가 사는 곳은 어디입니까?

① 서울 ② 강릉 ③ 속초 ④ 대구 ⑤ 부산

● 소현이의 직업은 무엇입니까?

① 교사 ② 의사 ③ 은행원 ④ 연구원 ⑤ 간호사

● 다음 중 소현이에 대한 설명으로 옳지 않은 것은 어느 것입니까?

① 소현이는 아직 결혼을 하지 않았습니다.

② 소현이는 회와 돼지갈비를 좋아합니다.

③ 소현이는 쇼핑하는 것을 좋아합니다.

④ 소현이는 영화 감상을 좋아합니다.

⑤ 소현이는 25살이 넘었습니다.

지금은 ____년 ___월 ___일 ___시 ___분입니다.

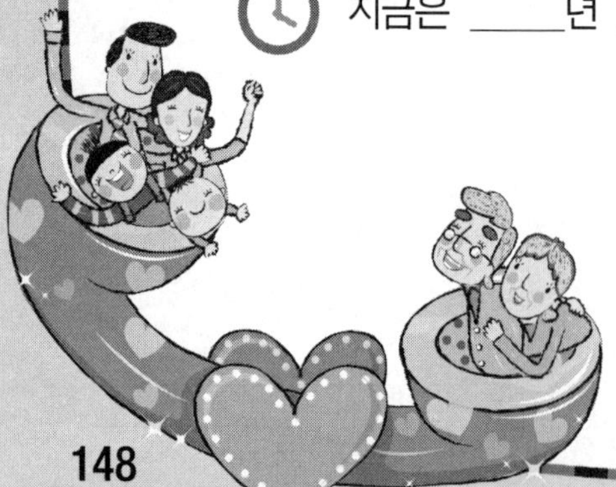

지남력, 집중력

● 다음은 어느 해의 6월 달력입니다. 아래의 물음에 답해 보세요.

일	월	화	수	목	금	토
	1	2	3	4	5	6
7	8	9	10	11	12	13
14	15	16	17	18	19	20
21	22	23	24	25	26	27
28	29	30				

6월 10일은 무슨 요일인가요?	
금요일인 날짜를 모두 쓰세요.	
첫째 주 토요일은 6월 6일입니다. 이날부터 7일 후는 며칠이며, 무슨 요일인가요?	
셋째 주 월요일은 언제이며, 이날부터 13일 후는 며칠, 무슨 요일인가요?	

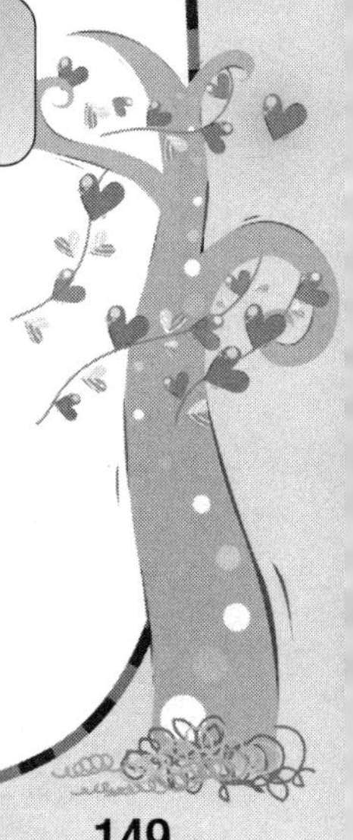

지금은 _____년 ___월 ___일 ___시 ___분입니다.

● 어느 해의 9월 달력입니다.

9월 말일은 무슨 요일입니까? (8월은 31일까지 있는 달입니다.)

일	월	화	수	목	금	토
		1	2	3	4	5

● 어느 해의 6월 달력입니다.

6월 25일은 무슨 요일입니까? (5월은 31일까지 있는 달입니다.)

일	월	화	수	목	금	토
					1	2

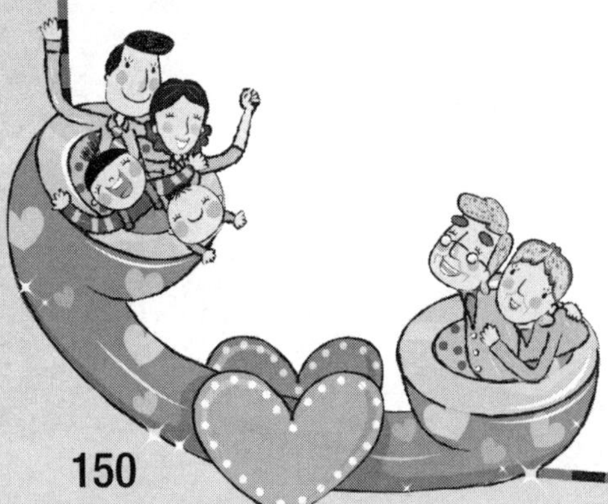

지남력, 집중력

● 여름과 연관되는 단어에 ○표 하세요.

단풍	휴가	스키	책상	운동회
땀	핸드폰	추석	썰매	고추잠자리
얼굴	독서	바다	은행	코스모스
허수아비	스피커	추수	꽃	송편
수영	경찰	대추	눈사람	망치
홍시	테니스	천고마비	자동차	보름달
장갑	선글라스	벽난로	감기	수박
기차	낙엽	달력	해수욕장	볼펜
지갑	팥빙수	의자	자장면	선크림
양산	사탕	전어	우산	달팽이

지남력, 문제해결

● 다음 단어를 잘 보고, 연관이 있는 단어를 적어 보세요.

장교, 사병, 총, 수류탄, 대포, 탱크,
연병장, 사격훈련, 행군, 유격훈련

↓

첨성대, 보문관광단지, 불국사, 경상북도, 토함산

↓

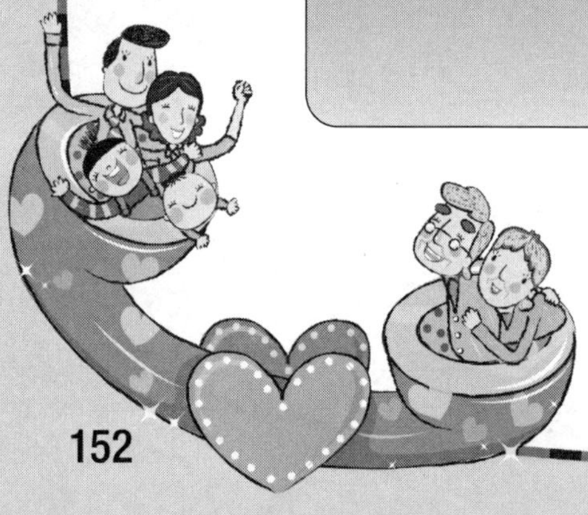

● 다음 그림을 잘 관찰한 후 2페이지 뒤의 질문에 답하세요. 그림이 복잡하므로 시간을 두고 천천히 기억해 보세요. 특히 어떤 모양들이 있는지, 어떤 도형이 어디에 있는지에 주의하세요.

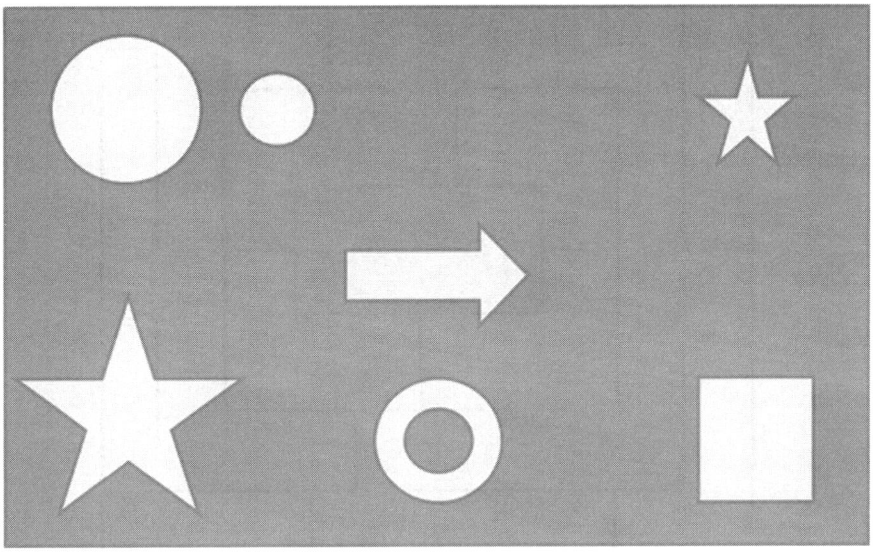

다음 미로찾기를 해 보세요.

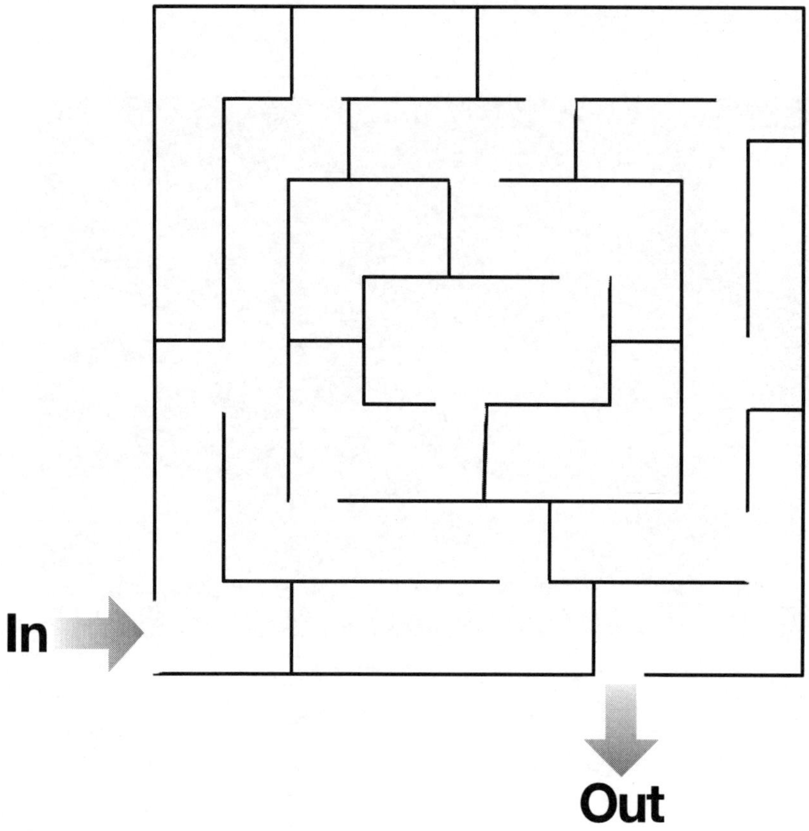

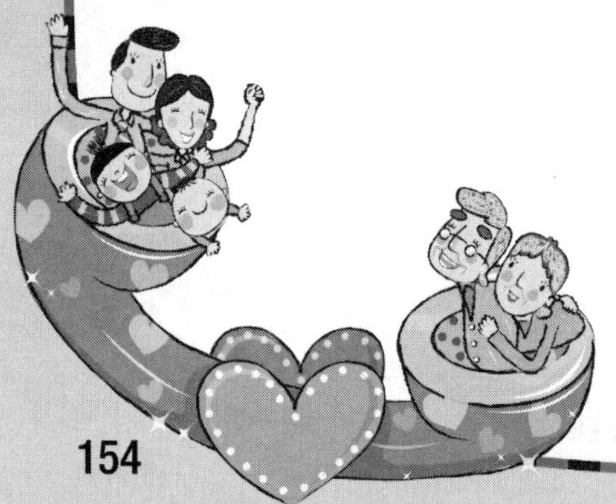

기억력

● 2페이지 전의 그림에서 별은 몇 개가 있었습니까?

● 2페이지 전의 그림에서 동그라미는 몇 개가 있었습니까?

● 2페이지 전의 그림에서 네모는 몇 개가 있었습니까?

● 2페이지 전의 그림에서 네모의 위치는 그림의 어느 부분이었습니까?

① 가운데

② 왼쪽 위

③ 오른쪽 위

④ 왼쪽 아래

⑤ 오른쪽 아래

● 2페이지 전의 그림에서 화살표는 어느 쪽을 가리키고 있었습니까?

① 위

② 아래

③ 왼쪽

④ 오른쪽

집중력, 계산력

14일 8

● 다음 블록의 개수를 세어 보세요.

개

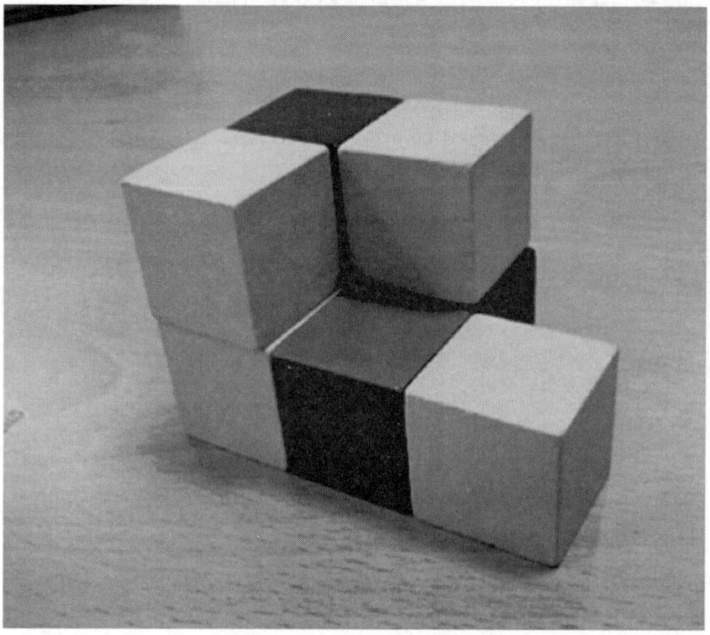

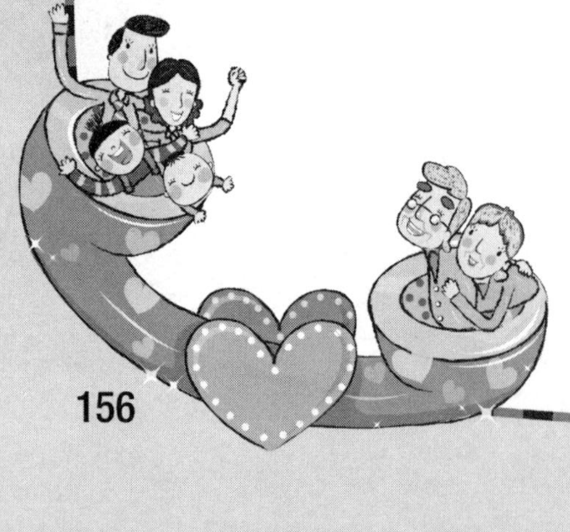

기억력

다음은 월드컵 개최국들입니다. 연도를 잘 기억하여 다음 페이지에 써 보세요.

회차	연도	개최국
21	2018년	러시아
20	2014년	브라질
19	2010년	남아프리카공화국
18	2006년	독일
17	2002년	한국, 일본

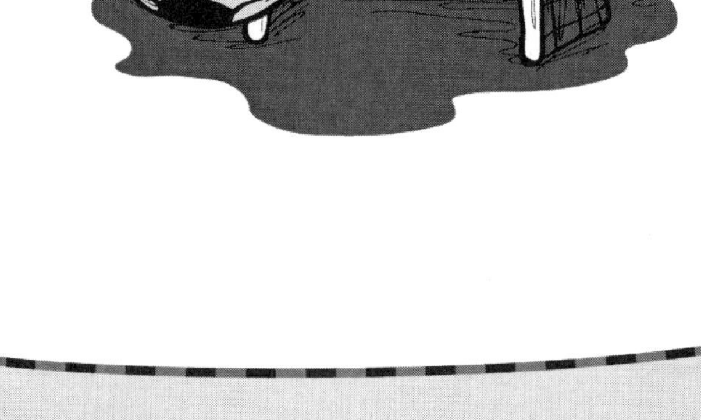

기억력

14일 10

● 월드컵 개최 연도를 기억하여 빈칸을 채워 보세요.

회차	연도	개최국
21	2018년	러시아
20		브라질
19		남아프리카공화국
18		독일
17	2002년	한국, 일본

지금은 ____년 ___월 ___일 ___시 ___분입니다.

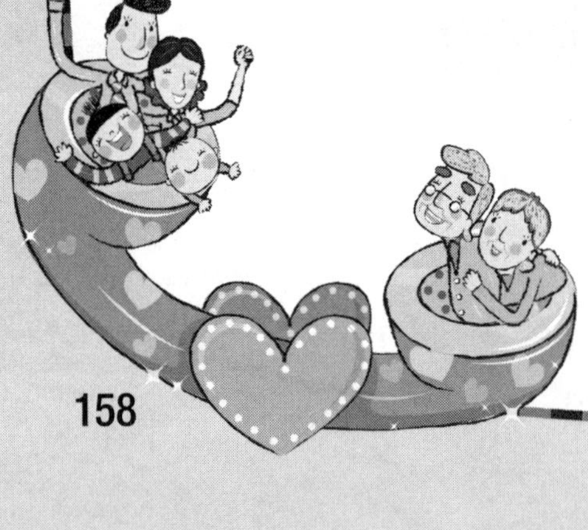

뇌혈관 질환에 관한 짧고 전문적인 지식 [6]

실행증이란 움직임, 감각, 인지기능의 장애로 인하여 숙련된 동작의 수행에 어려움이 생기는 것을 말한다.

실행증 환자들은 숟가락질, 빗질 등의 기능적 활동을 수행하지 못하거나 굉장히 서투른 동작으로 하게 된다. 좌측 대뇌 반구에 경색이 있는 환자에게서 주로 발생하며, 좌측 대뇌 반구에서 우측 운동 연합 영역피질로 연결되는 신경들의 손상으로 인해 마비되지 않은 좌측 상·하지에 주로 증상이 나타난다.

실행증에도 여러 가지 종류가 있는데, 주로 전문작업치료를 통하여 치료를 하게 된다.

지남력, 계산력

15일 1

어느 해의 5월 달력입니다.

4월 27일은 무슨 요일입니까? (5월은 31일까지 있는 달입니다.)

일	월	화	수	목	금	토
		1	2	3	4	5

어느 해의 10월 달력입니다.

9월 22일은 무슨 요일입니까? (9월은 30일까지 있는 달입니다.)

일	월	화	수	목	금	토
					1	2

지금은 ____년 ___월 ___일 ___시 ___분입니다.

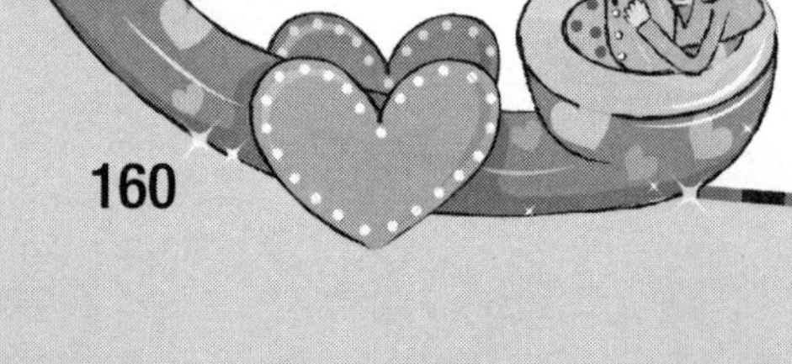

● 지금 시각은 다음과 같습니다.

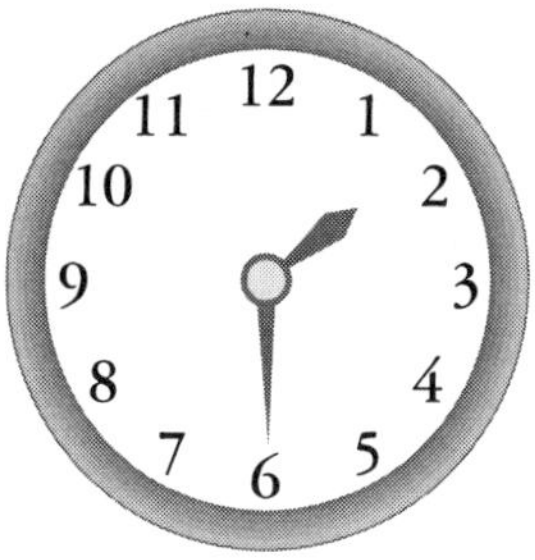

영수는 미옥이를 3시간 30분 후에 만나기로 하였습니다. 영수와 미옥이는 몇 시에 만나야 할까요?

( ) 시 ( ) 분

● 지금 시각은 다음과 같습니다.

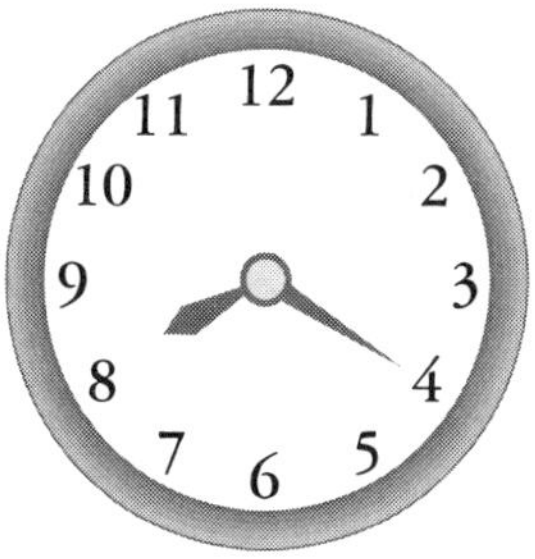

영수는 2시간 전에 철수를 만났습니다. 영수와 철수는 몇 시에 만났습니까?

( ) 시 ( ) 분

지남력, 기억력

● 다음 우리나라 역대 대통령들을 시간 순서대로 나열해 보세요.

박정희	노무현	전두환	박근혜
노태우	김영삼	김대중	이명박

(　　　　) 대통령
↓
(　　　　) 대통령
↓
(　　　　) 대통령
↓
(　　　　) 대통령
↓
(　　　　) 대통령
↓
(　　　　) 대통령
↓
(　　　　) 대통령
↓
(　　　　) 대통령

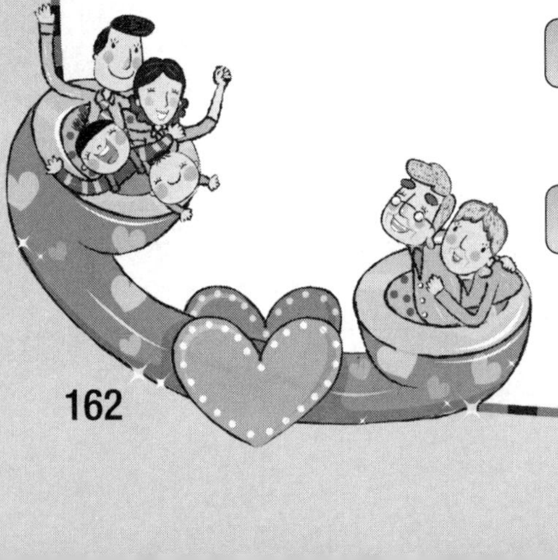

● 지금 시각은 오전 7시 15분입니다.
영수는 미옥이를 5시간 20분 후에 만나기로 하였습니다.
그럼 영수와 미옥이는 몇 시에 만나야 할까요?

(　　　) 시 (　　　) 분

● 지금 시각은 오후 5시 55분입니다.
영수는 2시간 15분 전에 철수를 만났습니다.
영수와 철수는 몇 시에 만났습니까?

(　　　) 시 (　　　) 분

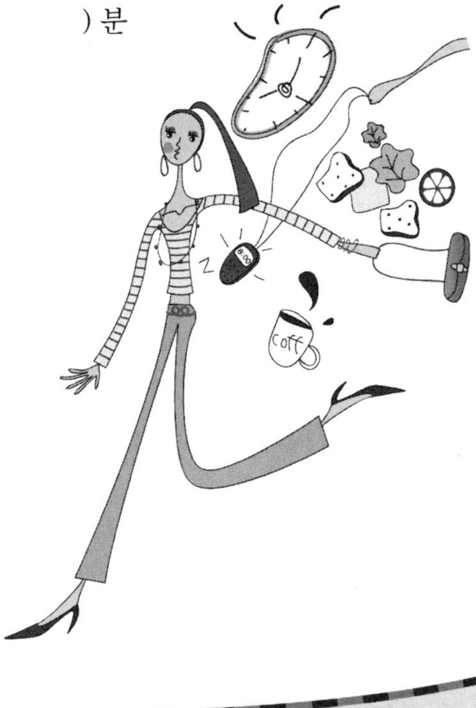

● 다음 통닭집의 메뉴판을 보고, 물음에 답하세요.

대구 통닭

치킨		주류	
후라이드	14,000	소주	3,000
양념치킨	15,000	맥주	4,000
반반치킨	16,000	막걸리	2,000
마늘치킨	16,000		
순살치킨	16,000		

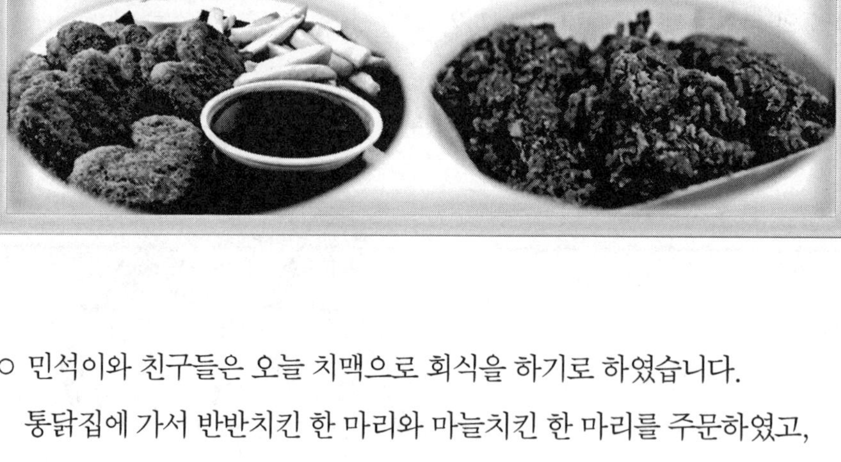

○ 민석이와 친구들은 오늘 치맥으로 회식을 하기로 하였습니다. 통닭집에 가서 반반치킨 한 마리와 마늘치킨 한 마리를 주문하였고, 맥주 2병을 마셨습니다. 총 얼마를 계산하면 될까요?

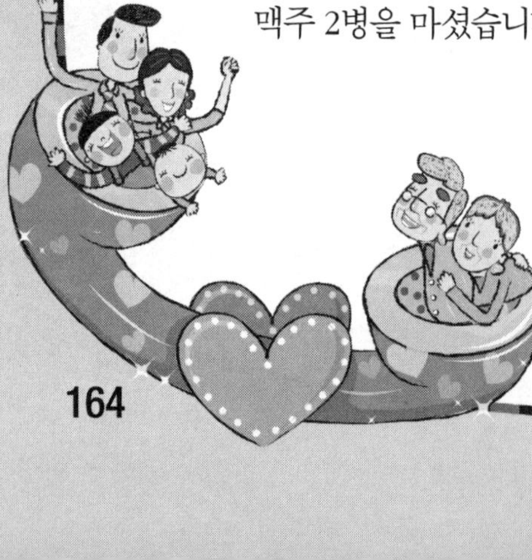

지남력, 집중력

다음 〈보기〉와 똑같은 그림을 찾아보세요.

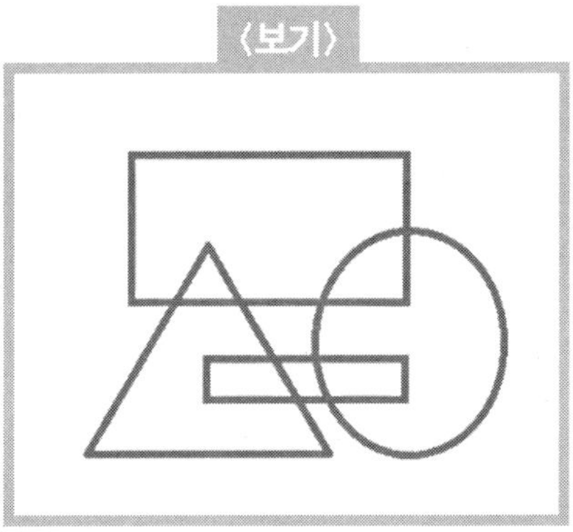

①
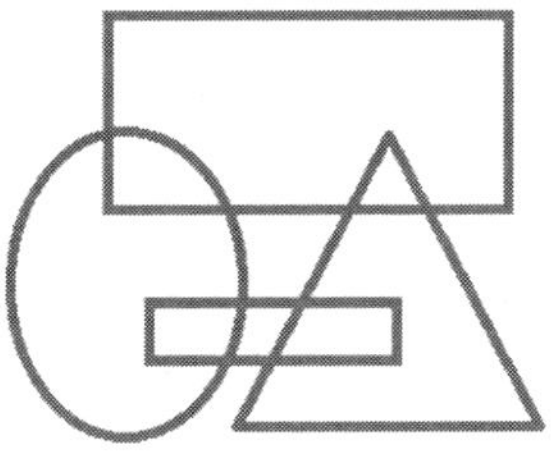

②
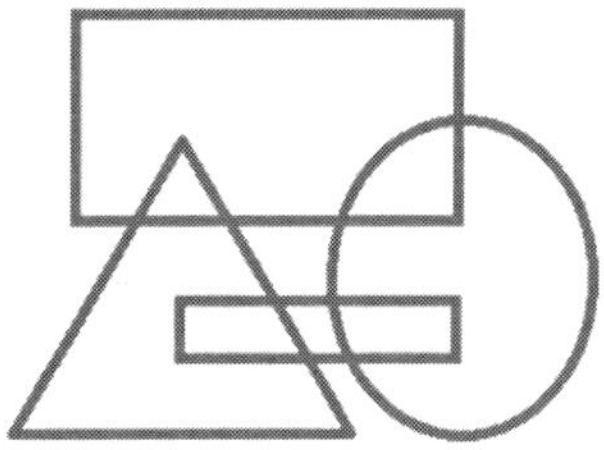

③
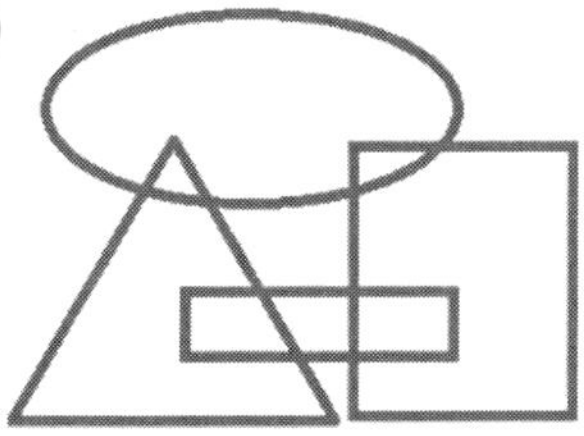

④
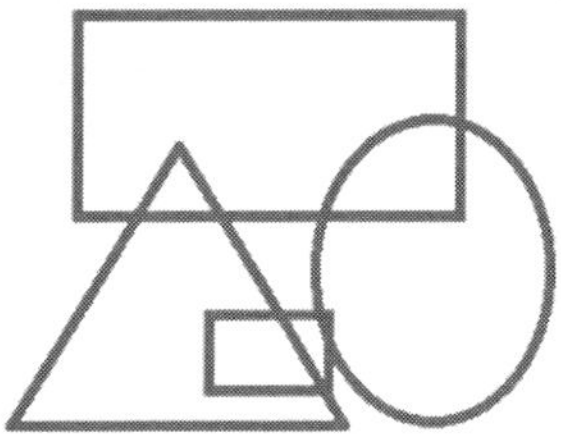

지남력, 문제해결

15일 7

● 다음 단어를 잘 보고, 단어와 연관이 있는 장소를 적어 보세요.

돌하르방, 현무암, 한라산, 해녀, 서귀포, 바람

↓

예금, 적금, 대출, 입/출금, 환전

↓

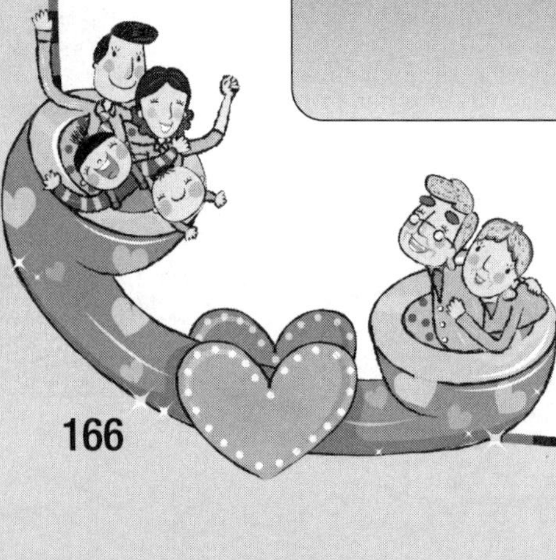

집중력, 기억력

15일 8

● 아래에 나와 있는 순서를 참고하여 빈칸을 채워 보세요.

3	6	9

	9	3	6	
3			3	6
	3	6	9	
6	9	3		
3		9		6

지금은 _____년 ___월 ___일 ___시 ___분입니다.

지남력, 집중력

● 다음 미로찾기를 해 보세요.

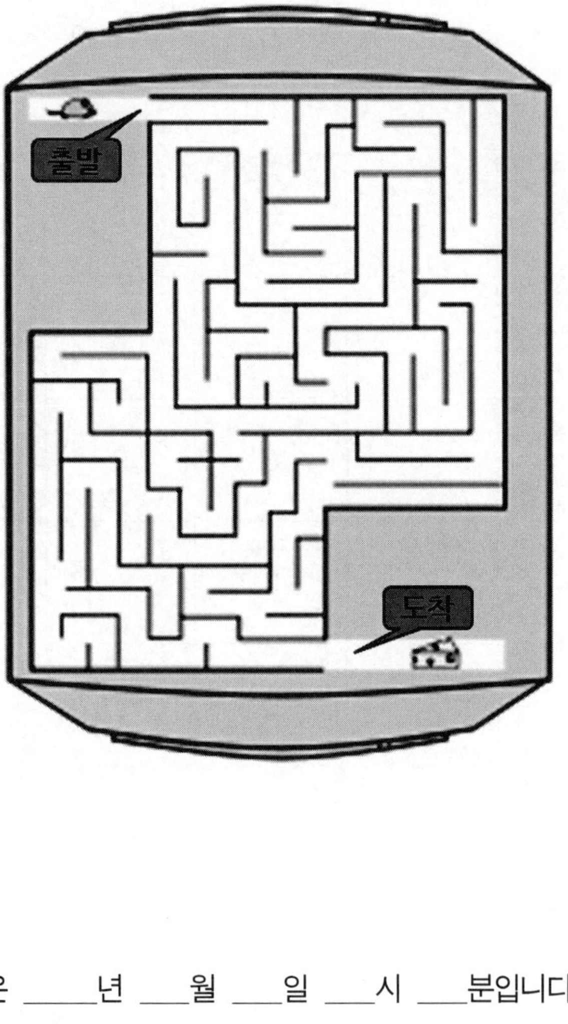

지금은 ____년 ___월 ___일 ___시 ___분입니다.

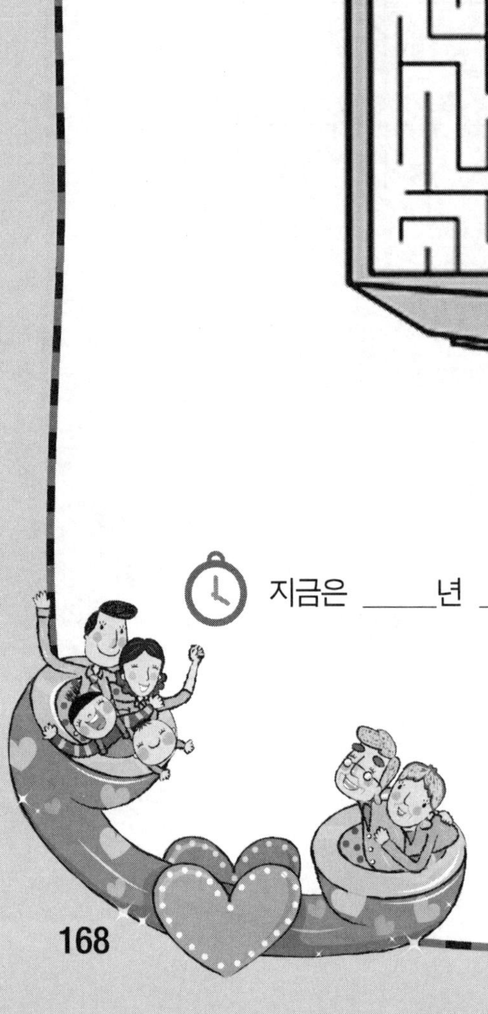

지남력

● 다음 표정 그림과 가장 어울리는 단어를 선으로 이어 보세요.

	졸림
	기쁨
	노여움
	슬픔
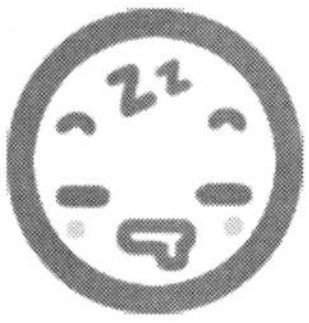	민망함
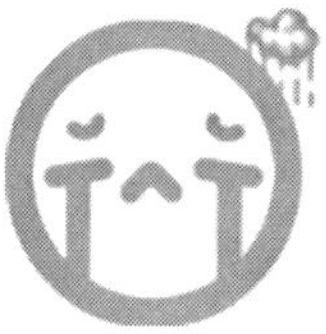	깜짝함

모범답안(11~15일차)

순서	11일차	12일차	13일차	14일차	15일차
1	딸기, 겨울 감, 가을 참외, 여름		귤, 겨울, 12월 포도, 여름, 8월 복숭아, 여름, 8월	수요일 5, 12, 19, 26일 13일, 토요일 15일, 28일, 일요일	금요일, 수요일
2	병원, 학교	금요일, 수요일	수요일, 목요일	수요일, 월요일	5시 00분, 6시 20분
3	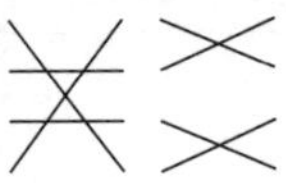	129페이지 참조	④	휴가, 땀, 바다, 수영, 선글라스, 수박, 해수욕장, 팥빙수, 선크림, 양산	박정희, 전두환, 노태우, 김영삼, 김대중, 노무현, 이명박, 박근혜
4	④	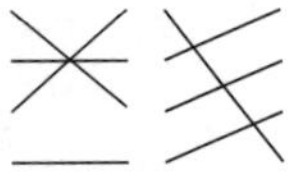	2가지, 63분, 53분	군대, 경주	12시 35분, 3시 40분
5	13, 16	11정거장, 2가지, 7정거장			40,000원
6		36분 68분	시장, 서울		②
7	24분, 26분			2개, 4개 1개, ⑤, ④	제주도, 은행
8				8	6, 9, 6, 9, 9, 3, 6, 9, 6, 3
9		135페이지 참조	12		
10	125페이지 참조	박근혜, 서울, 세종대왕, 이순신, 이승만	④, ②, ③, ④	157페이지 참조	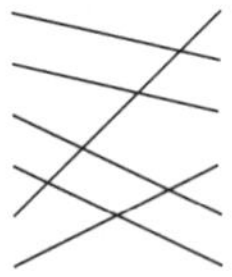

평가 2-1

1. 오늘에 해당하는 날짜, 시간, 요일, 계절은?

   1) 날짜, 시간: 20____년 ____월 ____일 ____시 ____분

   2) 요일(동그라미): 일 월 화 수 목 금 토

   3) 계절(동그라미): 봄 여름 가을 겨울

2. 지금 있는 곳의 주소는

   ______시(도) ______구(군) ______동(면)입니다.

3. 다음 낱말을 읽고 기억해 보세요(다음 페이지에서 기억해서 쓰거나 말해 보셔야 합니다).

   책상 미꾸라지 택시 포도 백화점 경찰서

4. 다음 계산을 해 보세요.

   1) 100 − 7 =

   2) 94 − 11 =

   3) 113 − 17 =

   4) 143 − 23 =

   5) 171 − 35 =

   6) 13 + 19 − 7 =

   7) 4 × 7 − 9 =

   8) 7 × 9 + 26 =

5. 다음 그림을 보고 옆에 그려 보세요. 그리고 기억해 보세요(다음 페이지에서 기억해서 그리셔야 합니다).

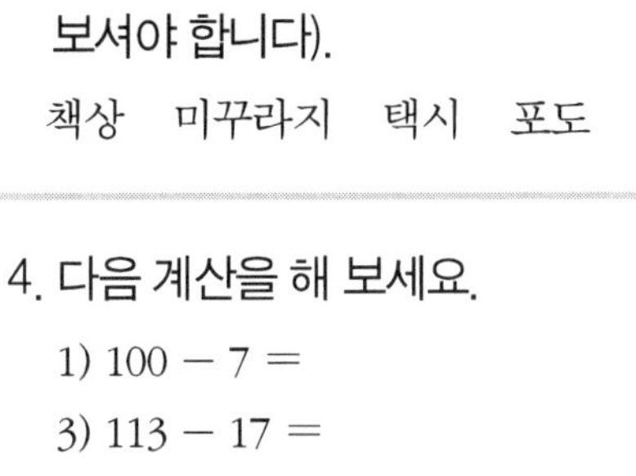

평가 2-2

6. 교통사고를 목격했습니다. 당신은 어떤 일을 해야 할까요?

7. 식당에서 물을 엎질렀습니다. 당신은 어떤 일을 해야 할까요?

8. 이전 페이지에 있었던 낱말을 기억해서 써 보세요. (총 6개)

(　　　　)	(미　　　　)	(　　　　)
(　　　　)	(백　　　　)	(　　　　)

9. 이전 페이지에 있었던 그림을 기억해서 그려 보세요.

수고하셨습니다. 15일 후에 똑같은 문제로 다시 한번 테스트해 보시고 인지기능의 호전을 확인해 보세요.

뇌혈관 질환에 관한 짧고 전문적인 지식 [7]

편측 무시는 뇌경색이 발생한 대뇌의 반대편 쪽으로 의미 있는 자극을 주었을 때 반응하고 집중하는 능력을 상실하는 증상을 말한다.

편측 무시는 일상생활에 영향을 주게 되는데, 면도나 빗질을 할 때 오른쪽으로만 하거나, 자신의 마비를 인식하지 못하고 일어나려 하기 때문에 낙상을 할 수도 있다. 또한 읽기, 쓰기 자체에는 문제가 없으나 읽을 때 속도가 떨어지고 오른쪽만 읽기도 하며, 식사할 때 오른쪽에 있는 반찬만 먹거나 옷을 입을 때 왼쪽 소매를 잘 끼우지 못하기도 한다. 그리고 신발을 신을 때 왼쪽을 잘 신지 못하거나, 걸을 때 방향 감각이 떨어져서 왼쪽에 있는 물체에 부딪히는 등 다양한 문제를 야기하게 된다.

지남력, 집중력

16일 1

● 〈보기〉 그림을 거울에 비추었을 때 보여지는 모양을 찾아보세요.

〈보기〉

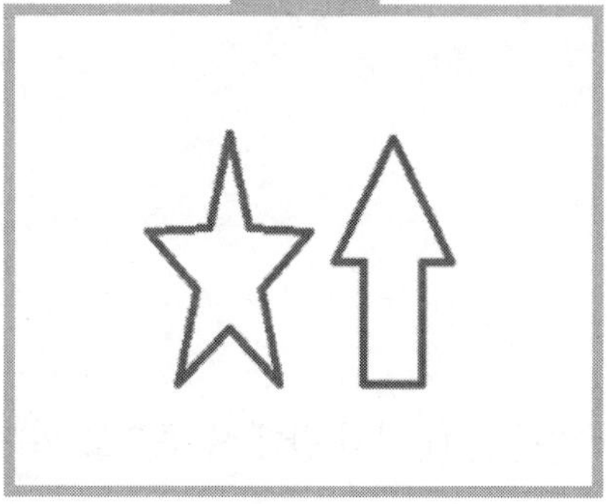

①

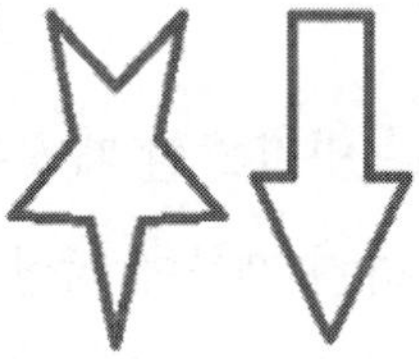

②

③

④

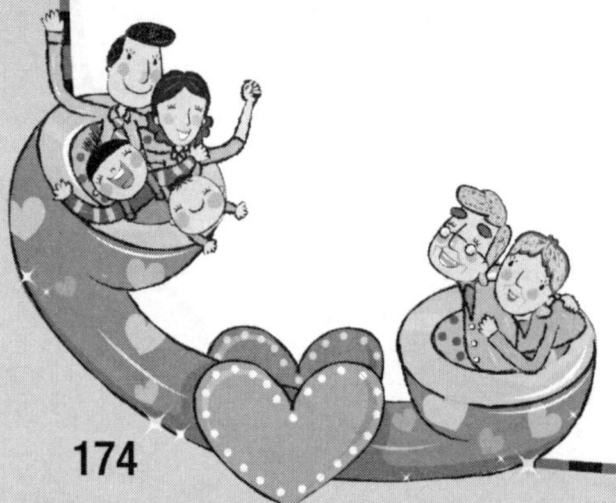

● 어느 해의 5월 달력입니다.

6월 6일은 무슨 요일입니까? (5월은 31일까지 있는 달입니다.)

일	월	화	수	목	금	토
		1	2	3	4	5

● 어느 해의 10월 달력입니다.

11월 2일은 무슨 요일입니까? (10월은 31일까지 있는 달입니다.)

일	월	화	수	목	금	토
					1	2

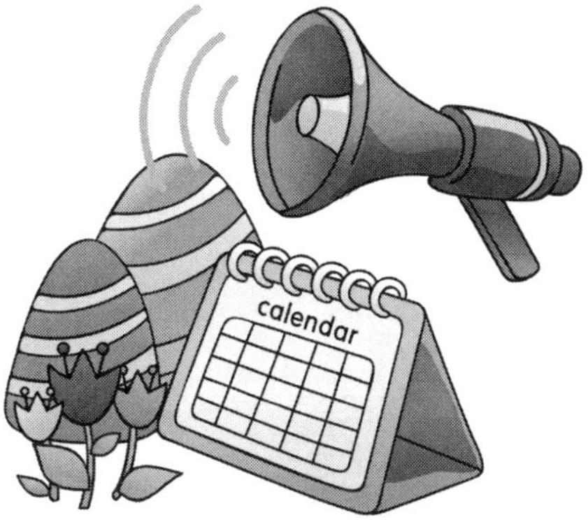

집중력

16일 3

● 다음 나오는 숫자들을 10부터 시작하여 작아지는 순서대로 연결해 보세요.

6 9 1

4

2

10 5

8

3 7

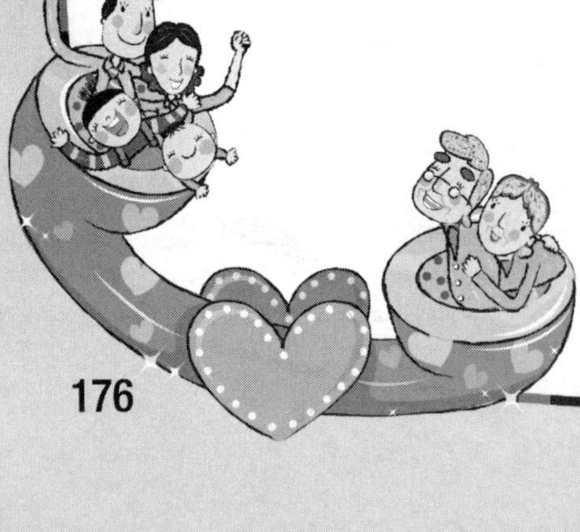

계산력, 집중력

● 아래 수식을 잘 보고, 정답을 써넣으세요.

3 + 27 =	26 + 4 =
48 + 3 =	19 + 2 =
13 + 34 =	21 + 32 =
61 + 12 + 3 =	38 + 51 + 1 =
24 − 20 =	36 − 9 =
47 − 20 =	25 − 15 =
80 − 3 − 4 =	37 − 20 − 6 =
11 × 2 =	15 × 2 =
20 × 3 =	17 × 2 =

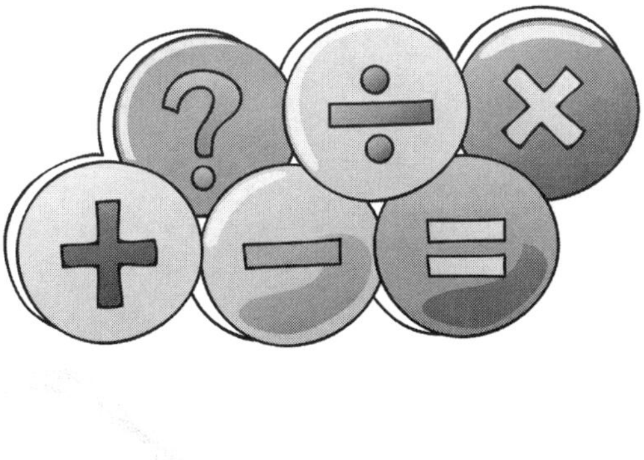

지남력, 기억력

16일 5

● 다음은 어느 해 어느 달의 달력입니다.

몇 월 달력이라고 생각하십니까? (　　　)월

일	월	화	수	목	금	토
	1 (?? 절)	2	3	4	5	6
7	8	9	10	11	12	13
14	15	16	17	18	19	20
21	22	23	24	25	26	27
28	29	30	31			

● 다음은 어느 해 어느 달의 달력입니다.

몇 월 달력이라고 생각하십니까? (　　　)월

일	월	화	수	목	금	토
			1	2	3	4
5	6	7	8	9	10	11
12	13	14	15	16	17	18
19	20	21	22	23	24	25 (?? 절)
26	27	28	29	30	31	

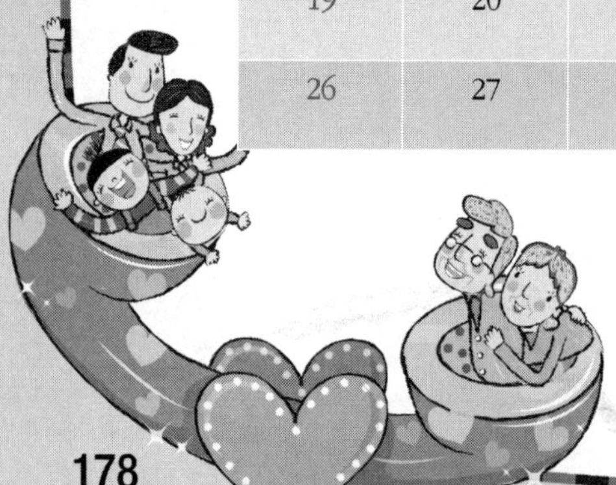

집중력, 계산력

● 다음 나열된 숫자 중, 어울리지 않는 숫자 하나를 찾아서 ○표 하세요.

■ 1 → 2 → 3 → 4 → 5 → 6 → 9 → 7
→ 8 → 9 → 10 → 11 → 12 → 13 → 14

■ 2 → 4 → 6 → 8 → 10 → 11 → 12 → 14
→ 16 → 18 → 20 → 22 → 24 → 26 → 30

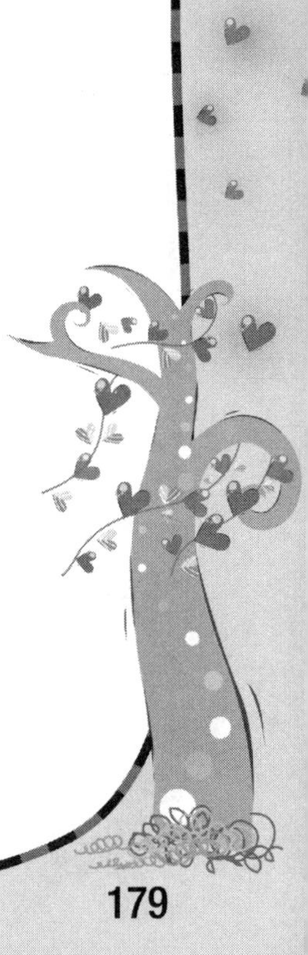

● 은결이의 휴대 전화는 다음과 같은 패턴을 입력해야 잠금이 해제됩니다. 천천히 관찰하고 잘 기억해 보세요.

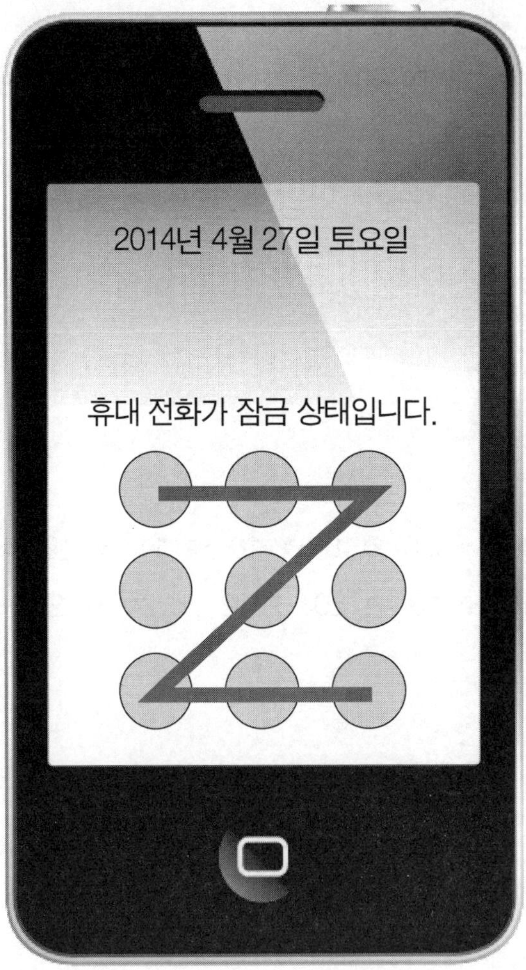

기억력

● 다음은 올림픽 개최지들입니다. 잘 기억하여 다음 페이지에 써 보세요.

회차	연도	개최지
32	2020년	일본 도쿄
29	2008년	중국 베이징
24	1988년	대한민국 서울
23	1984년	미국 로스앤젤레스
1	1896년	그리스 아테네

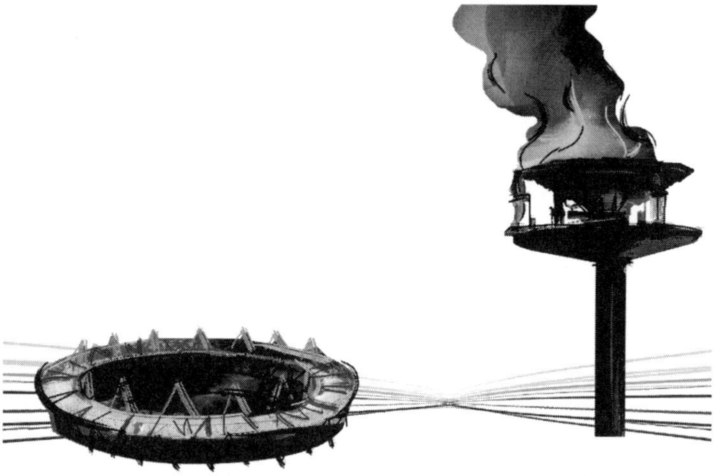

● 올림픽 개최지를 기억하여 빈칸을 채워 보세요.

회차	연도	개최지
32	2020년	일본 도쿄
29	2008년	
24	1988년	
23	1984년	
1	1896년	그리스 아테네

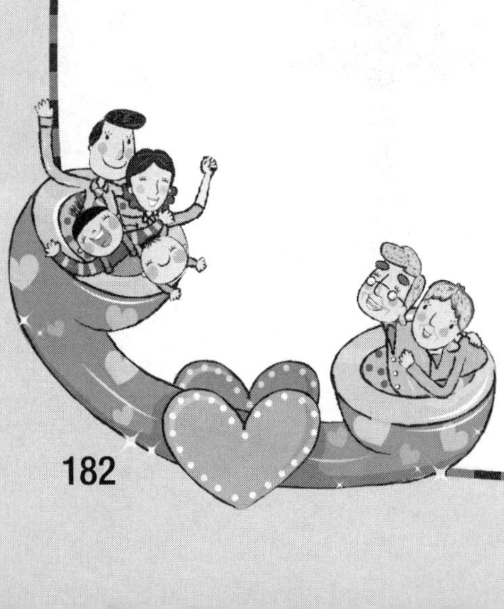

● 다음은 은결이의 휴대 전화입니다. 잠금을 해제해 보세요.

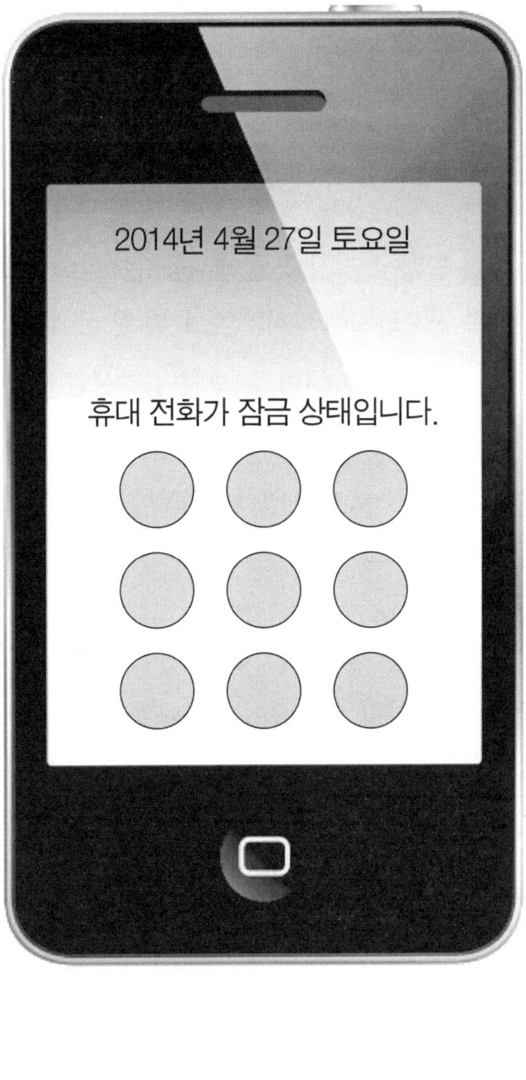

뇌혈관 질환에 관한 짧고 전문적인 지식 [8]

대뇌로 피를 공급하는 동맥 중 가장 큰 중대뇌동맥이 막혀 뇌경색이 생긴 환자는 뇌경색이 발생한 반대쪽 상 · 하지에 마비가 오게 된다. 이에 따라 감각기능이 떨어지게 되고, 반대쪽을 보지 못하게 되며, 뇌경색이 발생한 방향으로 머리와 눈을 돌리는 증상이 나타난다. 또한 삼킴 기능에 장애가 발생하여 음식물이 폐로 흡인될 위험이 커지고, 방광의 억제가 잘 이루어지지 않아 실뇨가 발생하게 된다.

좌측 중대뇌동맥이 막혔을 경우에는 완전 실어증이 발생하여 말을 하지도 이해하지도 못하게 되고, 다양한 실행증이 나타나게 된다.

우측 중대뇌동맥이 막혔을 경우에는 운율 있게 말하고 노래하는 기능에 문제가 발생하며, 시공간 인지 능력이 떨어지고, 편측 무시 증상이 나타나게 된다.

집중력, 기억력

17일 1

● 다음 그림을 보고, 아래에 똑같이 그려 보세요.

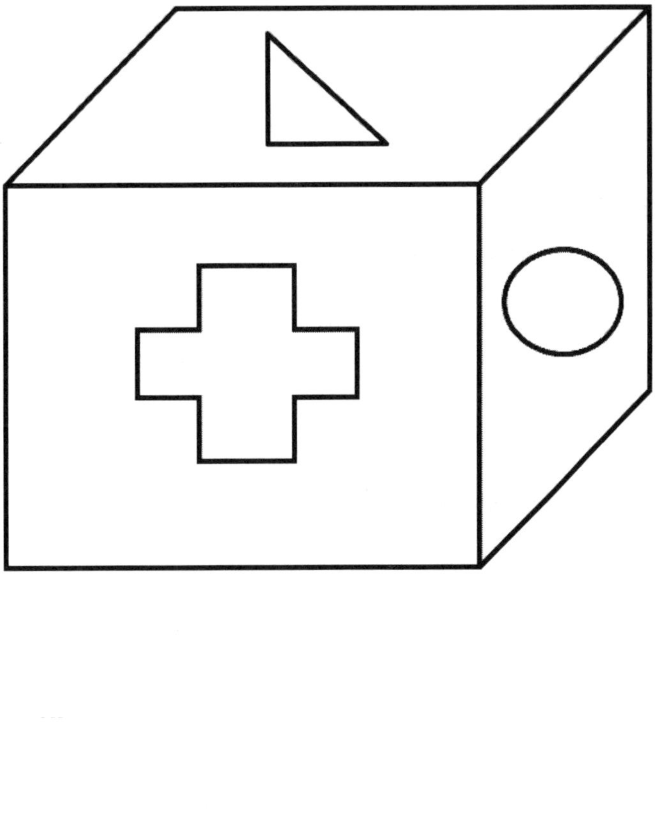

지남력, 계산력

● 지금 시각은 다음과 같습니다.

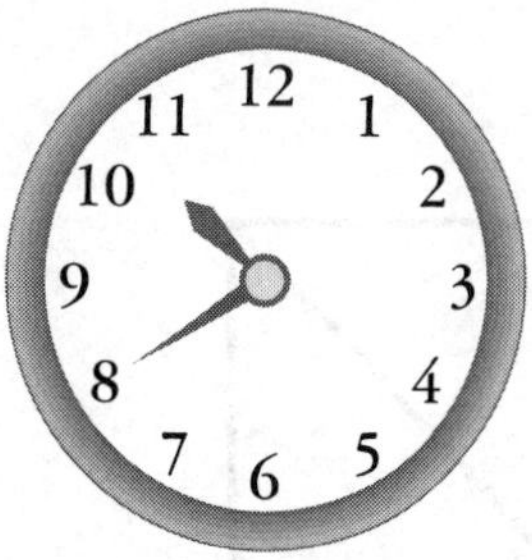

영수는 미옥이를 5시간 15분 후에 만나기로 하였습니다.
영수와 미옥이는 몇 시에 만나야 할까요?

(　　　) 시 (　　　) 분

● 지금 시각은 다음과 같습니다.

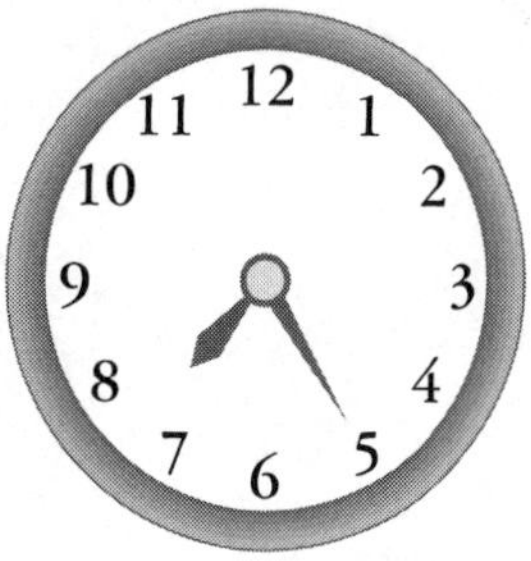

영수는 3시간 20분 전에 철수를 만났습니다.
영수와 철수는 몇 시에 만났습니까?

(　　　) 시 (　　　) 분

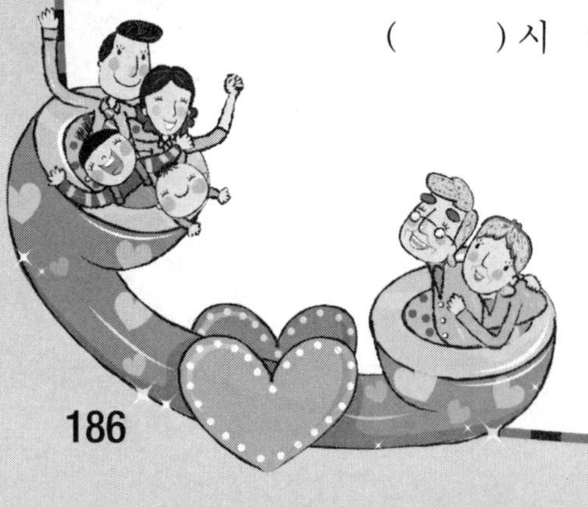

기억력

● 2페이지 전에 있었던 그림을 기억해서 다시 한번 그려 보세요.

집중력

17일 4

● 다음 나오는 숫자들을 1부터 시작하여 17까지 순서대로 연결해 보세요.

14 5

11

13

7 8

2 16

1

9 4

12

10

17

15 6

3

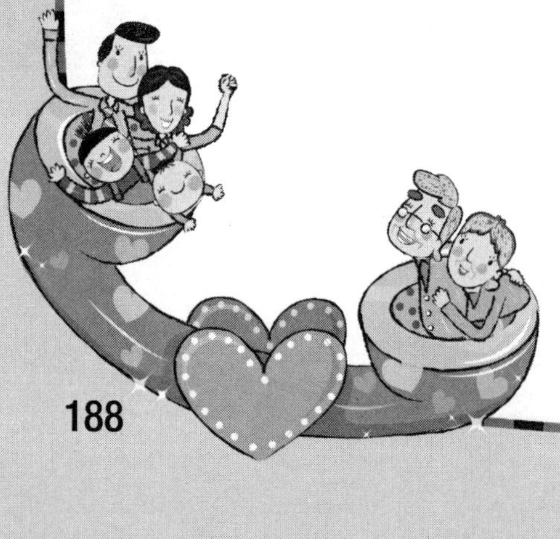

- 지금 시각은 오전 9시 10분 전입니다.
  영수는 미옥이를 6시간 20분 후에 만나기로 하였습니다.
  그럼 영수와 미옥이는 몇 시에 만나야 할까요?

( ) 시 ( ) 분

- 지금 시각은 오후 5시 5분 전입니다.
  영수는 4시간 45분 전에 철수를 만났습니다.
  영수와 철수는 몇 시에 만났습니까?

( ) 시 ( ) 분

지금은 ____년 ___월 ___일 ___시 ___분입니다.

집중력

17일 6

● 다음 그림에서 다른 그림은 1개가 있습니다. 다른 그림에 ○표 하세요.

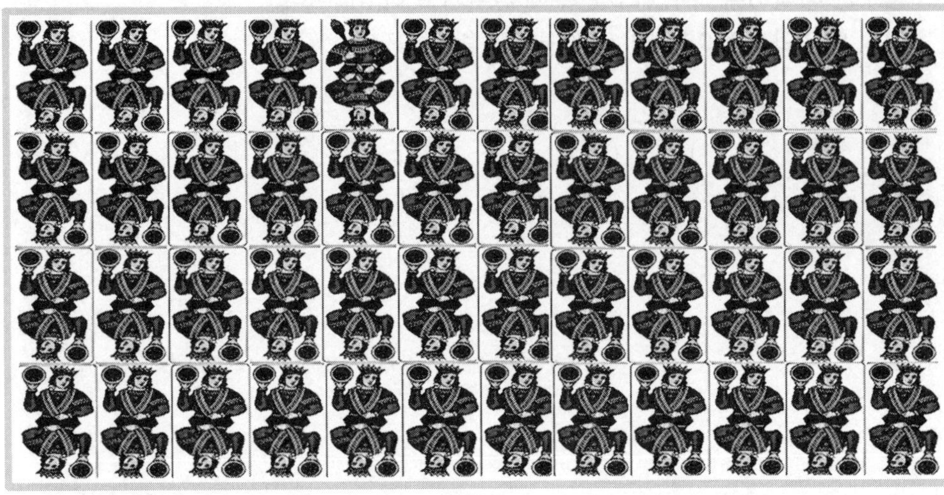

● 다음 글자에서 다른 글자는 1개가 있습니다. 다른 글자에 ○표 하세요.

가가가가가가가가가가가가가가가가가가가가가
가가가가가가가가가가가가가가가가가가가가가
가가가가가가가가가가가가가가가가가가가가가
가가가가가가가가가가가가가가가가가가가가가
가가가가가가가가가가가가가가가가가가가가가
가가가가가가가가가가가가가가가가가가가가가
가가가다가가가가가가가가가가가가가가가가가
가가가가가가가가가가가가가가가가가가가가가

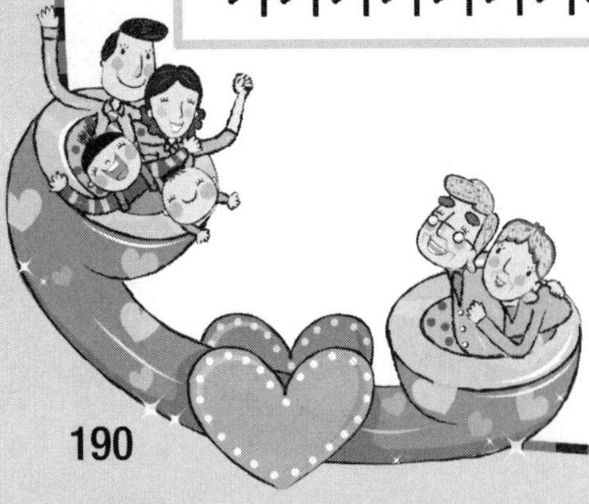

● 아래의 글을 읽고(혹은 듣고), 다음 페이지의 물음에 답해 보세요.

산타클로스

크리스마스이브에 착한 아이들에게 선물을 가져다준다는 전설로 어린이들에게는 아주 친숙한 이름이다. 산타클로스라는 말은 270년 소아시아 지방 리키아의 파타라시에서 출생한 세인트(성) 니콜라스의 이름에서 유래되었다. 그는 자선심이 지극히 많았던 사람으로 후에 미라의 대주교(大主教)가 되어 남몰래 많은 선행을 베풀었는데, 그의 이런 자선행위에서 유래하여 산타클로스 이야기가 생겨났다고 한다.

가톨릭에서는 그를 성인으로 여긴다. 성 니콜라스라는 발음이 그대로 미국어화되었고, 19세기에 크리스마스가 전세계에 알려지면서 착한 어린이들에게 선물하는 상상의 인물이 되었다. 어린이들이 정답게 부르다가 '산타클로스'로 변하게 된 것인데, 산타클로스의 복장은 1931년 미국의 해돈 선드블롬이 코카콜라 광고에서 그린 그림에서 유래한 것이다.

● 앞의 이야기는 누구에 관한 내용인가요?

① 산타페 ② 산타모니카 ③ 산타클로스 ④ 산타바바라

● 앞의 인물은 누구에게 선물을 주었나요?

① 환자 ② 아이들 ③ 선생님 ④ 부모님

● 앞의 인물은 언제 선물을 주었나요?

① 생일 ② 추석 ③ 크리스마스 ④ 크리스마스이브

● 앞의 인물의 빨간 복장은 어느 광고에서부터 시작되었나요?

① 소방차 ② 코카콜라 ③ 코니카필름 ④ 맥심커피믹스

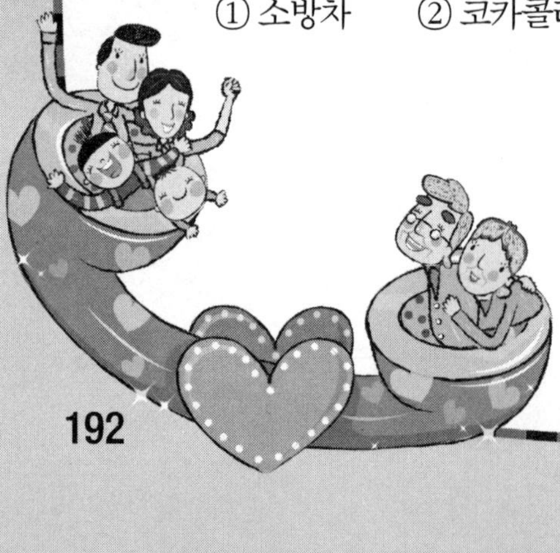

● 아래 메모를 잘 보관하세요. 이 메모를 꼭 전달해야 하거든요.

중요!!

은행: 대박은행(DBB)

금액: 삼백 오십 만 원(3,500,000원)

아들 등록금이라

2월 20일까지 송금해야 함!

● 앗! 중요한 메모를 잃어버렸습니다. 큰일이네요. 잘 기억해서 다시 적어야겠습니다.
이전 페이지의 메모 내용을 떠올려 다음 메모장에 다시 적어 보세요.

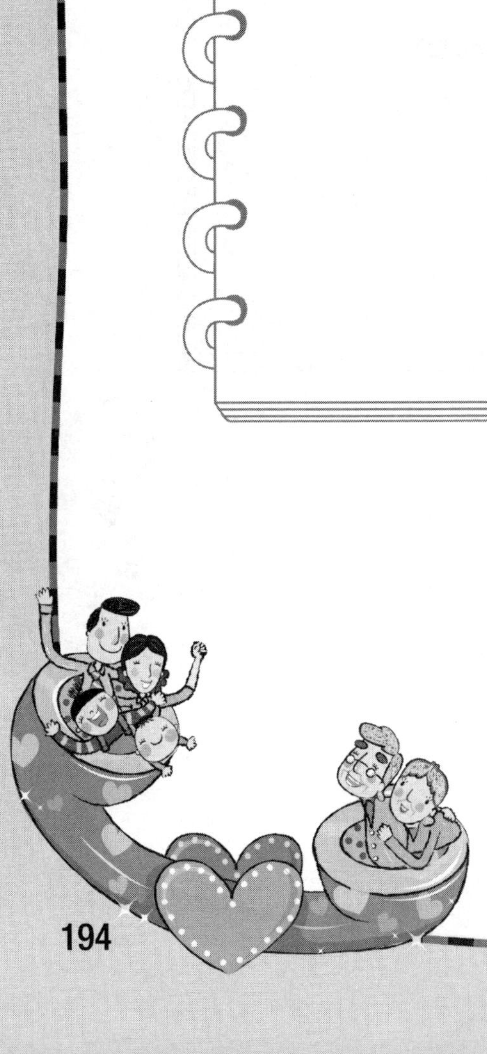

지남력, 계산력

18일 1

● 지금 시각은 다음과 같습니다.

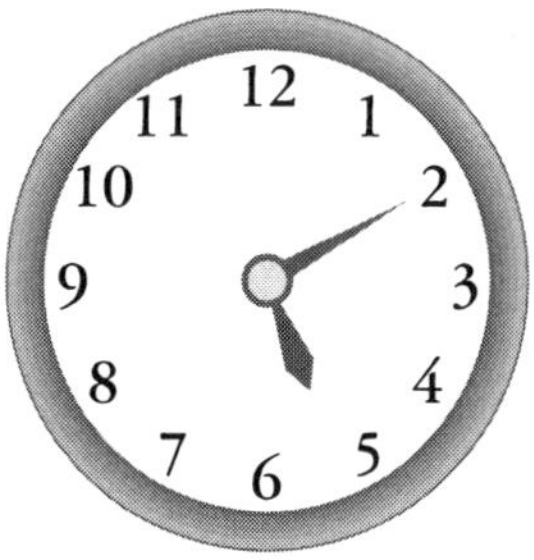

영수는 미옥이를 15시간 30분 후에 만나기로 하였습니다. 영수와 미옥이는 몇 시에 만나야 할까요?

( ) 시 ( ) 분

● 지금 시각은 다음과 같습니다.

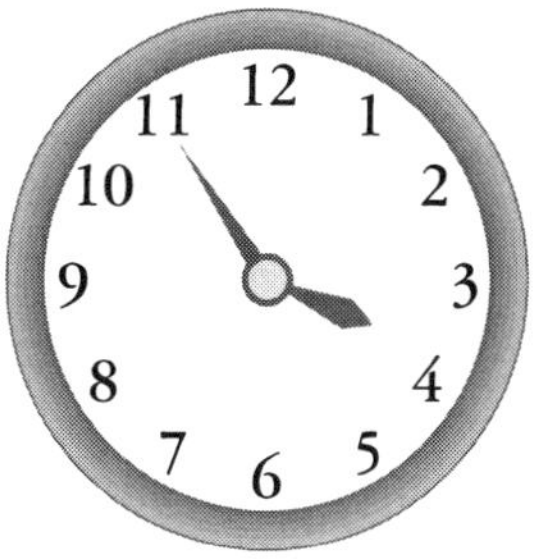

영수는 13시간 20분 전에 철수를 만났습니다. 영수와 철수는 몇 시에 만났습니까?

( ) 시 ( ) 분

지남력, 계산력

18일 2

● 지금 시각은 오전 8시 10분 전입니다.
영수는 미옥이를 11시간 35분 후에 만나기로 하였습니다.
그럼 영수와 미옥이는 몇 시에 만나야 할까요?

오전 / 오후 (   ) 시 (   ) 분

● 지금 시각은 오후 4시 15분 전입니다.
영수는 7시간 15분 전에 철수를 만났습니다.
영수와 철수는 몇 시에 만났습니까?

오전 / 오후 (   ) 시 (   ) 분

지금은 ____년 ___월 ___일 ___시 ___분입니다.

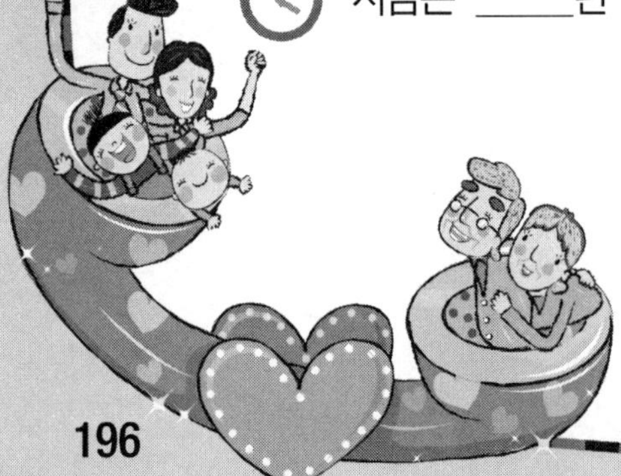

지남력, 기억력

● 다음은 우리나라의 주요 고속도로 지도입니다. 30초 동안 잘 관찰한 후 다음 페이지에 알맞은 고속도로 이름을 써 보세요.

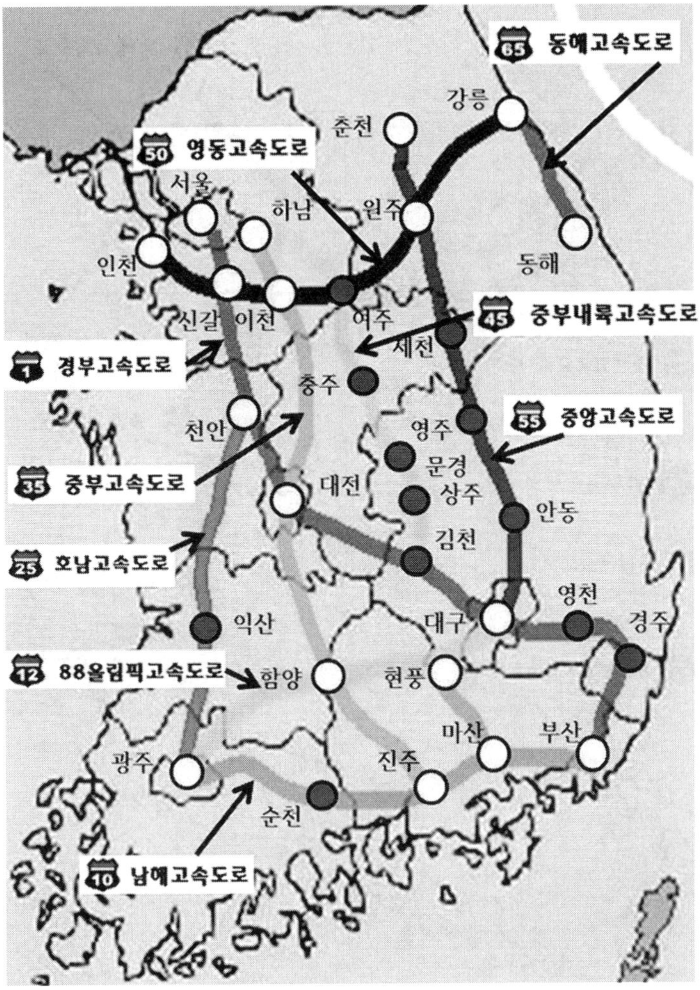

지남력, 기억력

18일 4

● 다음은 우리나라의 주요 고속도로 지도입니다. 빈칸에 알맞은 고속도로 이름을 써 보세요.

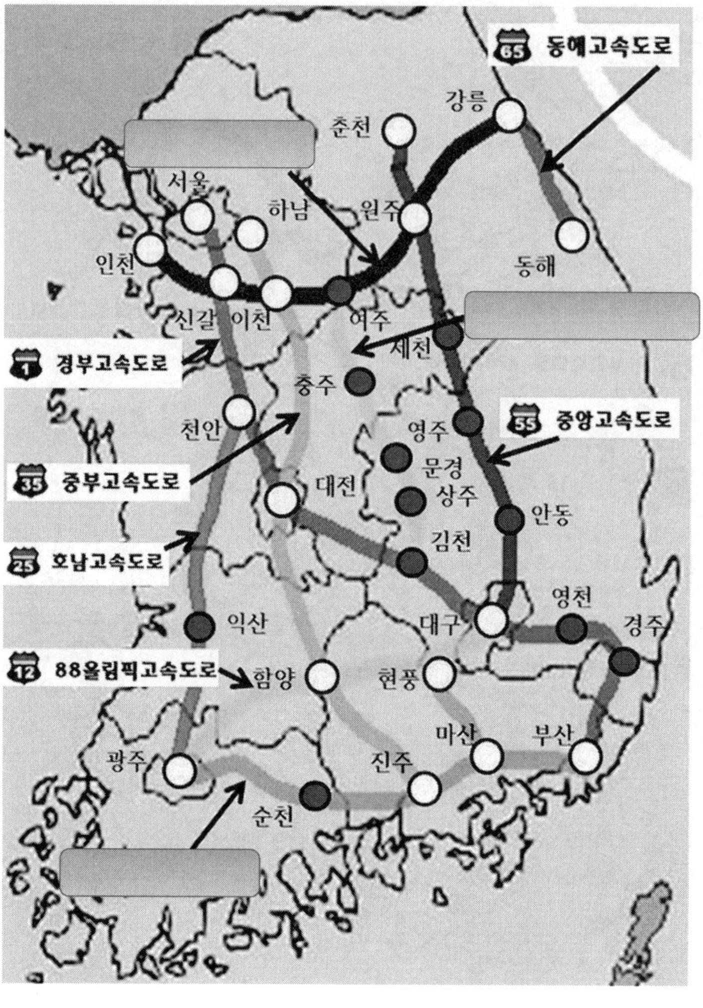

기억력, 집중력

● 다음은 인터넷으로 중고 물건을 알아본 후 판매자와 약속을 잡는 메시지 내용입니다. 다음 페이지의 질문에 답하세요.

인터넷 보고 연락 드립니다.
디지털카메라 팔렸나요?

아니요…,
아직 안 팔렸어요.

그럼 제가 구입하겠습니다.
어디서 몇 시에 만날까요?

내일 7시 30분에
홈플러스에서 만나지요.
칠곡에 있는 곳이요.

네 알겠습니다.
55만원이라고 했지요?
혹시 조금 깎아 주실 수 있어요?

ㅋㅋㅋ
차비 정도는 빼 드릴게요.

기억력, 집중력

- 무엇을 사려고 하는 과정입니까?

- 사려고 하는 물건의 가격은 얼마입니까?

- 어디에서 거래를 하려고 합니까?

- 몇 시에 만나기로 하였습니까?

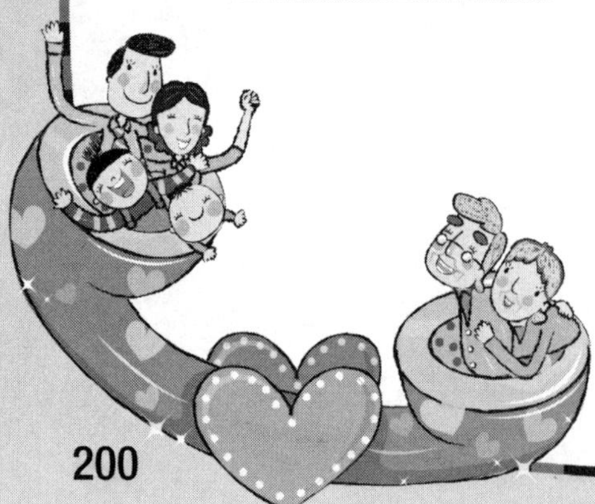

● 〈보기〉 그림을 거울에 비추었을 때 보여지는 모양을 찾아보세요.

〈보기〉

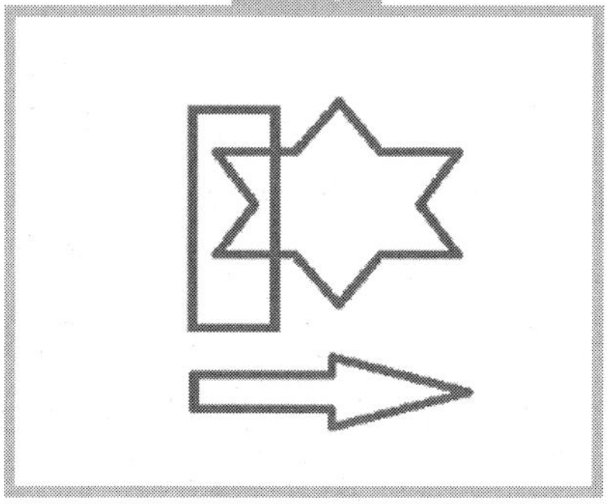

①

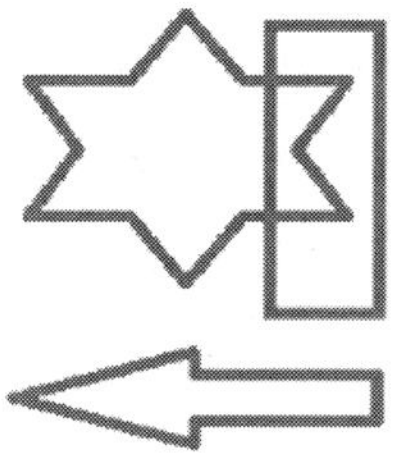

②

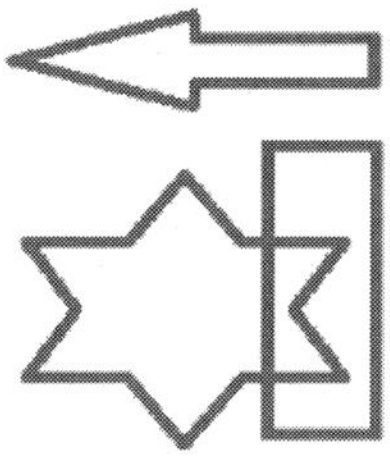

③

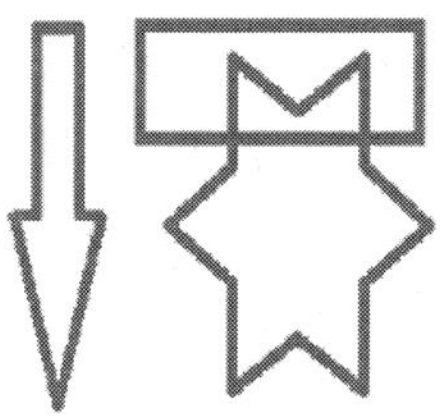

④

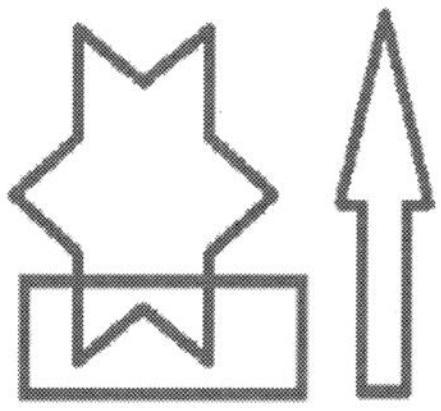

집중력

18일 8

● 다음 글자 속에서 '7' 을 모두 찾아 ○표 하세요.

ㅁ 5 3 ㄹ 9 3 2 ㅁ 4 ㄷ ㅎ ㄴ 1 ㅊ 7 ㅁ 6 ㄱ
9 ㅂ 3 1 ㄱ 6 8 ㄱ 5 2 1 ㅈ ㅂ 7 ㄴ 1 ㅊ 7 ㅁ
6 ㄱ 2 1 ㅈ ㅁ 5 3 ㄹ 9 8 ㄱ 5 2 2 1 ㅈ ㅂ 7
ㅂ ㄴ ㅊ ㅅ 8 ㄱ 5 5 ㅇ 7 ㄴ ㄷ 4 1 3 1 ㄱ 6
8 ㄱ 5 2 1 ㅈ ㅂ 7 ㄴ 1 ㅊ 7 ㅁ 6 ㄱ 3 2 ㅁ 4
7 ㅂ ㄴ ㅊ ㅅ 8 ㄱ ㅁ 5 3 7 ㄹ 7 ㄴ ㄷ 4 1 3
1 ㄱ 6 ㅅ 8 ㄱ 5 5 ㅇ 7 ㄴ ㄷ 4 1 3 1 ㄱ 6 ㅁ
5 7 3 ㄹ 9 7 8 ㄱ 5 ㅂ ㄴ ㅊ ㅅ 8 ㄱ ㅁ 5 3 7
3 ㄹ 9 3 2 ㅁ 4 ㄷ ㅎ ㄴ 1 ㅊ 7 ㅁ 6 ㄱ 9 ㅂ
3 1 ㄱ 6 8 ㄱ 5 2 1 ㅈ ㅂ 7 ㄴ 1 ㅊ 7 ㅁ 6 ㄱ
2 1 ㅈ ㅁ 5 3 ㄹ 9 8 ㄱ 5 2 2 1 ㅈ ㅂ 7 ㅂ ㄴ
ㅊ ㅅ 8 ㄱ 5 5 ㅇ 7 ㄴ ㄷ 4 1 3 1 ㄱ 6 8 ㄱ 5
2 1 ㅈ ㅂ 7 ㄴ 1 ㅊ 7 ㅁ 6 ㄱ 3 2 ㅁ 4 7 ㅂ
ㄴ ㅊ ㅅ 8 ㄱ ㅁ 5 3 7 ㄹ 7 ㄴ ㄷ ㅊ 7 ㅁ 6 ㄱ
9 ㅂ 3 1 ㄱ 6 8 ㄱ 5 2 1 ㅈ ㅂ 7 ㄴ 1 ㄱ 5 2
1 ㅈ ㅂ 7 ㄴ 1 ㅊ 7 ㅁ 6 ㄱ 3 2 ㅁ 4 7 ㅂ ㄴ
ㅊ ㅅ 8 ㄱ ㅁ 5 3 7 ㄹ 7 ㄴ ㄷ 4 1 3 1 ㄱ 6
ㅅ 8 ㄱ 5 5 ㅇ 7 ㄴ ㄷ 4 1 3 1 ㄱ 6 ㅁ 5 7 3
ㄹ 9 7 8 ㄱ 5 ㅂ ㄴ ㅊ ㅅ 8 ㄱ ㅁ 6 ㅁ 5 7 5

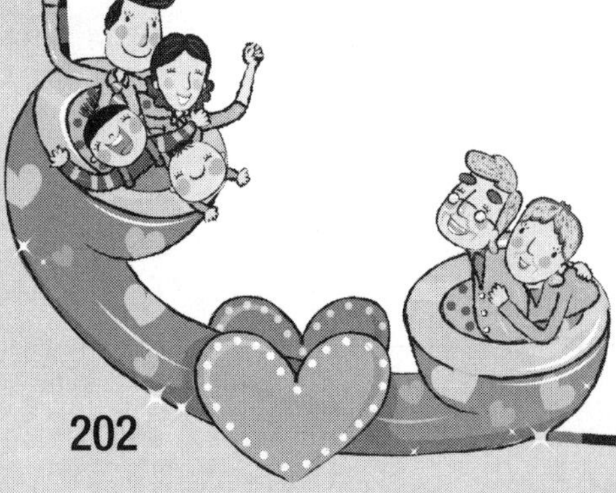

기억력, 집중력

18일 9

● 민재가 아파트 단지에서 산책을 합니다. 아래 화살표는 민재가 산책을 한 경로입니다. 민재가 지나간 경로를 잘 기억해 보세요.

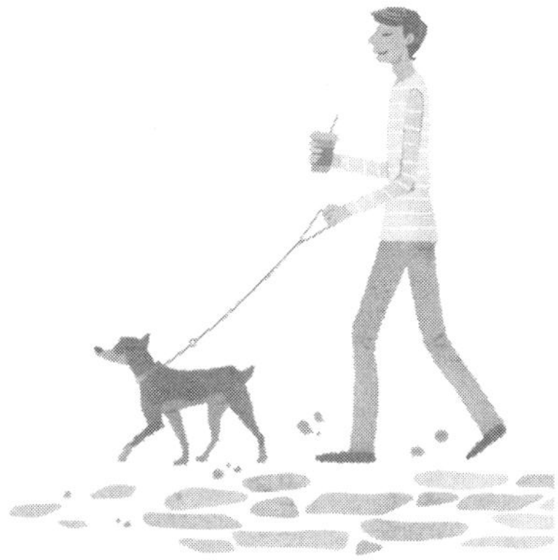

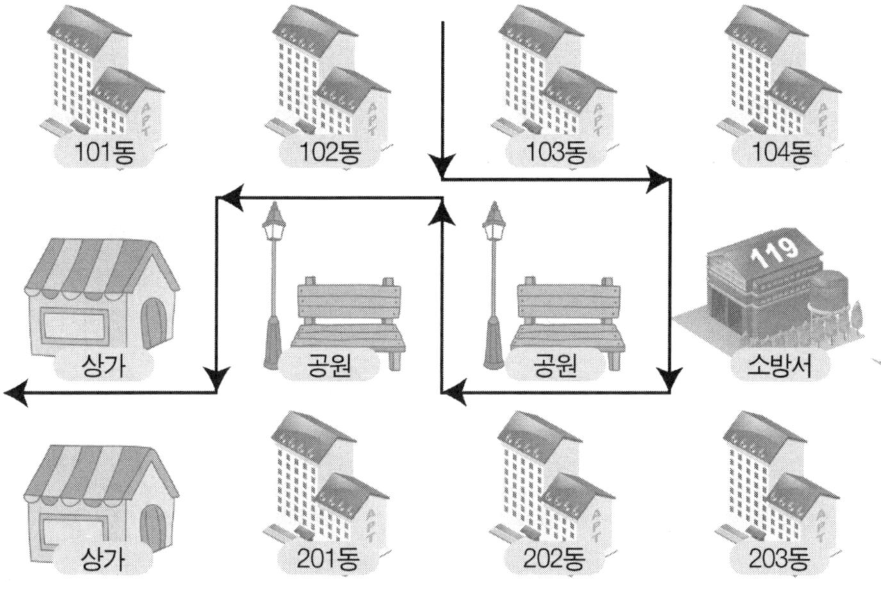

기억력, 집중력

● 이전 페이지에서 민재가 산책한 길을 떠올려 그려 보세요.

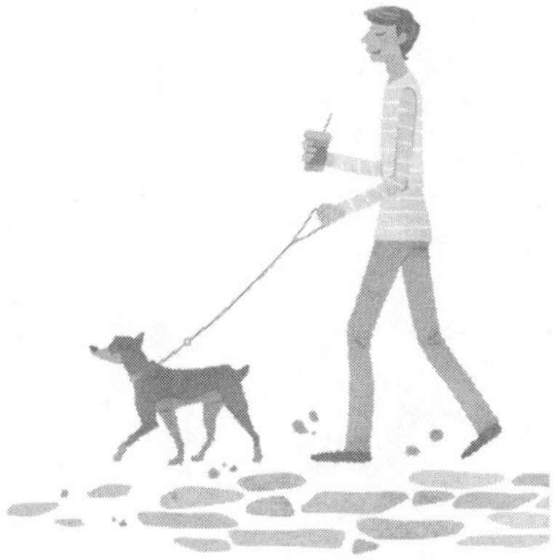

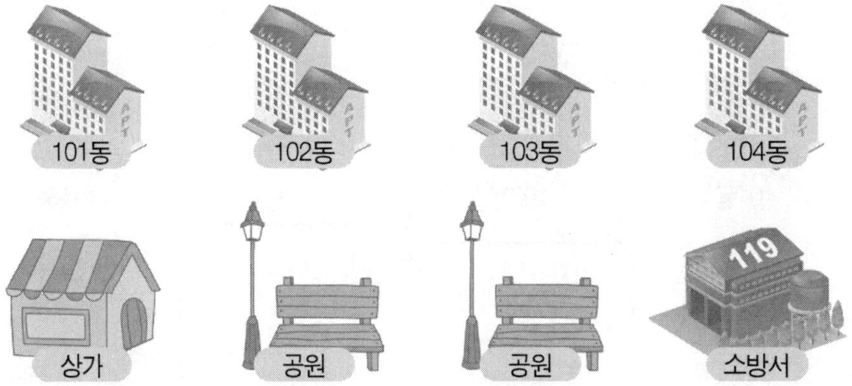

● 어느 해의 5월 달력입니다.

4월 15일은 무슨 요일입니까? (5월은 31일까지 있는 달입니다.)

일	월	화	수	목	금	토
	1	2	3	4	5	6

● 어느 해의 9월 달력입니다.

8월 12일은 무슨 요일입니까? (9월은 30일까지 있는 달입니다.)

일	월	화	수	목	금	토
			1	2	3	4

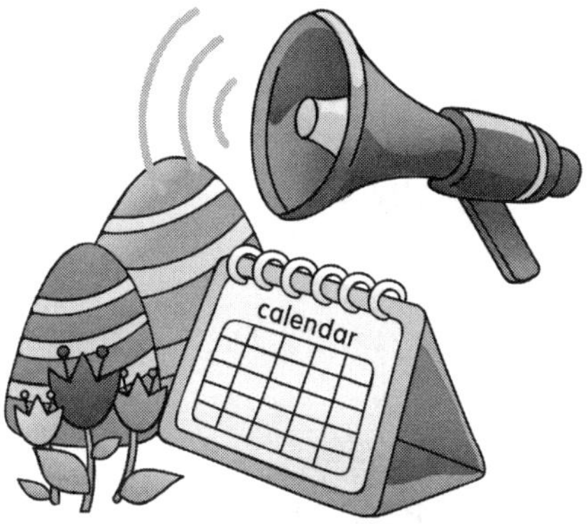

집중력

19일 2

● 다음 나오는 숫자들을 2부터 시작하여 짝수만 순서대로 연결해 보세요.

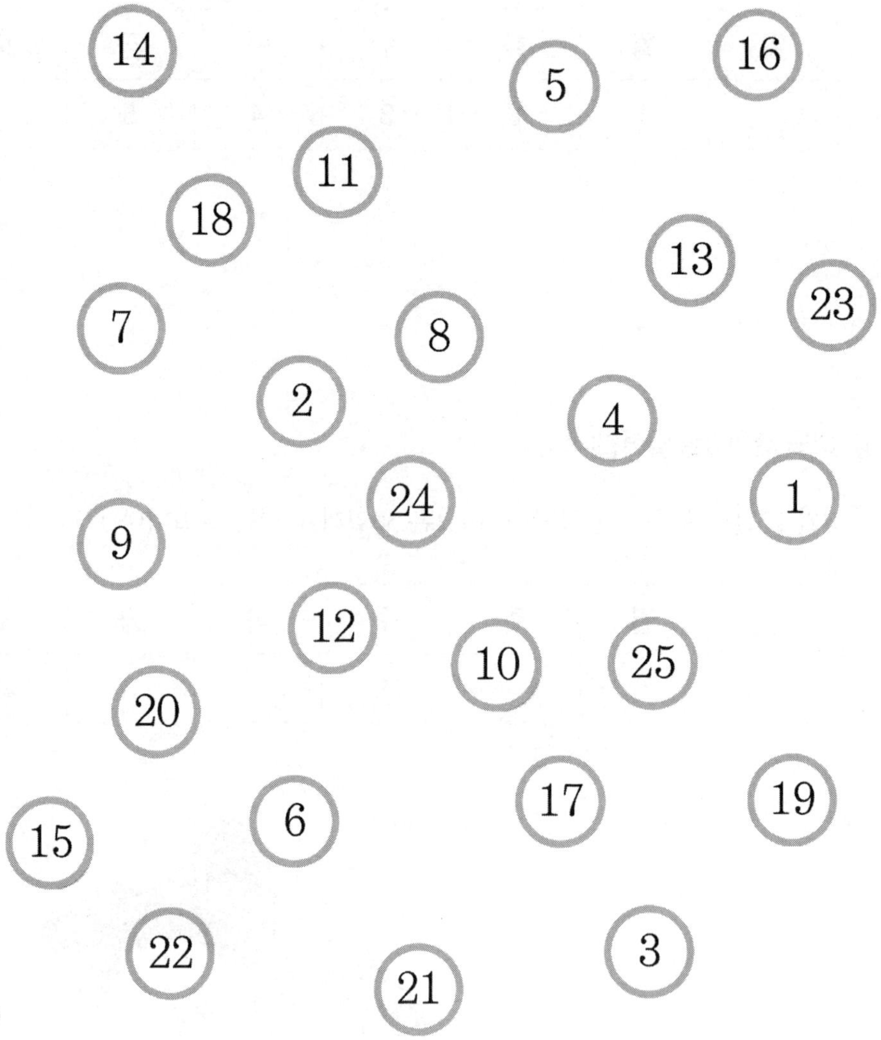

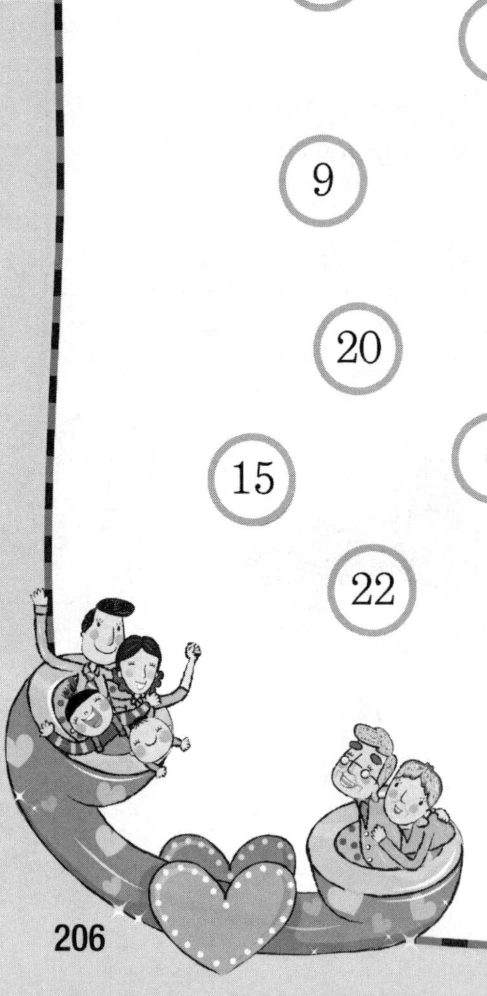

지남력, 집중력

19일 3

다음은 우리나라의 특별시와 광역시들을 표시한 지도입니다. 도시의 위치들을 기억해 보세요.

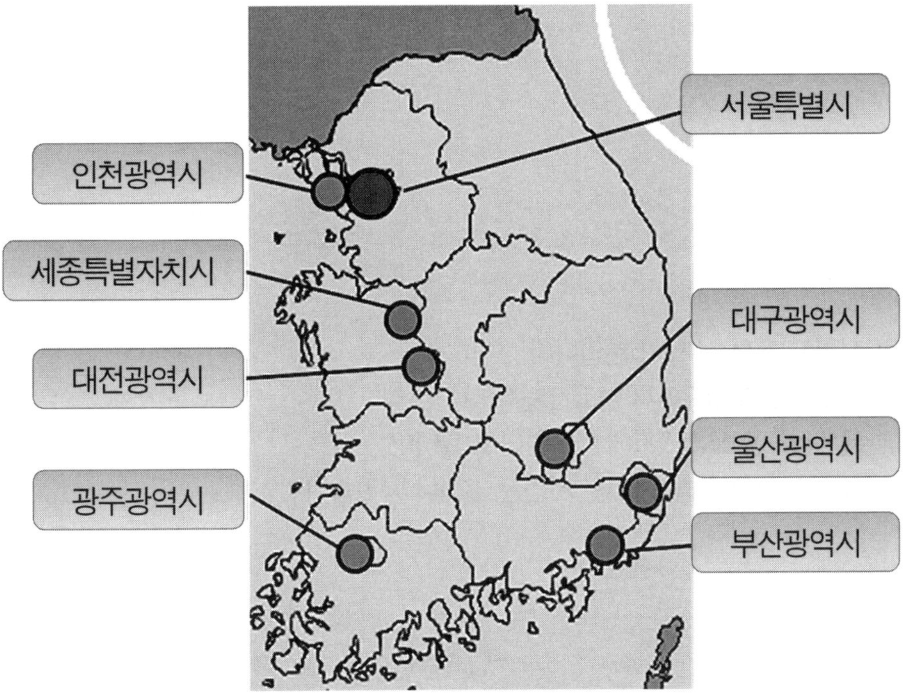

○ 위 도시 중, 바다와 접하고 있는 도시는 어디입니까?

○ 광역시가 없는 도는 무슨 도입니까?

지남력, 계산력

- 오늘은 2월 16일 월요일입니다.
  철수와 미옥이는 8일 후에 만나기로 하였습니다.
  철수와 미옥이가 만나는 날은 몇 월 며칠 무슨 요일입니까?

  (　　　)월 (　　　)일 (　　　)요일

- 지금은 오전 11시 15분입니다.
  영수는 롯데월드에서 놀고 있습니다.
  롯데월드는 오후 5시에 폐장한다고 합니다.
  영수가 앞으로 놀 수 있는 시간은 얼마나 남았습니까?

  (　　　)시간 (　　　)분

지금은 ____년 ___월 ___일 ___시 ___분입니다.

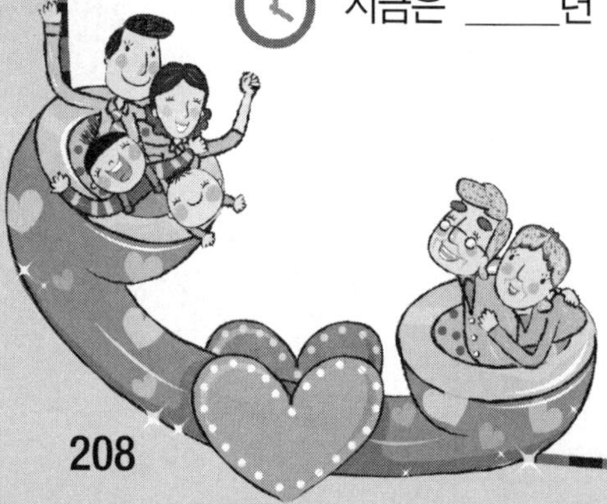

지남력, 집중력

19일 5

● 다음은 우리나라의 특별시와 광역시들을 표시한 지도입니다. 위치에 맞는 도시의 이름을 써 보세요.

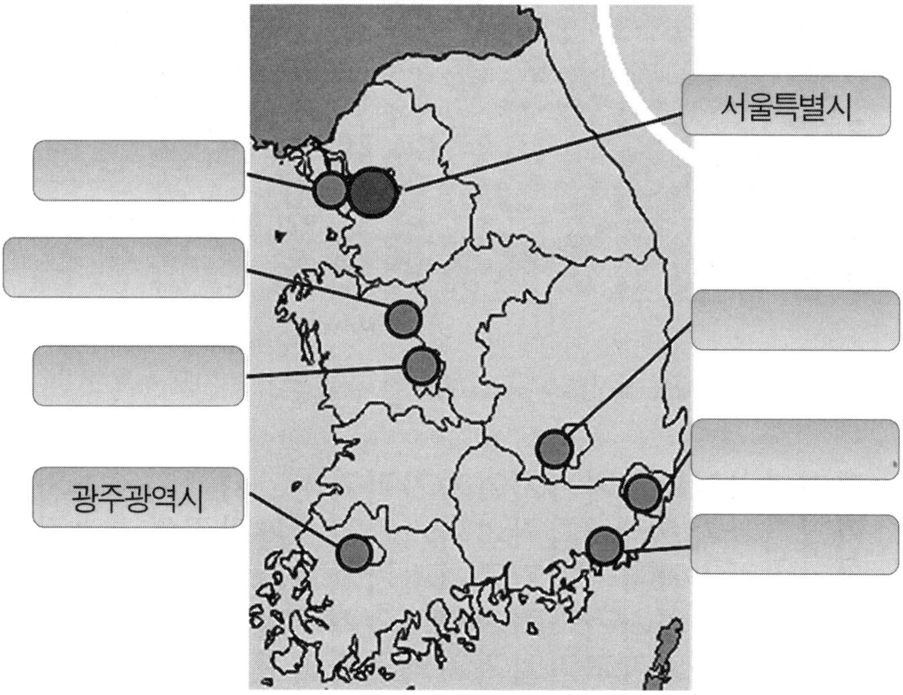

집중력

19일 6

● 다음 그림에서 다른 그림은 5개가 있습니다. 다른 그림에 ○표 하세요.

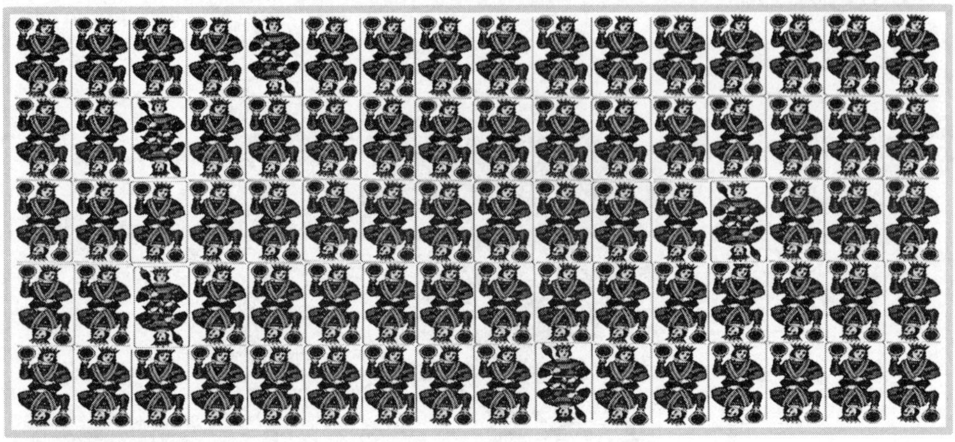

● 다음 글자에서 다른 글자는 5개가 있습니다. 다른 글자에 ○표 하세요.

가가가가가가갸가가가가가가가가가가가가가가가가가
가가가가가가가가가가가가가가가가갸가가가가가가가
가가가가가가가가가가가가가가가가가가가가가가가가
가가가가가가가가가가가가가가가가가가가가가가가가
가가가가가가가가가가가가가가가가가가가가가가가가
가가가가가가가가가가가가가가가가가가가가갸가가가
가가가갸가가가가가가가가가가가가가가가가가가가가
가가가가가가가가가가가가가가가가가가가가가가가가
가가가가가가가가가가가가가가가가가가가가가가가가
가가가갸가가가가가가가가가가가가가가가가가가가가

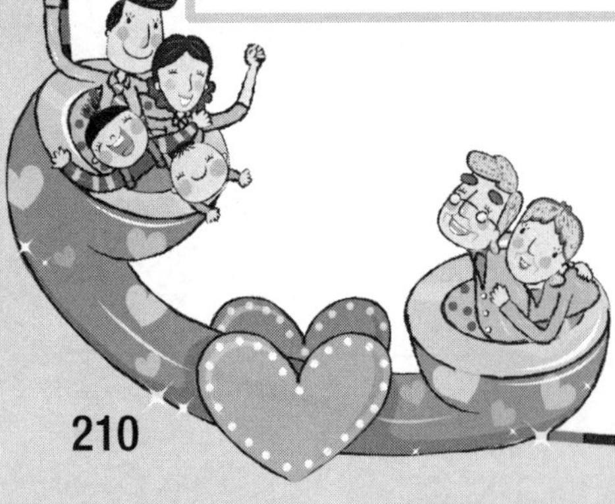

기억력, 지남력

다음은 2014년 8월 달력입니다. 승주가 달력에 표시를 했네요. 며칠에 어떤 표시를 했는지 잘 기억해 보세요.

일 SUN	월 MON	화 TUE	수 WED	목 THU	금 FRI	토 SAT
					1	2
3	4	5	6	7	8	9
10	11	12	13	14	15	16
17	18	19	20	21	22	23
24 31	25	26	27	28	29	30

기억력, 지남력

19일 8

● 다음은 2014년 8월의 달력입니다. 이전 페이지와 똑같이 달력에 표시를 해 보세요.

일 SUN	월 MON	화 TUE	수 WED	목 THU	금 FRI	토 SAT
					1	2
3	4	5	6	7	8	9
10	11	12	13	14	15	16
17	18	19	20	21	22	23
24 31	25	26	27	28	29	30

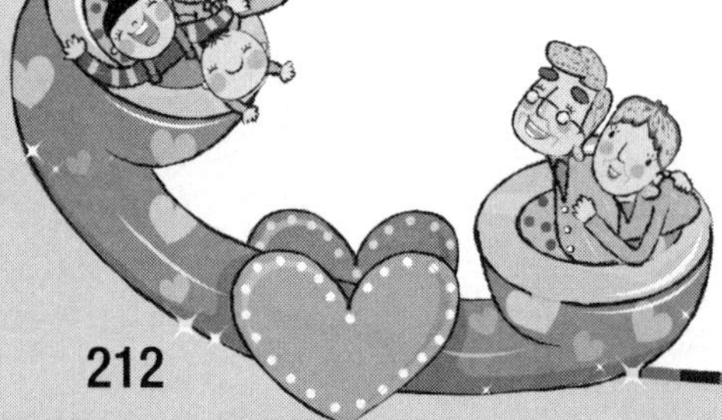

기억력, 집중력

● 위의 그림을 보고, 아래 그림도 똑같이 만들어 보세요.

○				△	
	□	△			
○		□	○	○	
			△	△	
	○				□

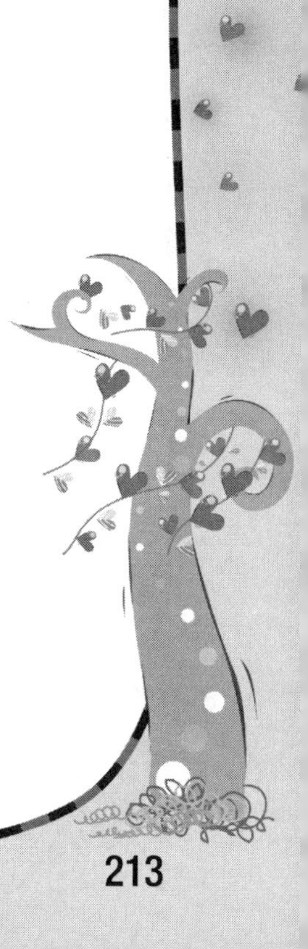

기억력, 지남력

내일 해야 할 일을 적어 보세요. 오전과 오후로 나누어 3가지씩 적어 보세요.

시간	일과
오전	________ ________ ________
오후	________ ________ ________

지남력, 계산력

20일 1

● 어느 해의 4월 달력입니다.

4월 3일은 무슨 요일입니까?

일	월	화	수	목	금	토
15	16	17	18	19	20	21

● 어느 해의 6월 달력입니다.

6월 23일은 무슨 요일입니까?

일	월	화	수	목	금	토
5	6	7	8	9	10	11

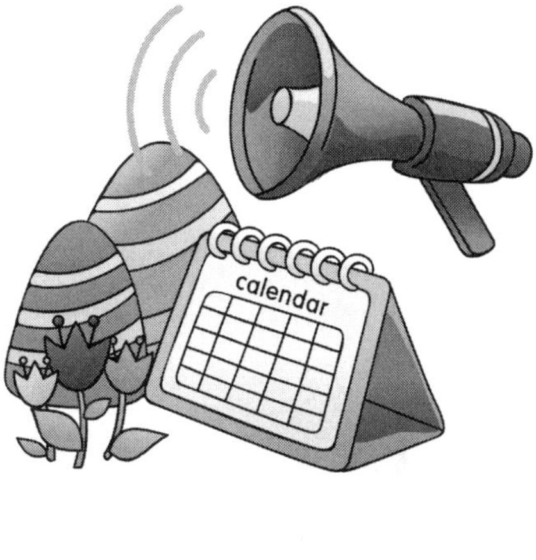

20일 2

● 다음 나오는 숫자들을 1부터 시작하여 홀수만 순서대로 연결해 보세요.

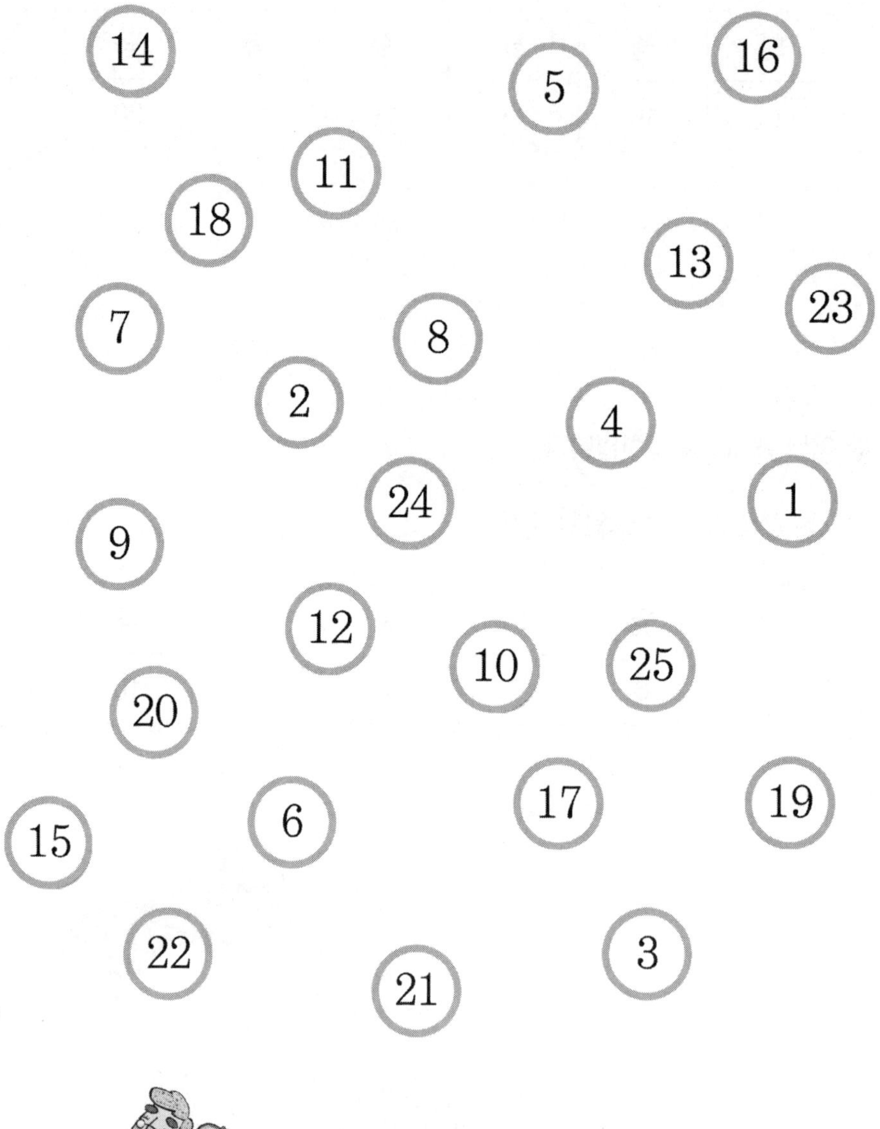

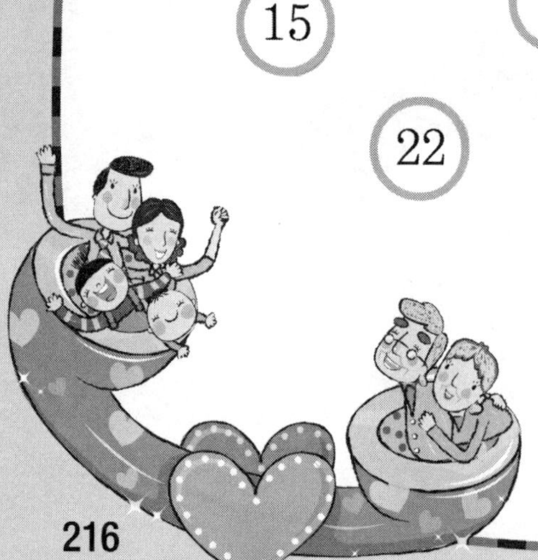

- 27일 화요일에서 6일 전은 며칠이고 무슨 요일인가요?

  (　　　)일 (　　　)요일

- 12일 토요일에서 9일 후는 며칠이고 무슨 요일인가요?

  (　　　)일 (　　　)요일

- 18일 수요일에서 13일 전은 며칠이고 무슨 요일인가요?

  (　　　)일 (　　　)요일

- 4월 5일은 금요일입니다. 4월 마지막 주 금요일은 며칠인가요?

  (　　　)일

집중력, 계산력

20일 4

● 다음 나열된 숫자 중, 어울리지 않는 숫자 하나를 찾아서 ○표 하세요.

■ 1 → 3 → 5 → 7 → 9 → 11 → 13 → 14
→ 15 → 17 → 19 → 21 → 23 → 25 → 27

■ 10 → 15 → 20 → 25 → 30 → 35 → 40 →
→ 43 → 45 → 50 → 55 → 60 → 65

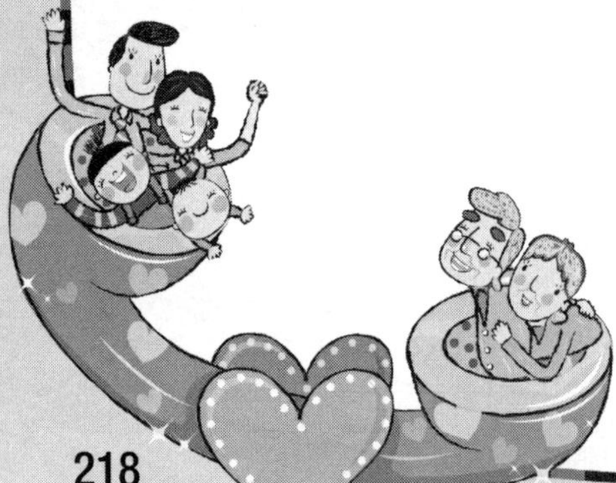

지남력, 집중력

20일 5

● 다음은 우리나라의 도와 그 도에 속한 도시들을 나열한 것입니다. 도의 위치와 도에 속한 도시들을 기억해 보세요.

▨ 도 이름: 경기도
▨ 도시: 수원, 안산, 부천, 고양, 성남, 용인, 평택, 안성, 오산, 과천, 남양주, 구리, 하남, 동두천

▨ 도 이름: 충청남도
▨ 도시: 아산, 천안, 공주, 논산, 보령, 계룡

▨ 도 이름: 전라북도
▨ 도시: 익산, 전주, 김제, 정읍, 남원, 군산

▨ 도 이름: 전라남도
▨ 도시: 여수, 목포, 광양, 나주, 순천

▨ 도 이름: 제주도
▨ 도시: 제주시, 서귀포시

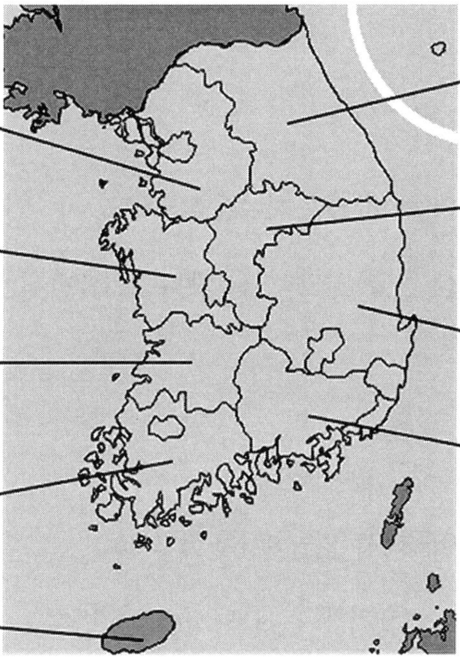

▨ 도 이름: 강원도
▨ 도시: 원주, 강릉, 춘천, 동해, 태백, 삼척

▨ 도 이름: 충청북도
▨ 도시: 충주, 제천, 청주

▨ 도 이름: 경상북도
▨ 도시: 구미, 김천, 문경, 상주, 영주, 안동, 포항, 경주, 영천

▨ 도 이름: 경상남도
▨ 도시: 밀양, 창원, 김해, 양산, 거제, 통영, 창원, 진주

○ 바다와 접하고 있지 않은 도는 어느 도입니까?

○ 도시가 가장 많은 도는 어느 도입니까?

○ 도시가 가장 적은 도는 어느 도입니까?

집중력, 판단력

● 다음 중 나머지와 어울리지 <u>않는</u> 하나를 찾으세요.

① 장미 ② 튤립 ③ 국화 ④ 금강송 ⑤ 해당화

● 다음 중 나머지와 어울리지 <u>않는</u> 하나를 찾으세요.

① 모자 ② 우산 ③ 양말 ④ 팬티 ⑤ 바지

● 다음 중 나머지와 어울리지 <u>않는</u> 하나를 찾으세요.

① 배 ② 주택 ③ 기차 ④ 택시 ⑤ 버스

● 다음 중 나머지와 어울리지 <u>않는</u> 하나를 찾으세요.

① 중국 ② 한국 ③ 미국 ④ 유럽 ⑤ 러시아

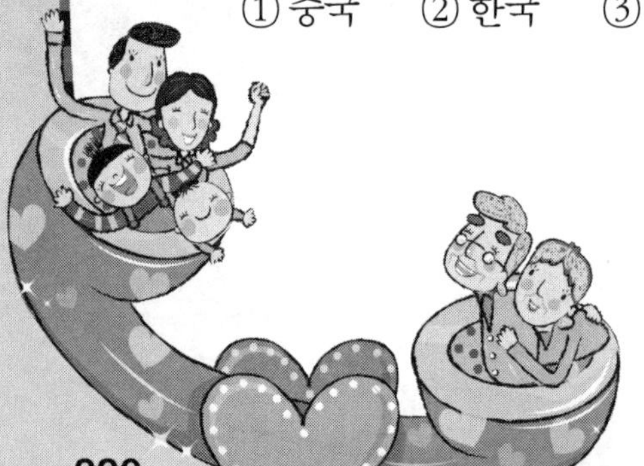

● 아래의 글을 읽고(혹은 듣고), 다음 페이지의 물음에 답해 보세요.

언양 불고기

언양 불고기는 언양읍의 향토 음식으로, 이 지역 특산물인 쇠고기를 얇게 썬 후에 양념하여 만든 불고기다. 언양 불고기가 유명해진 것은 1960년대부터다. 이곳에는 일제 강점기부터 도축장과 푸줏간이 있었는데, 1960년대 이후 고속도로 건설을 위해 모여들었던 근로자들이 이곳의 고기 맛을 보고, 이때부터 소문이 나기 시작한 것이다. 이러한 입소문을 바탕으로 고깃집들이 고속도로 개통과 함께 속속 들어서기 시작하였다.

언양 불고기는 다른 지역의 불고기와 구별되는 몇 가지 특징이 있다. 첫째, 이 지역에서는 한두 마리의 새끼를 낳은 암소를 도축한 지 24시간 이내에 싱싱한 상태로 조리하고 있다. 둘째, 양념 맛 때문에 고기의 맛이 가려진다는 이유로 생고기나 소금구이로 내놓는다. 셋째, 고기를 구울 동안 일정한 온도를 유지하면서 일산화탄소 발생을 억제하기 위해, 숯가마에서 빨갛게 불기가 남은 나무토막을 꺼내어 흙을 덮어 만든 백탄을 사용한다.

● 앞의 이야기는 무엇에 관한 내용인가요?

① 생고기 ② 마포 갈비 ③ 돼지 불고기 ④ 언양 불고기

● 언제부터 앞의 음식이 유명해지기 시작했나요?

① 1950년대 ② 1960년대 ③ 1970년대 ④ 1980년대

● 앞의 음식이 다른 지역과 구별되는 특징은 몇 가지가 있나요?

① 1가지 ② 2가지 ③ 3가지 ④ 4가지

● 앞의 음식의 주재료는 무엇인가요?

① 암탉 ② 암소 ③ 젖소 ④ 암돼지

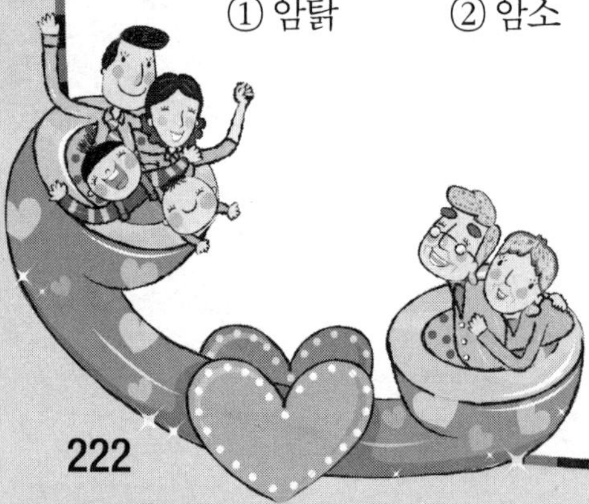

기억력, 집중력

20일 9

● 아래의 카드를 잘 관찰해 보세요. 특히 카드의 색깔을 잘 기억해야 합니다.

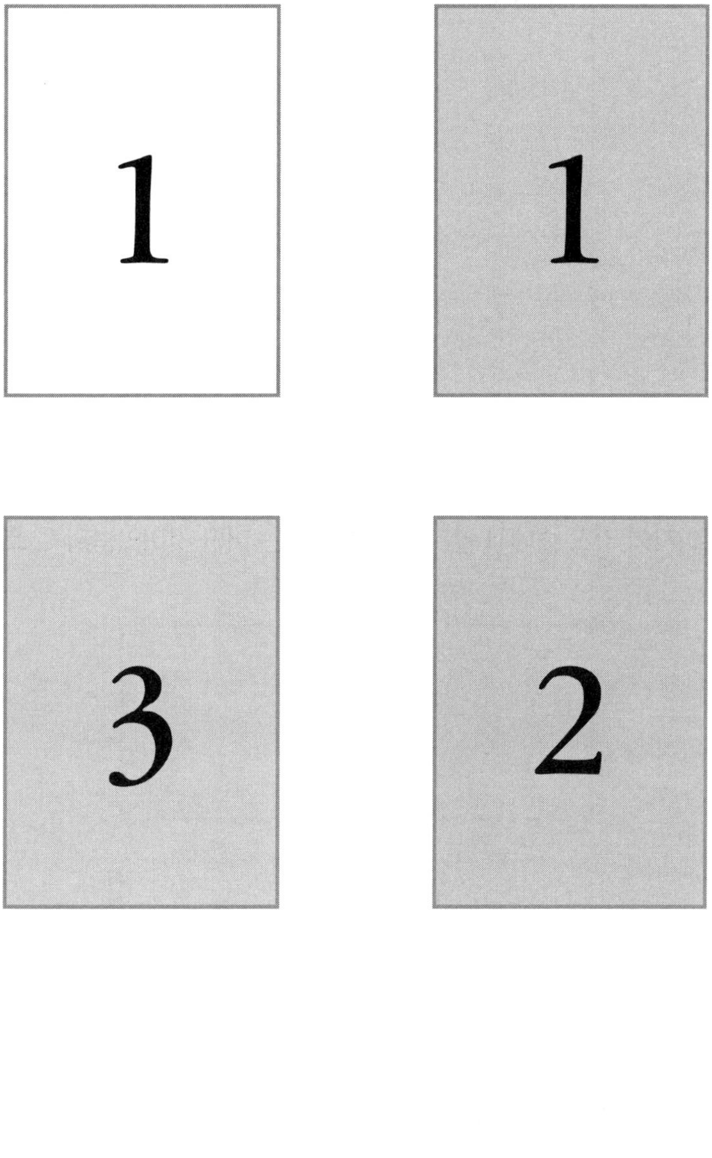

기억력, 집중력

20일 10

● 이전 페이지의 카드 중에서 같은 숫자가 적혀 있던 카드는 어떤 것이었는지 ○표 하세요.

● 이전 페이지의 카드 중에서 같은 색깔의 카드는 어떤 것이었는지 ○표 하세요.

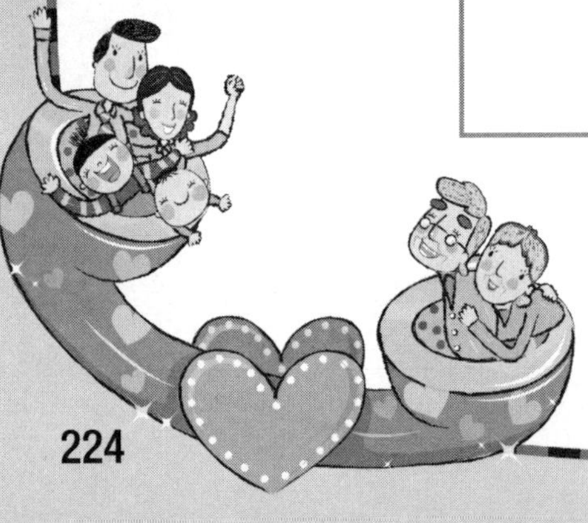

모범답안(16~20일차)

순서	16일차	17일차	18일차	19일차	20일차
1	④		8시 40분, 2시 35분	토요일, 목요일	화요일, 목요일
2	수요일, 화요일	3시 55분, 4시 5분	오후 7시 25분, 오전 8시 30분		
3		185페이지 참조		– 인천광역시, 부산광역시, 울산광역시 – 강원도, 충청북도, 전라북도	21일 수요일, 21일 월요일, 5일 목요일, 26일
4	30, 30, 51, 21, 47, 53, 76, 90, 4, 27, 27, 10, 73, 11, 22, 30, 60, 34		197페이지 참조	2월 24일 화요일, 5시간 45분	14, 43
5	3월, 12월	3시 10분, 12시 10분		207페이지 참조	충청북도, 경기도, 제주도
6	9, 11		디지털카메라, 55만원, 칠곡 홈플러스, 7시 30분		④, ②, ②, ④
7			①		
8		③, ②, ④, ②		211페이지 참조	④, ②, ③, ②
9	181페이지 참조				
10	180페이지 참조	193페이지 참조	203페이지 참조		223페이지 참조

지남력, 기억력

21일 1

● 다음은 어느 해 어느 달의 달력입니다.

몇 월 달력이라고 생각하십니까? (　　　　)월

일	월	화	수	목	금	토
	1	2	3	4	5	6
7	8	9	10	11	12	13
14	15 (?? 절)	16	17	18	19	20
21	22	23	24	25	26	27
28	29	30	31			

● 다음은 어느 해 어느 달의 달력입니다.

몇 월 달력이라고 생각하십니까? (　　　　)월

일	월	화	수	목	금	토
			1	2	3	4
5	6 (?? 일)	7	8	9	10	11
12	13	14	15	16	17	18
19	20	21	22	23	24	25
26	27	28	29	30		

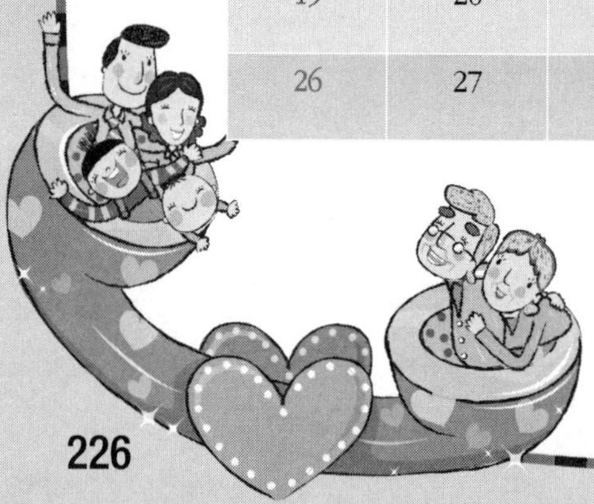

집중력

● 다음 숫자들을 3부터 시작하여 3의 배수만 순서대로 연결해 보세요.

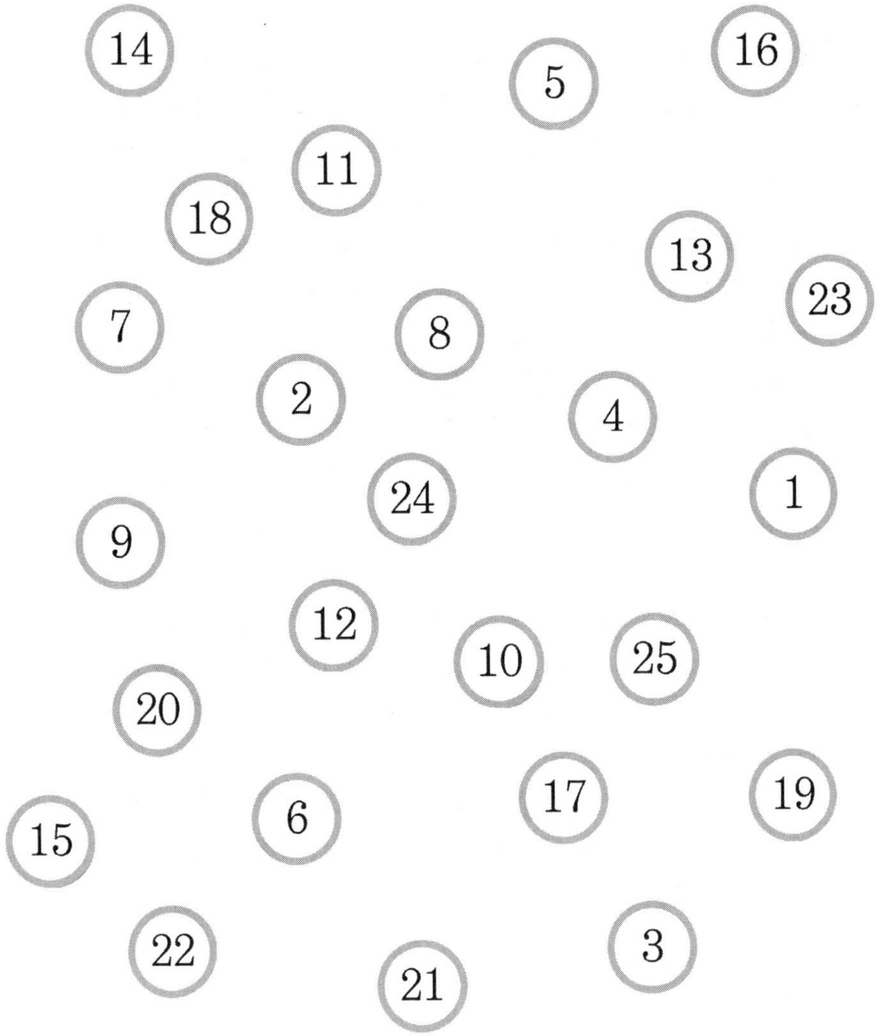

집중력

21일 3

● 다음 그림 속에서 '★'을 모두 찾아 ○표 하세요.

●◐☏♧♣♡◐☏♧♣♡◐☏※●★♠■△◑
▩■△◑▩▽■▦♤♥●★●★●◐☏♧♣♡
◐☏♧♣♡◐☏※●★●◐☏♧♣♡◐☏♧♣
♡◐☏※●★★■△◑▩▲▽■▦♤♥●★●
■△◑▩▲▽■▦◐☏♧♣♡◐☏♧♣♡◐☏
♧♣♡◐☏●★★■△◑▩▲●★★■△◑▩
▲♣♡◐☏●★★■△◑●◐☏♧♣♡◐☏♧
★■△◑▩▲▽■▦♤♥●★●■△◑▩▲▽
■▦◐☏♧♣♡◐☏♧♣♡◐☏♧♣♡◐☏☏
♧♣♡◐☏●★★■△◑▩▲●★★■△◑▩
▲♣♡◐☏●★★■△◑●◐☏♧♣♡◐☏♧
★■△◑▩♣♡◐☏♧★■△◑▩▲★■△◑
▩▲♣♡◐☏●★■△◑▩♣♡◐☏♧★■△
◑▩▲★■△◑★■△◑▩▲▽■▦♤♥●★
●■△◑▩▲▽■▦◐☏♧♣♡◐☏♧♣♡◐
☏♧♣♡◐☏●★★■△◑▩▲●★★■△◑
▩▲♣♡◐◐☏♧♣♡◐☏♧♣♡◐☏●★★
■△◑▩△◑▩▲▽■▦♤♥●★●■△◑▩
▲▽■▦■▦♤♥●★△◑★■△◑▩▲●▲

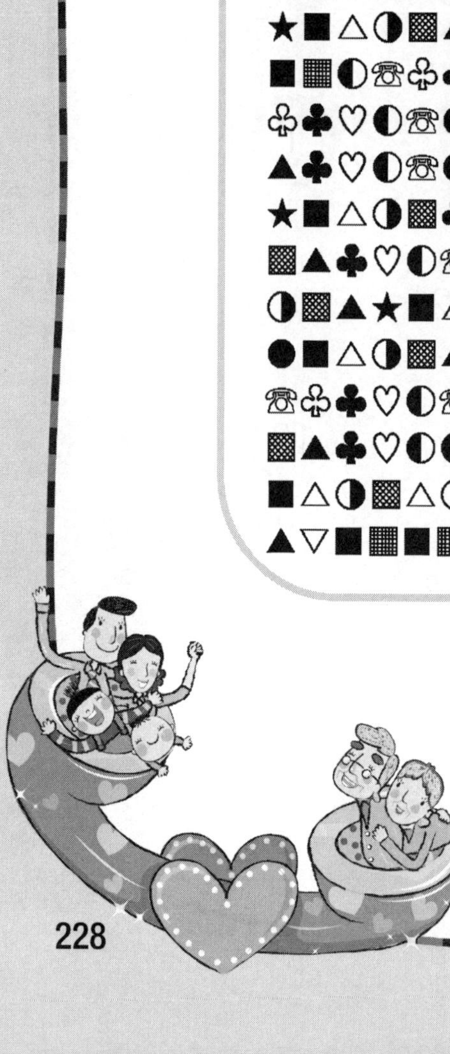

지남력, 기억력

21일 4

다음은 우리나라의 주요 고속도로 지도입니다. 이 지도를 참고하여 다음 페이지의 질문에 답해 보세요.

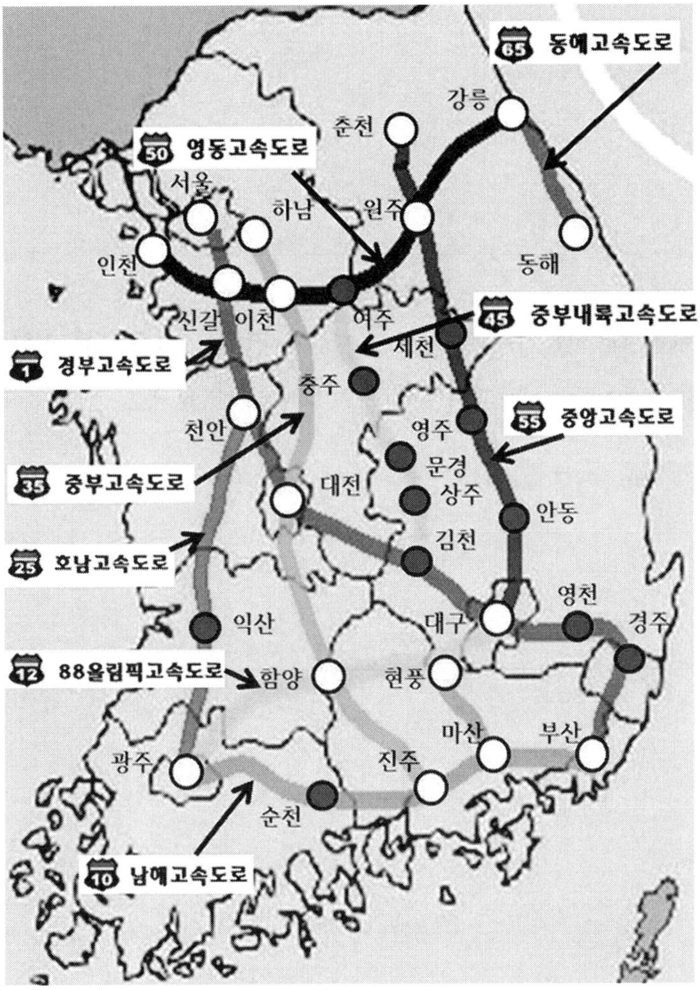

지남력, 기억력

21일 5

● 이전 페이지에 있었던 우리나라의 주요 고속도로 지도를 참고하여 다음 질문에 답해 보세요.

○ 인천에서 대구를 가는 방법은 몇 가지입니까?

○ 인천에서 대구를 가는 방법을 고속도로 번호를 사용하여 표현해 보세요. 고속도로가 바뀌는 곳에서는 지역의 이름을 써 보세요.

〈예시〉 50 (영동고속도로) → 신갈 → 1 (경부고속도로)

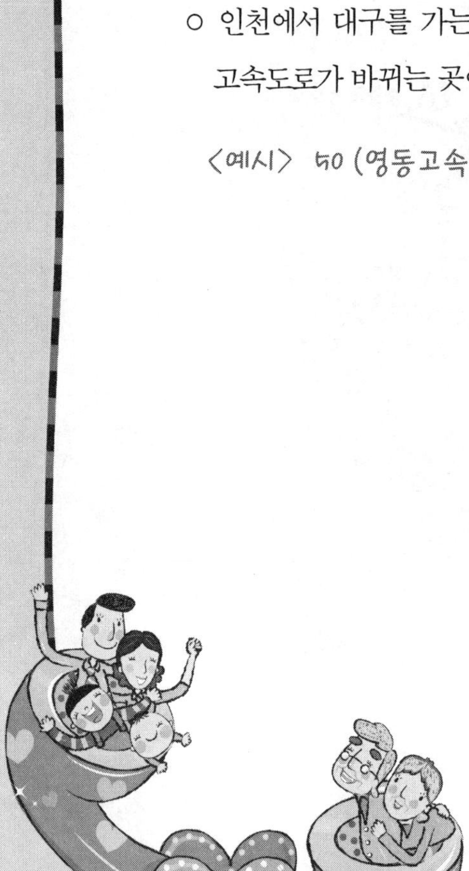

집중력

● 다음 규칙을 잘 보고, 빈칸을 채워 보세요.

A	Ω	Ж
1	2	3

Ω	A	Ω	A	Ж
Ж	Ω	Ж	A	Ω
A	Ж	Ж	A	Ω
Ж	A	Ω	Ж	A

집중력

● 다음 중 나머지와 어울리지 않는 하나를 찾으세요.

① 후각　② 시각　③ 청각　④ 촉각　⑤ 미각

● 다음 중 나머지와 어울리지 않는 하나를 찾으세요.

① 백로　② 통닭　③ 독수리　④ 기러기　⑤ 갈매기

● 다음 중 나머지와 어울리지 않는 하나를 찾으세요.

① 의자　② 침대　③ 책장　④ 냉장고　⑤ 화장대

● 다음 중 나머지와 어울리지 않는 하나를 찾으세요.

① 강아지　② 병아리　③ 송아지　④ 망아지　⑤ 원숭이

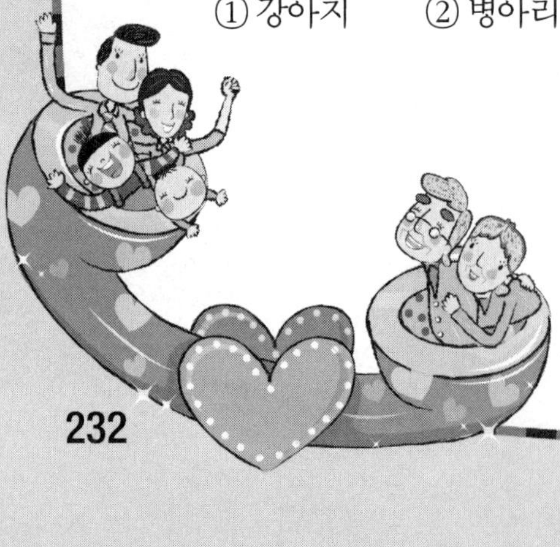

계산력, 집중력

● 아래 힌트를 잘 보고, 빈칸에 알맞은 수를 넣어 보세요.

5	2	1	7		6	9	4	
		7			2	5		1
3	6	9	5		1		2	8
4	7			2	8	3		9
	1	2	9					7
9		3	4	1	7	6		2
7	3	8						
1		4				2	3	
2		6	1		5		7	4

○ 힌트 ①: 가로와 세로에 1부터 9까지 숫자가 한 번씩 들어갑니다.

○ 힌트 ②: 3 × 3 박스 안에도 1부터 9까지 숫자가 한 번씩 들어갑니다.

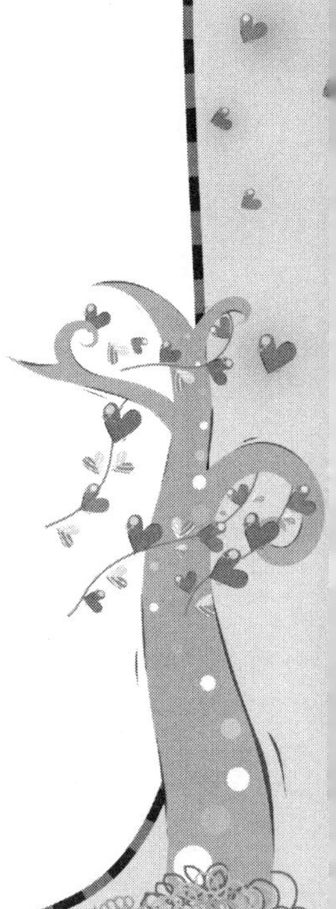

기억력, 집중력

● 나는 사장님의 비서입니다. 관련 업체에서 전화가 와서 메모를 했는데 사장님이 안 계시네요. 나중에 전해 드려야 할 것 같습니다. 다음의 메모를 잘 기억하세요.

해인 인더스

6월 16일 월요일

오후 7시 30분

태평양 횟집

근무복 납품건

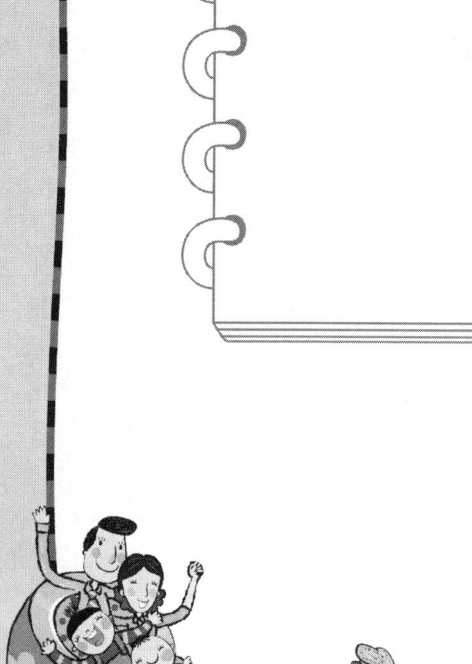

뇌혈관 질환에 관한 짧고 전문적인 지식 [9]

중대뇌동맥은 윗가지와 아랫가지로 나누어진다. 좌측 중대뇌동맥의 윗가지에 뇌경색이 생기면 운동실어증이 오게 되어 말을 듣고 이해할 수는 있지만, 말하는 기능에 문제가 발생하게 된다. 한편, 좌측 중대뇌동맥의 아랫가지에 뇌경색이 생기면 감각실어증이 오게 되어 말을 할 수는 있지만, 듣고 이해하는 능력은 손상된다.

뇌졸중 환자 중 많게는 반 정도가 언어기능과 인지기능에 문제를 나타낸다. 언어와 인지기능은 뇌졸중 이후 어느 정도 자연적인 회복을 보이나 회복되는 양상은 운동기능이 회복되어 힘이 좋아지는 것보다 훨씬 다양하게 나타나며, 실어증에서의 회복은 운동기능의 회복보다 더 많은 시간이 소요된다.

기억력, 집중력

21일 10

● 사장님이 오셨는데, 메모를 잃어버렸나 봅니다. 아까 메모한 내용을 기억하여 사장님께 말씀드려야겠습니다. 다음 메모지에 통화 내용을 적어 보세요.

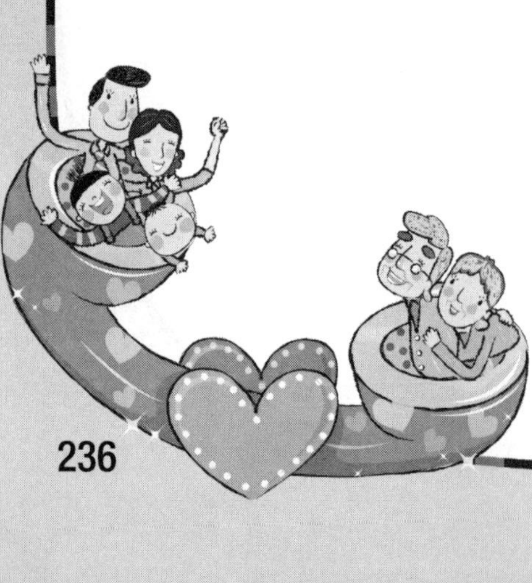

지남력, 계산력

- 오늘은 3월 25일 월요일입니다.
  철수와 미옥이는 13일 후에 만나기로 하였습니다.
  철수와 미옥이가 만나는 날은 몇 월 며칠 무슨 요일입니까?
  (3월은 31일까지 있는 달입니다.)

  (　　　)월 (　　　)일 (　　　)요일

- 지금은 오후 2시 10분 전입니다.
  영수는 롯데월드에서 놀고 있습니다.
  롯데월드는 오후 9시 30분에 폐장한다고 합니다.
  영수가 앞으로 놀 수 있는 시간은 얼마나 남았습니까?

  (　　　)시간 (　　　)분

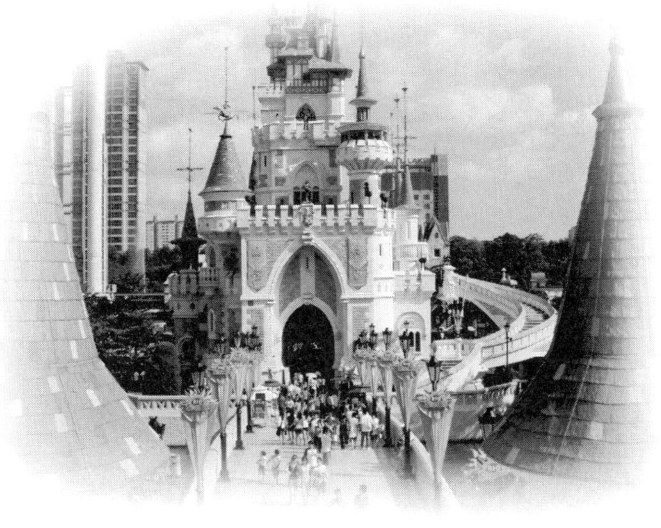

집중력, 계산력

● 다음 나열된 숫자 중, 어울리지 않는 숫자 하나를 찾아서 ○표 하세요.

■ 3 → 6 → 9 → 12 → 15 → 17 → 18
→ 21 → 24 → 27 → 30 → 33 → 36

■ 4 → 8 → 12 → 16 → 20 → 24 → 26
→ 28 → 32 → 36 → 40 → 44 → 48

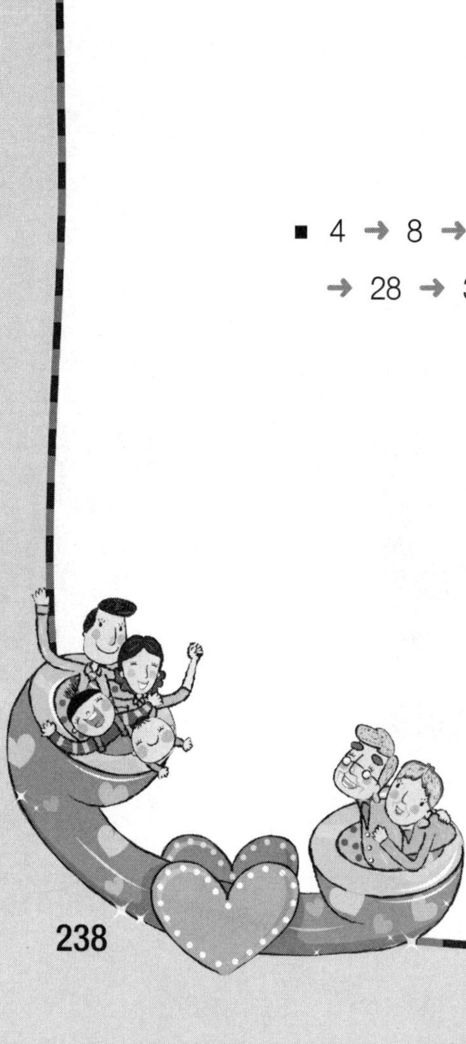

● 다음은 우리나라의 주요 고속도로 지도입니다. 이 지도를 참고하여 다음 페이지의 질문에 답해 보세요.

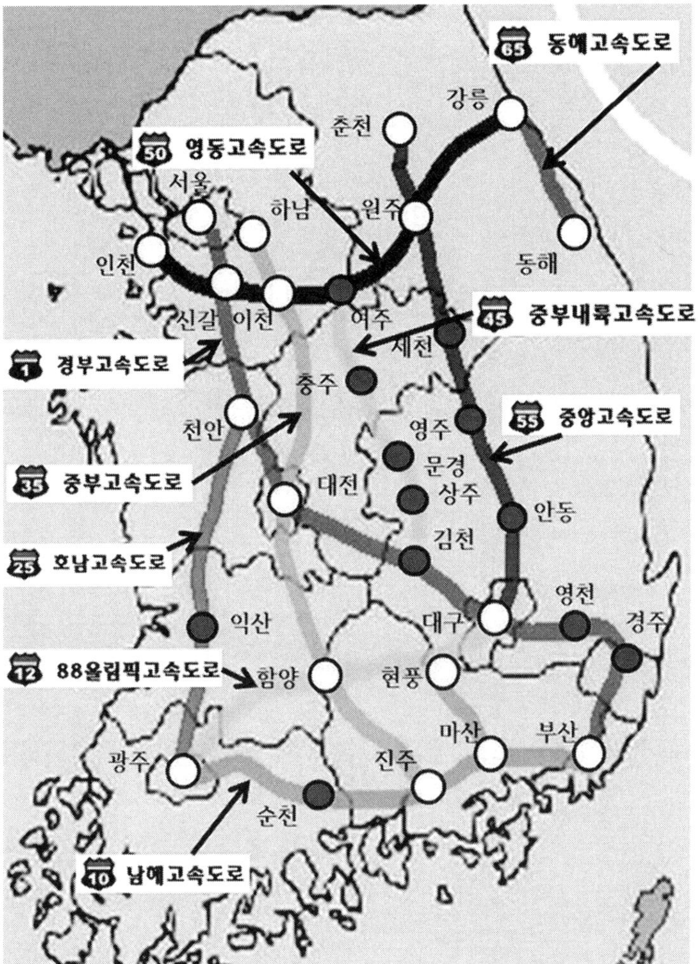

지남력, 기억력

22일 4

● 이전 페이지에 있었던 우리나라의 주요 고속도로 지도를 참고하여 다음 질문에 답해 보세요.

○ 하남에서 광주를 갈 때 지나는 도시들을 순서에 맞게 써 보세요.

하남 →

○ 가장 긴 고속도로는 어느 고속도로입니까?

○ 동서로(지도에서 가로로) 뻗어 있는 고속도로는 어느 고속도로입니까?

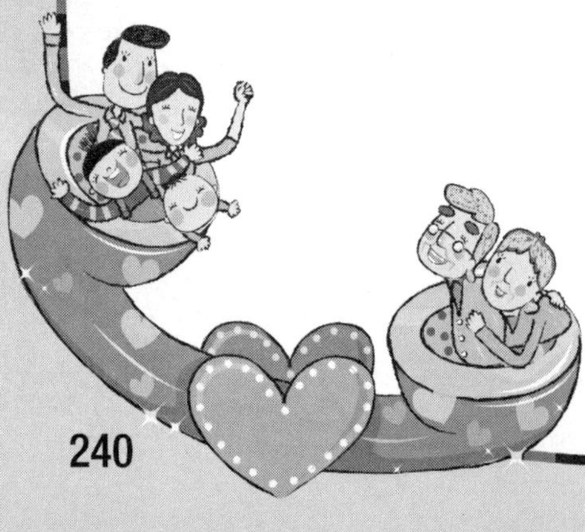

지남력, 집중력

22일 5

다음은 5대양 6대주를 나타낸 세계지도입니다. 지도를 보고 다음 물음에 답한 다음, 위치들을 잘 기억해 보세요.

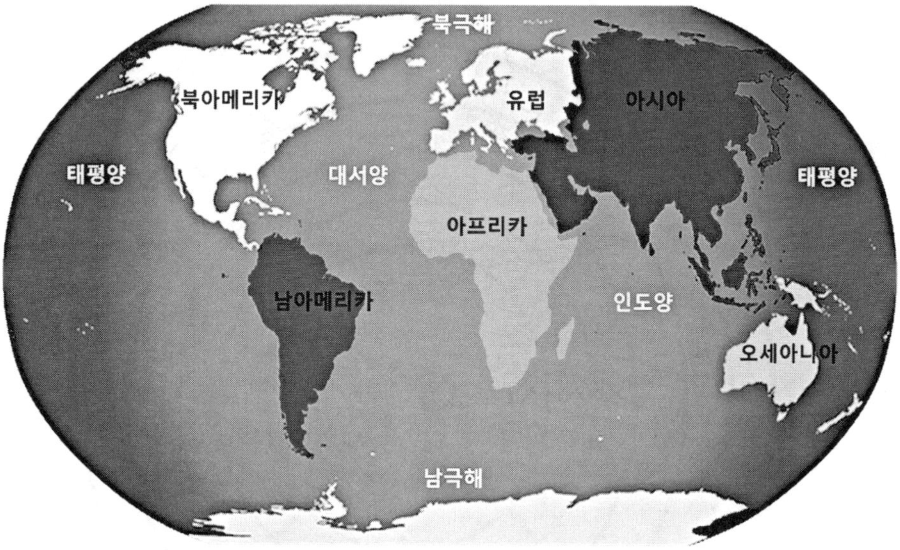

○ 5대양의 이름을 써 보세요.

○ 6대주의 이름을 써 보세요.

집중력

22일 6

● 다음 미로찾기를 해 보세요. 화살표 위치에서 시작하여 가운데까지 들어가 보세요.

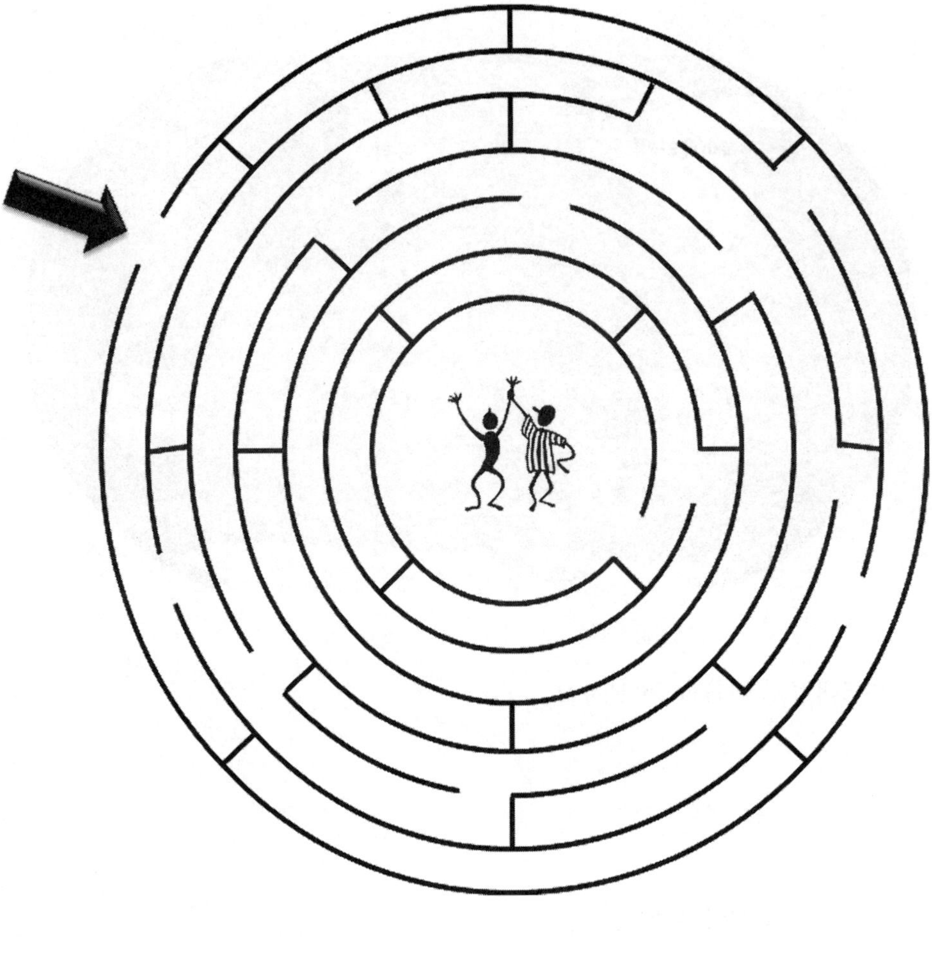

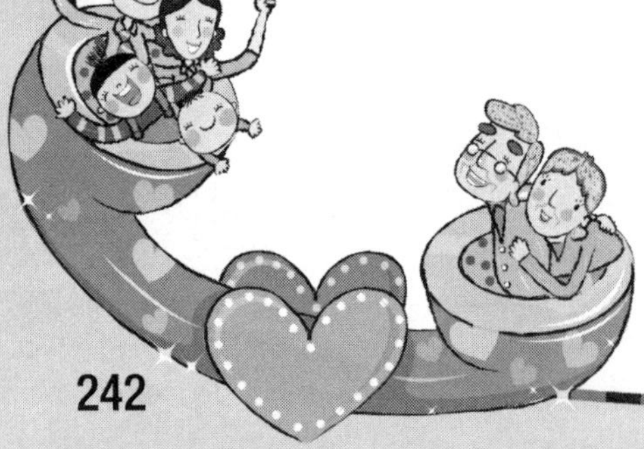

● 다음은 5대양 6대주를 나타낸 세계지도입니다. 빈칸에 알맞은 5대양 6대주의 이름을 써넣으세요.

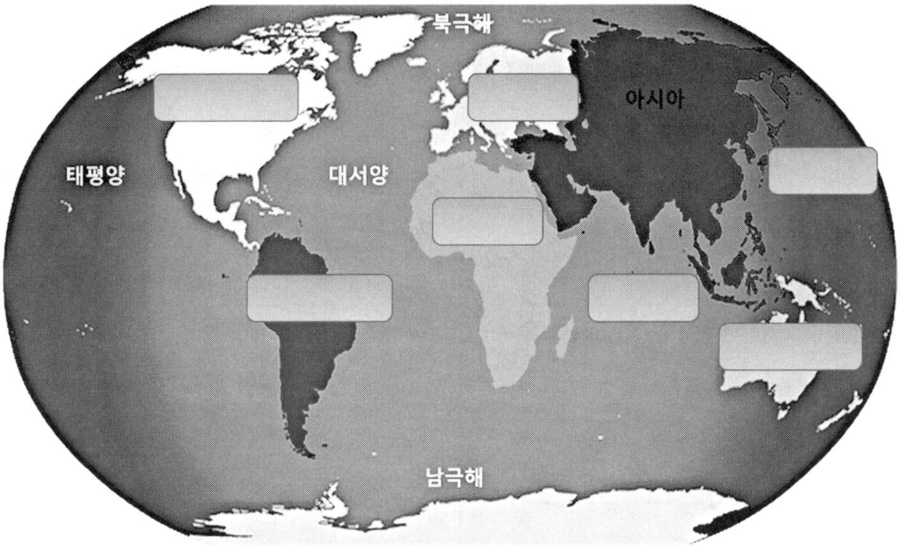

집중력

● 다음 규칙을 잘 보고, 빈칸을 채워 보세요.

↗	∀	≫	↘
2	4	6	8

≫	∀	↘	↗	∀	↗
↗	≫	∀	∀	↘	↗
≫	∀	↗	∀	↗	∀
↘	≫	∀	≫	↗	↘

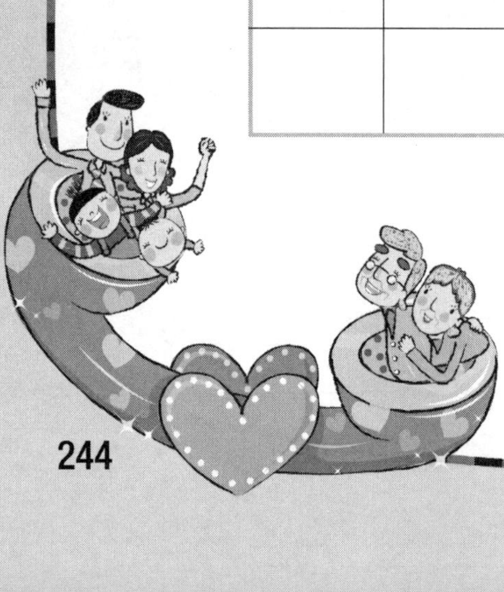

기억력

● 다음 고양이과 동물의 이름을 잘 기억해 보세요.

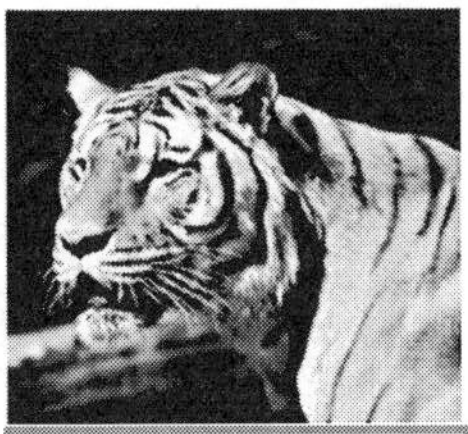

호랑이

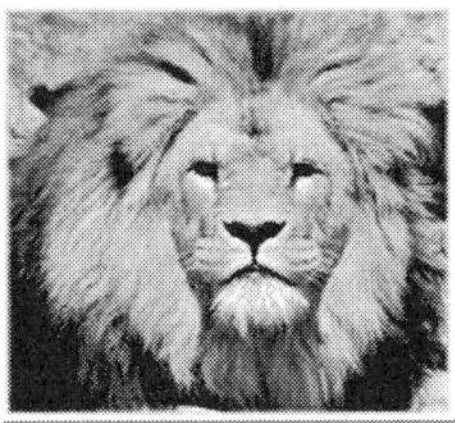

사자

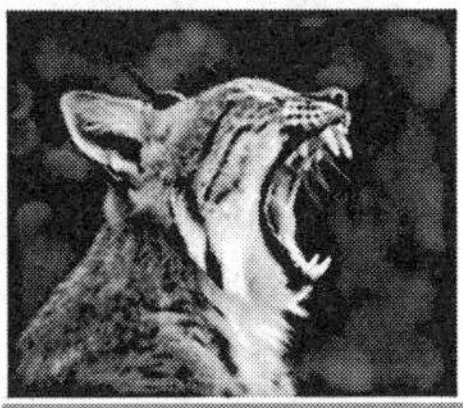

스라소니

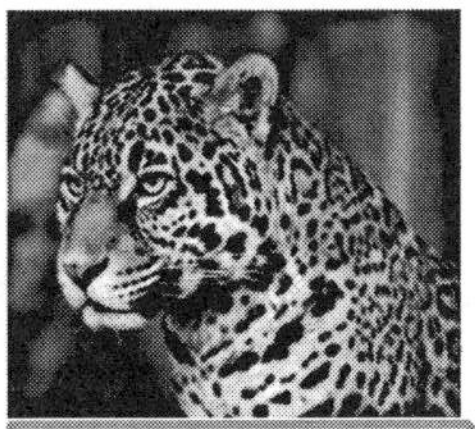

표범

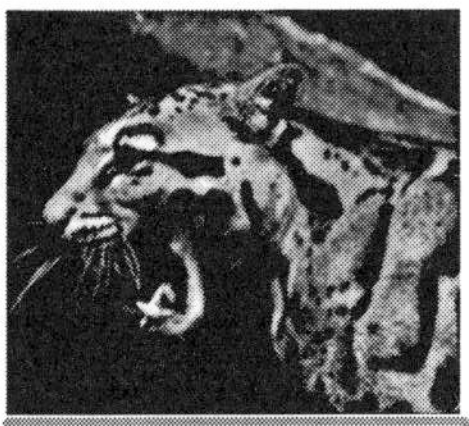

구름표범

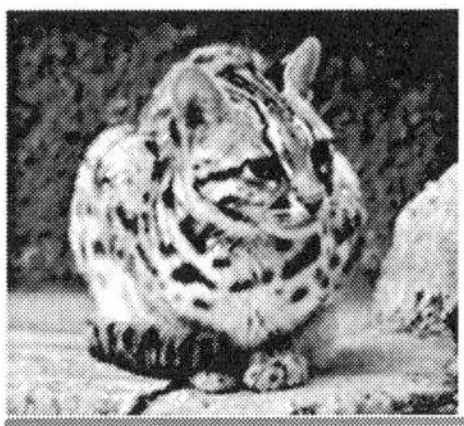

살쾡이

기억력

● 다음 고양이과 동물의 이름을 잘 기억해서 써넣으세요.

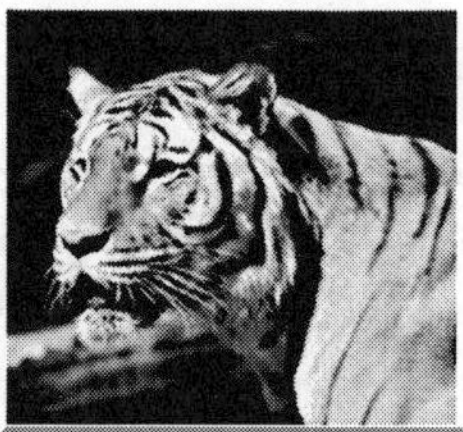

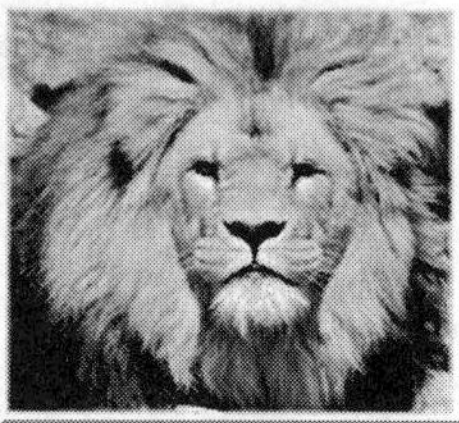

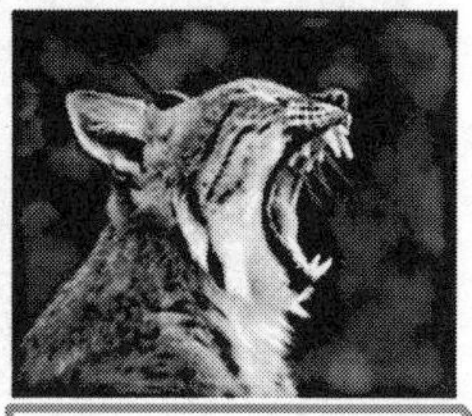

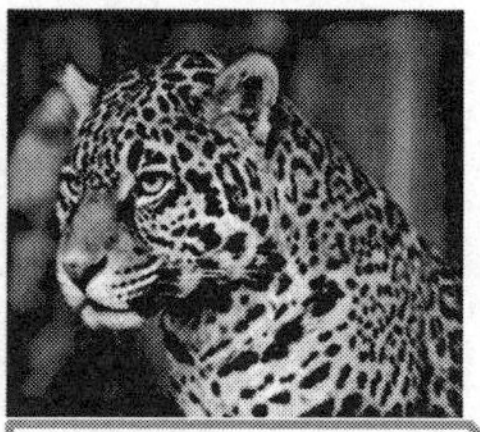

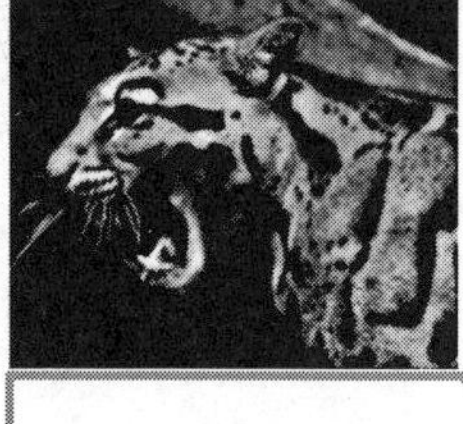

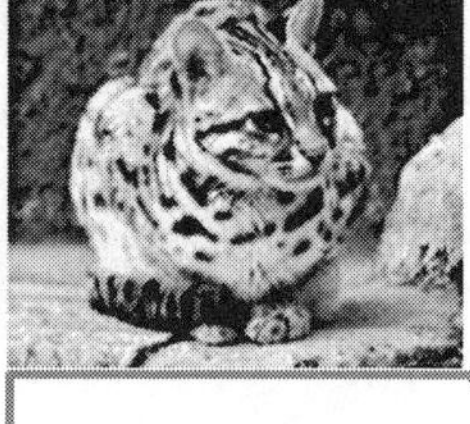

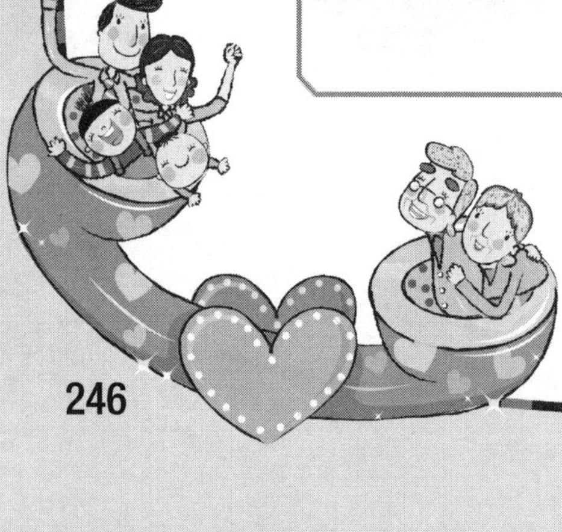

지남력, 계산력

23일 1

● 어느 해의 5월 달력입니다.

6월 4일은 무슨 요일입니까? (5월은 31일까지 있는 달입니다.)

일	월	화	수	목	금	토
15	16	17	18	19	20	21

● 어느 해의 11월 달력입니다.

12월 4일은 무슨 요일입니까? (11월은 30일까지 있는 달입니다.)

일	월	화	수	목	금	토
5	6	7	8	9	10	11

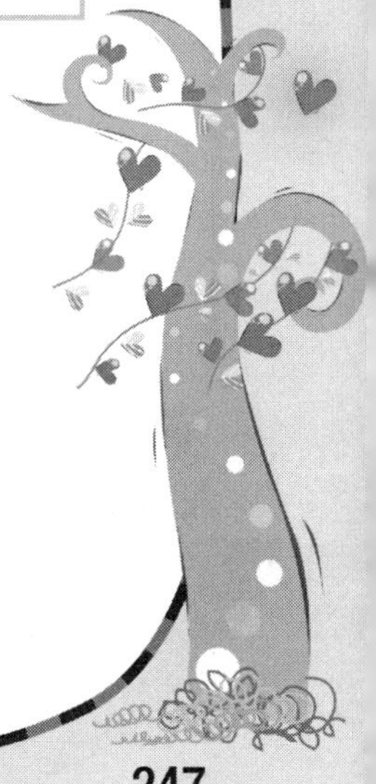

지남력, 기억력

23일 2

● 다음은 어느 해 어느 달의 달력입니다.

몇 월 달력이라고 생각하십니까? (　　　　)월

일	월	화	수	목	금	토
	1	2	3	4	5 (???날)	6
7	8 (학부모의날)	9	10	11	12	13
14	15 (스승의날)	16	17	18	19	20
21	22	23	24	25	26	27
28	29	30	31			

● 다음은 어느 해 어느 달의 달력입니다.

몇 월 달력이라고 생각하십니까? (　　　　)월

일	월	화	수	목	금	토
			1	2	3 (?? 절)	4
5	6	7	8	9 (한글날)	10	11
12	13	14	15	16	17	18
19	20	21	22	23	24	25
26	27	28	29	30	31	

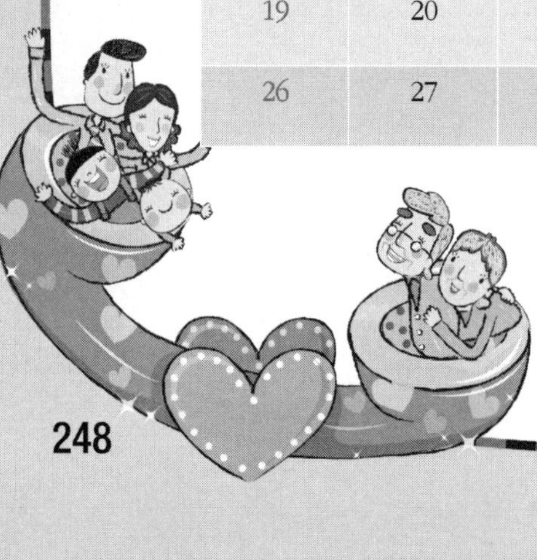

지남력, 기억력

다음은 각 나라의 상징물과 나라 이름, 수도입니다. 잘 기억해 보세요.

상징물	나라 이름	수도
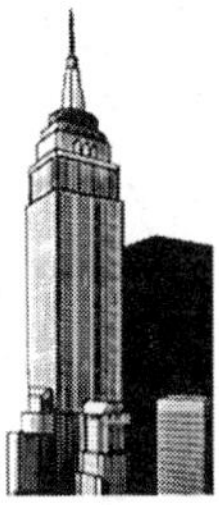	미국	워싱턴
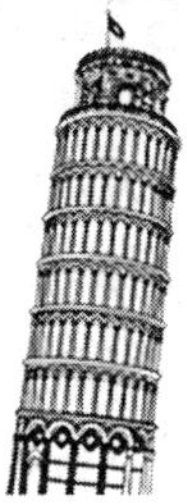	이탈리아	로마
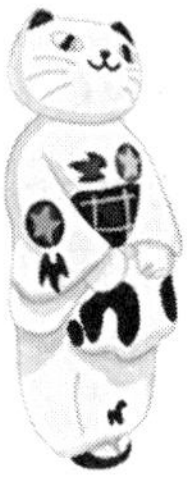	일본	도쿄
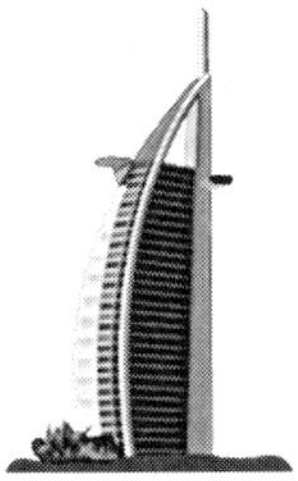	아랍 에미리트	아부다비

집중력

23일 4

● 다음 숫자 속에서 '9'를 모두 찾아 ○표 하세요.

7659432134456352465345345236474
2355465457643457435563575745326
7587788989235232715632769375447
7686586534573163545624574254165
4882356732689463587435684767589
4594325726543246784658846878628
6778658284566577421341653257498
8756437468587131154237168238478
7865714536216354768765853674532
7156238764856978598084762387153
6143265448675758433172364256766
5846732913627871567657521677685
4814536216354768765853674532715
6238764856978598084762387153614
3265448675758433172364256766584
6732913627871567657145362163547
6876585367453271562387648569785
9808476238715361432654486757584
3317236425676658467329136278715
6765747623871536143265448675758

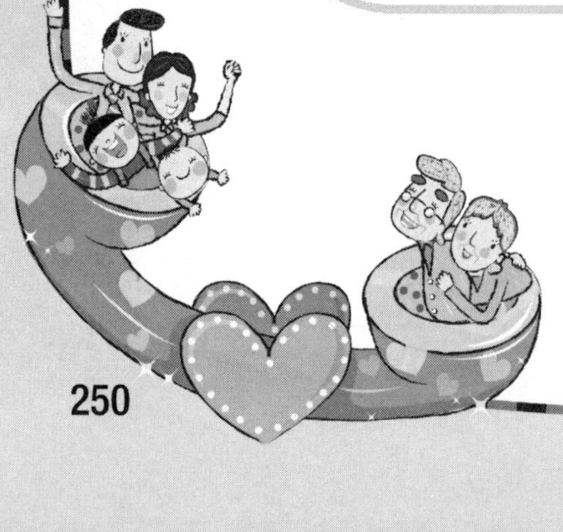

지남력, 기억력

23일 5

다음 각 나라의 상징물과 나라 이름, 수도를 알맞은 것끼리 선으로 연결해 보세요.

상징물	나라 이름	수도
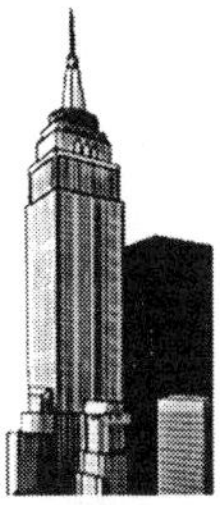	이탈리아	도쿄
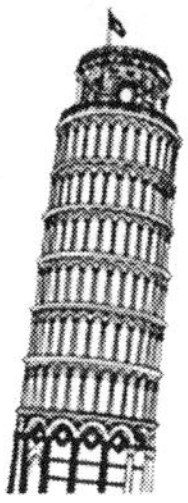	아랍 에미리트	워싱턴
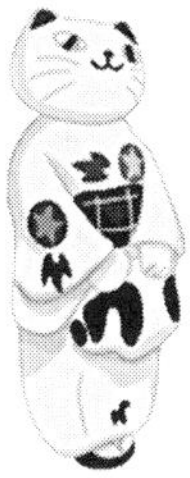	미국	아부다비
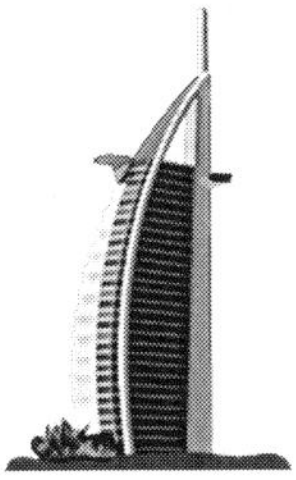	일본	로마

집중력

● 다음 규칙을 잘 보고, 빈칸을 채워 보세요.

①	②	③	④	⑤	⑥
아	에	이	오	우	야

②	④	③	⑥	②	⑤	①
④	②	④	⑤	①	③	⑥
③	⑤	①	⑥	②	①	④
⑥	②	⑤	④	①	⑤	③

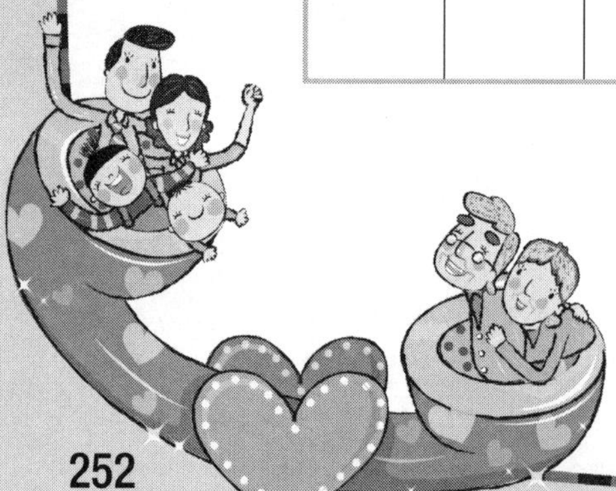

집중력, 판단력

● 다음 풍선 중, 크기가 큰 순서대로 숫자를 써넣으세요.

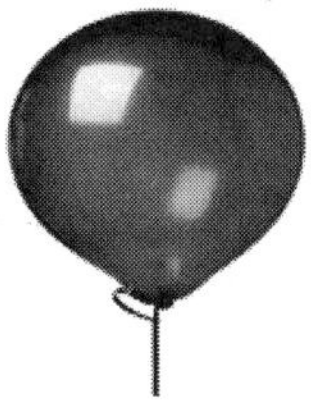
( )

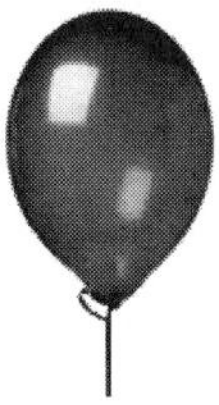
( )

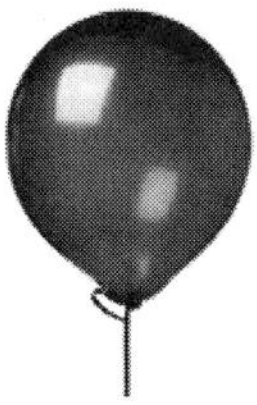
( )

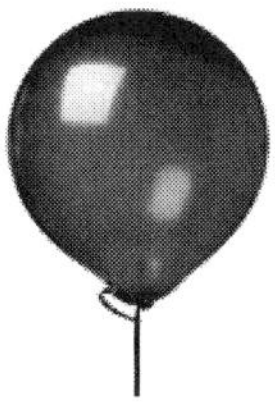
( )

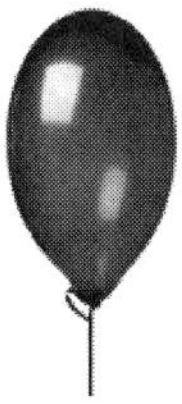
( )

● 다음 중 사람을 많이 태울 수 있는 순서대로 숫자를 써넣으세요.

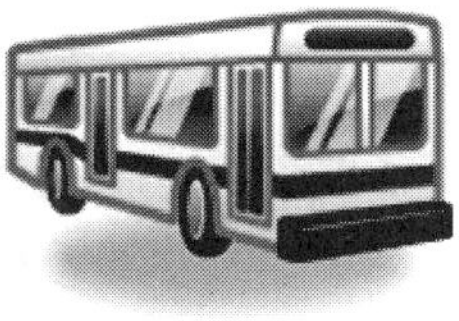
( )

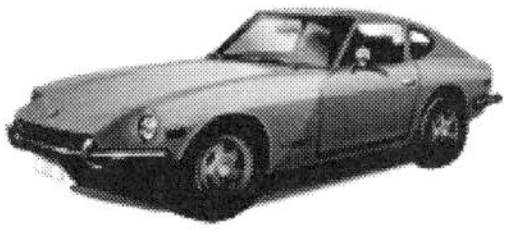
( )

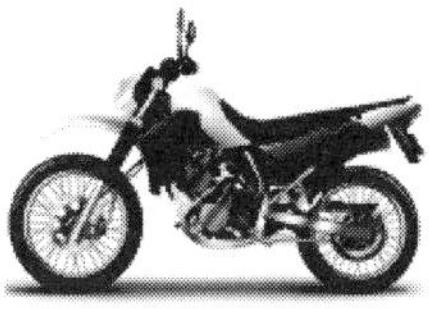
( )

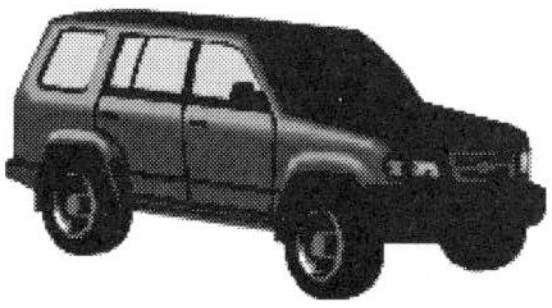
( )

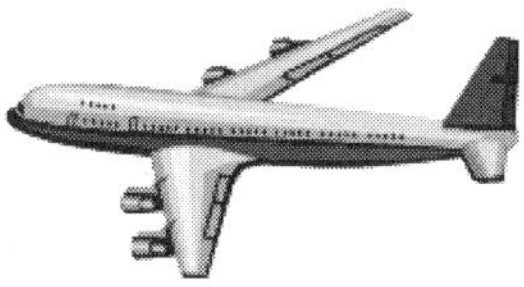
( )

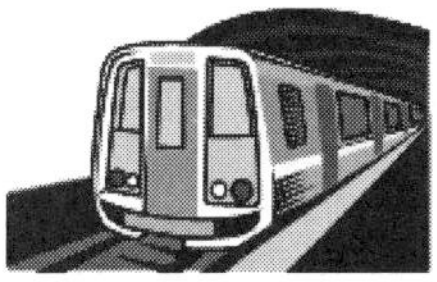
( )

집중력, 판단력

● 다음 중 나머지와 어울리지 않는 하나를 찾으세요.

① 슬프다 ② 저리다 ③ 기쁘다 ④ 행복하다 ⑤ 우울하다

● 다음 중 나머지와 어울리지 않는 하나를 찾으세요.

① TV ② 컴퓨터 ③ 냉장고 ④ 세탁기 ⑤ 화장대

● 다음 중 나머지와 어울리지 않는 하나를 찾으세요.

① 설 ② 추석 ③ 단오 ④ 제헌절 ⑤ 대보름

● 다음 중 나머지와 어울리지 않는 하나를 찾으세요.

① 순록 ② 돼지 ③ 사슴 ④ 황소 ⑤ 코뿔소

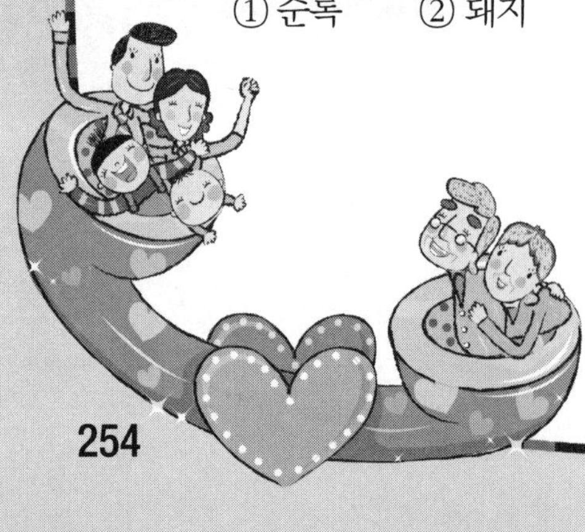

기억력, 집중력

● 아래 그림을 잘 보고, 다음 페이지의 질문에 답해 보세요.

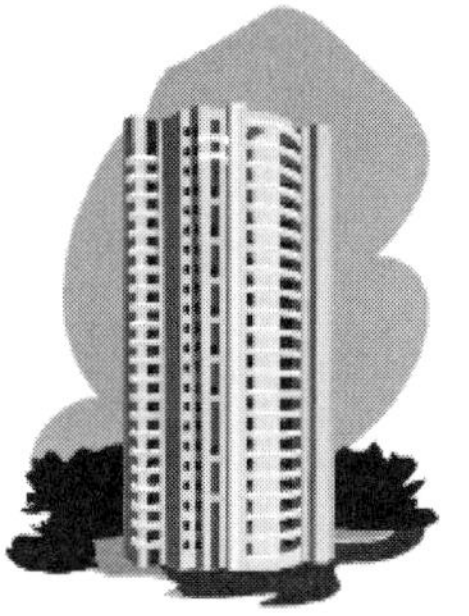
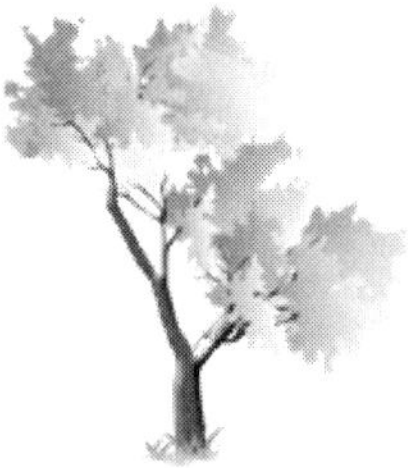
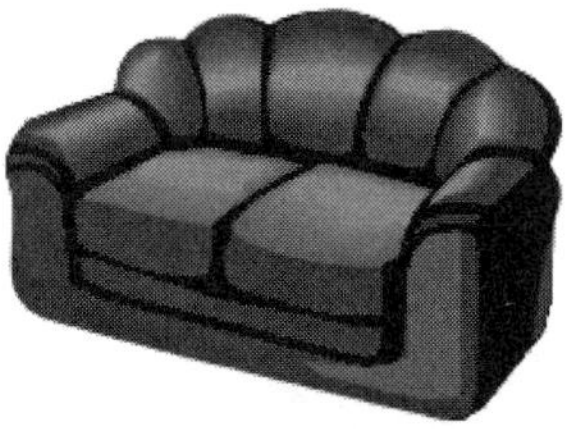
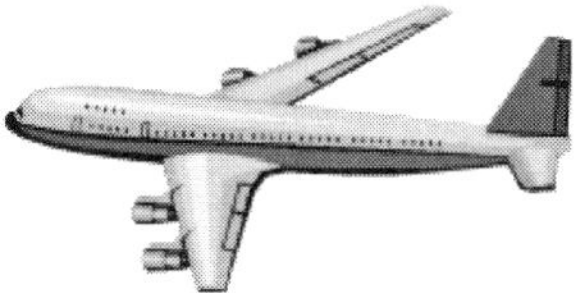
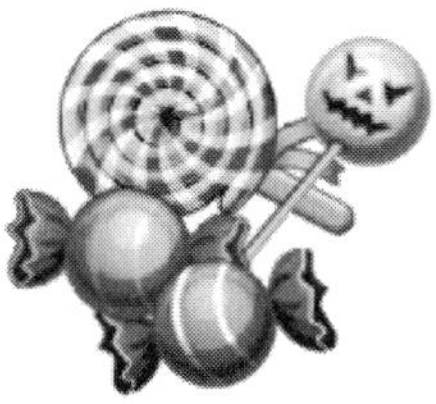
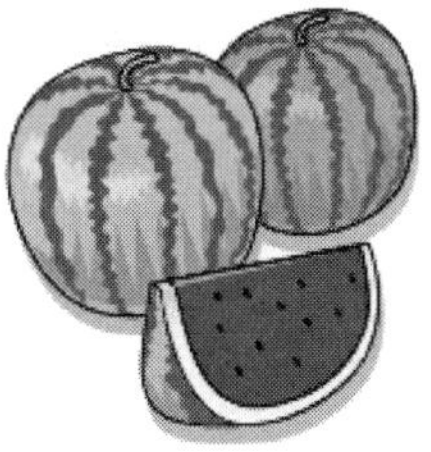
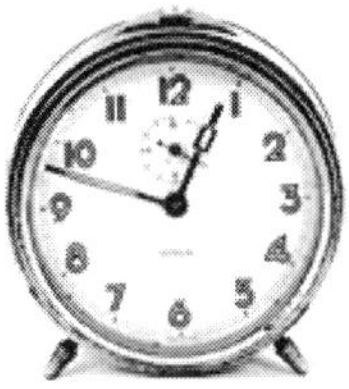
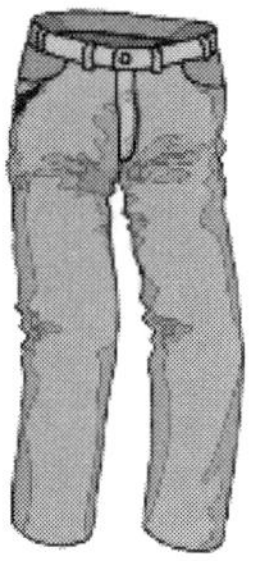
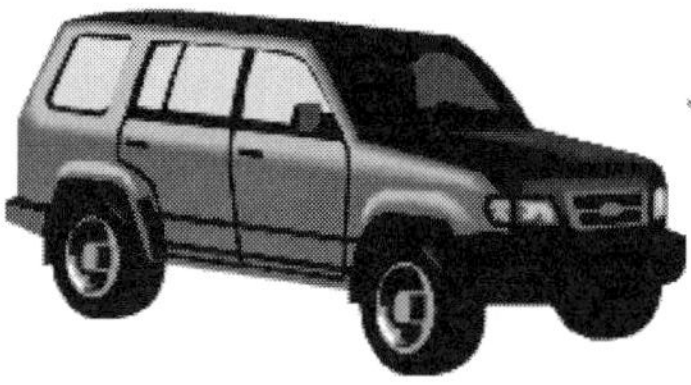

기억력, 집중력

23일 10

● 이전 페이지의 그림 중, 사람이 탈 수 있는 것은 어떤 것입니까?

● 이전 페이지의 그림 중, 사람이 먹을 수 있는 것은 어떤 것입니까?

● 이전 페이지의 그림 중, 속도가 가장 빠른 것은 어떤 것입니까?

● 이전 페이지의 그림은 총 몇 개였습니까?

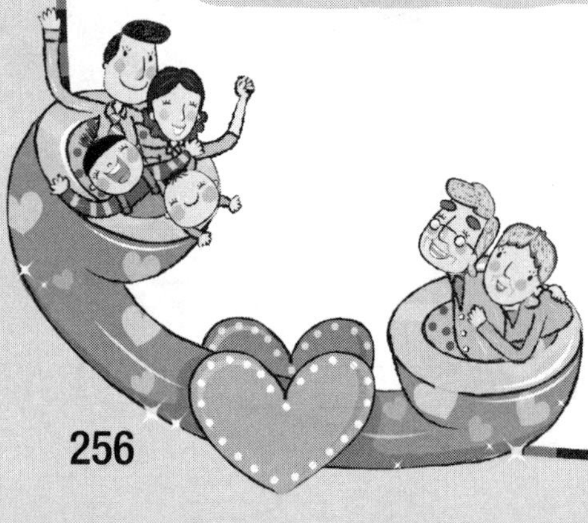

집중력, 계산력

● 다음 나열된 숫자 중, 어울리지 않는 숫자 하나를 찾아서 ○표 하세요.

■ 1 → 4 → 7 → 10 → 13 → 16 → 19 → 22 → 24 → 25 → 28 → 31 → 34

■ 77 → 70 → 63 → 61 → 56 → 49 → 42 → 35 → 28 → 21 → 14 → 7

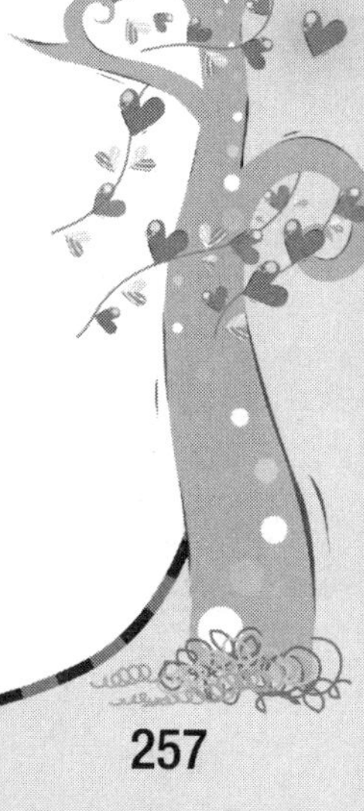

- 29일 토요일에서 19일 전은 며칠이고 무슨 요일인가요?

( )일 ( )요일

- 나영이의 생일은 8월 9일 화요일입니다. 엄마의 생신이 9월 2일이라면 무슨 요일일까요?

( )요일

- 서희는 9월 2일에 여행을 가기로 했습니다. 오늘이 8월 5일 토요일이라면 9월 2일은 무슨 요일일까요?(8월은 31일까지 있는 달입니다.)

( )요일

- 아정이는 3년 5개월 동안 피아노를 배웠고, 수빈이는 45개월 동안 피아노를 배웠습니다. 누가 얼마나 더 오래 피아노를 배웠습니까?

( )이가 ( )개월 더 오래 피아노를 배웠습니다.

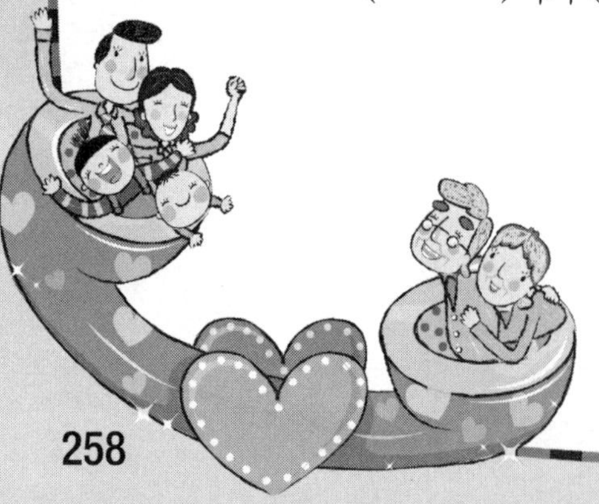

● 다음은 어느 해의 9월 달력입니다.

〈9월〉

일	월	화	수	목	금	토
	1	2 (음) 8.9	3	4	5	6
7	8	9	10	11	12	13
14	15	16	17	18	19	20
21	22	23	24	25	26	27
28	29 (음) 9.6	30				

○ 시연이의 생일은 음력 8월 24일입니다. 양력으로는 몇 월 며칠, 무슨 요일입니까?

(　　　)월 (　　　)일 (　　　)요일

○ 추석은 양력으로는 몇 월 며칠, 무슨 요일입니까?

(　　　)월 (　　　)일 (　　　)요일

● 철수는 3월부터 20개월 동안 운동을 하기로 했습니다. 운동이 끝나는 달은 몇 월입니까?

● 나영이는 6월부터 32개월 동안 영어 공부를 하기로 했습니다. 영어 공부가 끝나는 달은 몇 월입니까?

● 다연이는 3월 15일부터 25일 동안 유럽으로 여행을 떠나기로 했습니다. 유럽 여행이 끝나는 날은 몇 월 며칠입니까? (3월은 31일까지 있는 달입니다.)

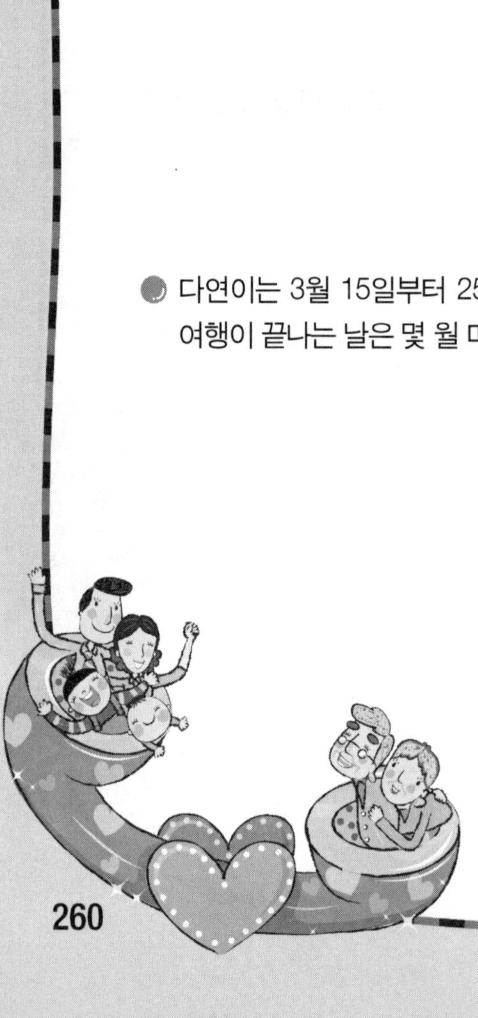

기억력

● 다음 애완용 개의 이름을 잘 기억해 보세요.

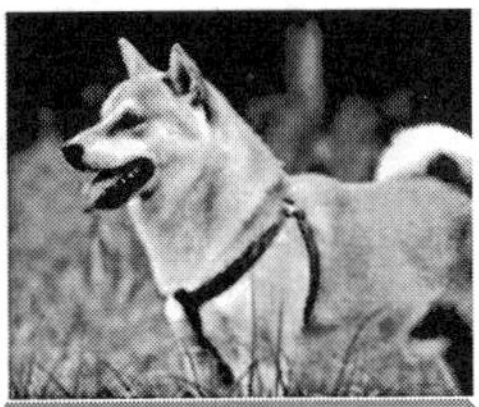

진돗개

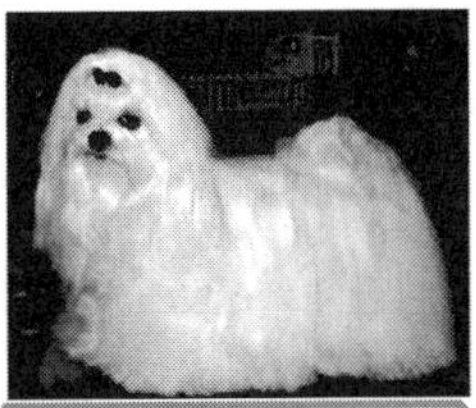

몰티즈

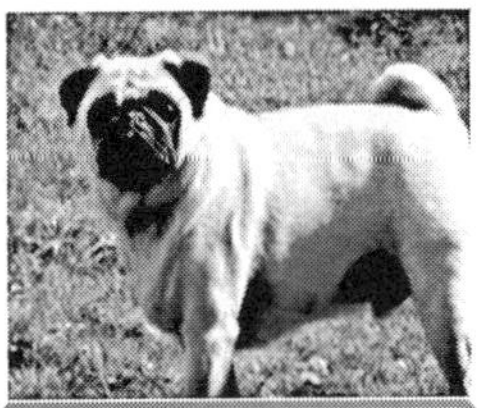

퍼그

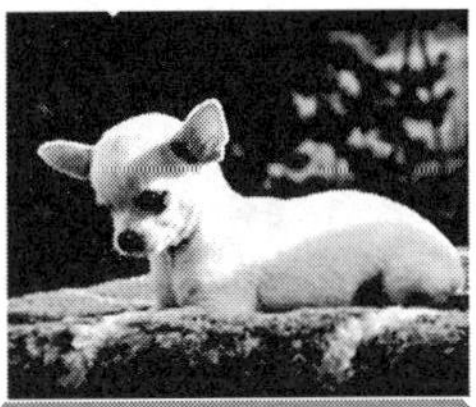

치와와

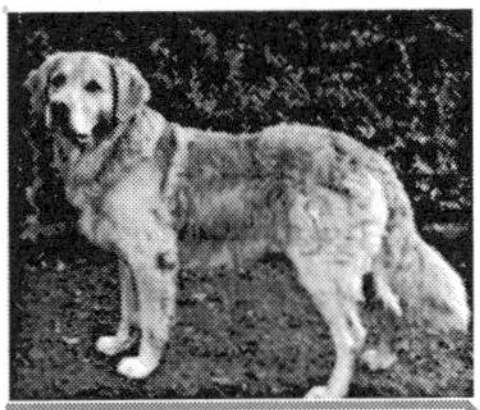

리트리버

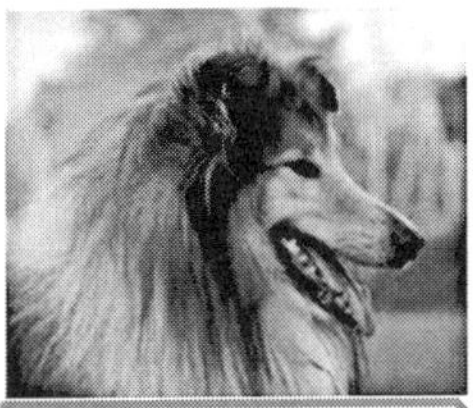

콜리

기억력

24일 6

● 다음 애완용 개의 이름을 잘 기억해서 써넣으세요.

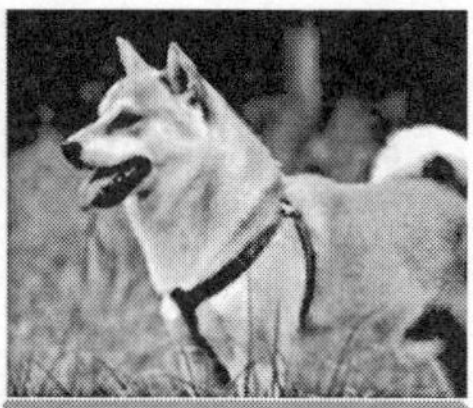

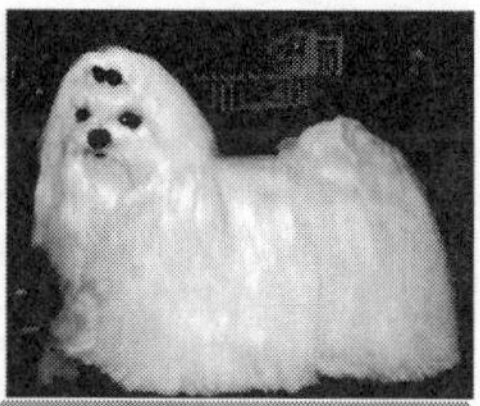

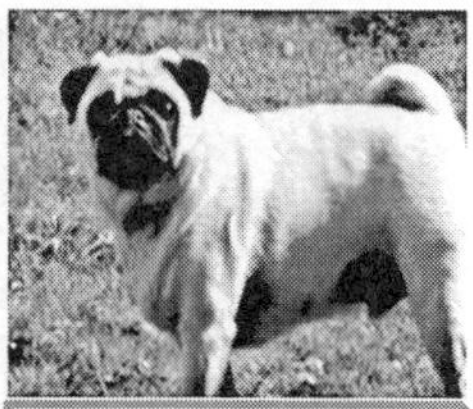

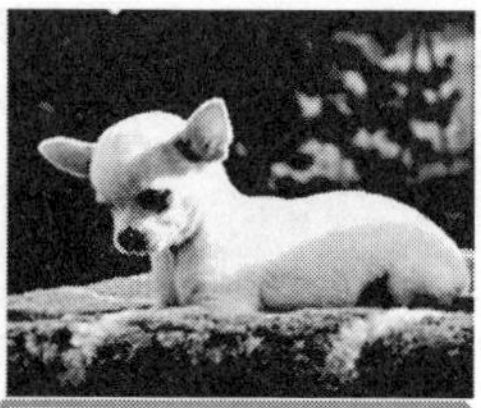

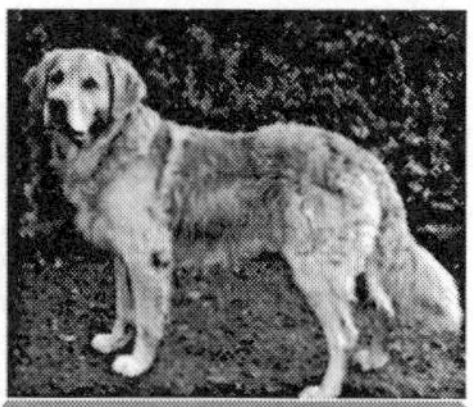

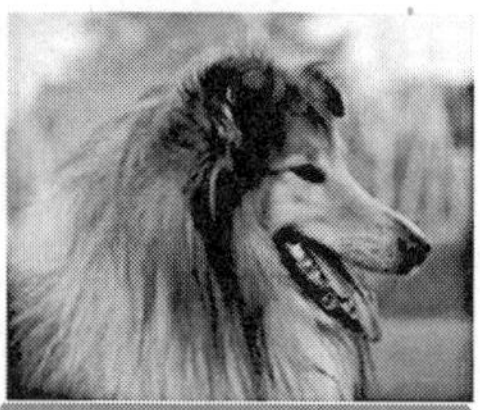

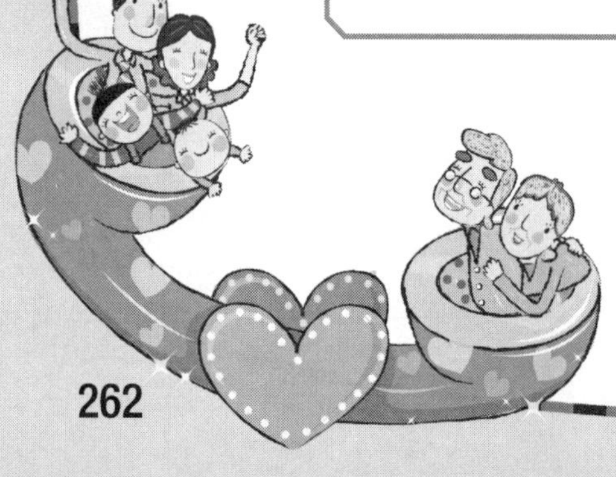

기억력

● 다음 우리나라의 건국 역사를 잘 기억하여 다음 페이지에 써 보세요.

건국 연도	국가	유지 기간
BC 2333년	고조선	2225년
BC 57년	신라(통일신라)	991년
918년	고려	474년
1392년	조선	518년
1948년	대한민국	66년

기억력

● 이전 페이지의 내용을 잘 기억하여 다음 빈칸을 채워 보세요.

건국 연도	국가	유지 기간
BC 2333년		2225년
BC 57년		991년
918년		474년
1392년		518년
1948년	대한민국	66년

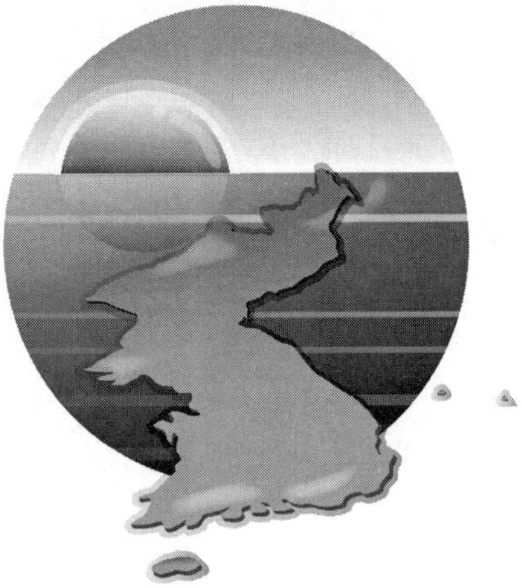

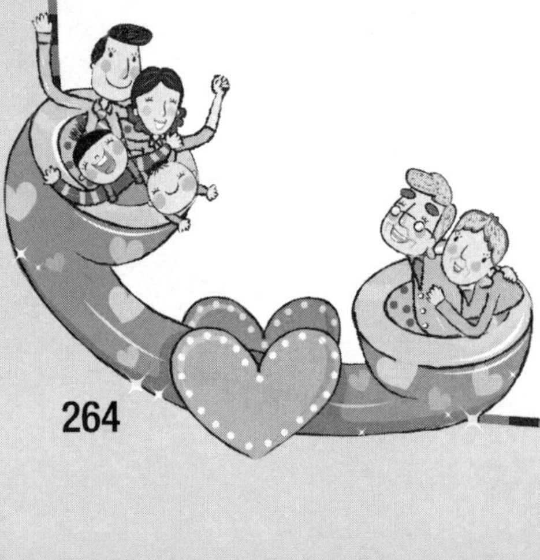

집중력

● 다음 위아래 그림에서 다른 부분을 찾아 ○표 하세요. (6곳)

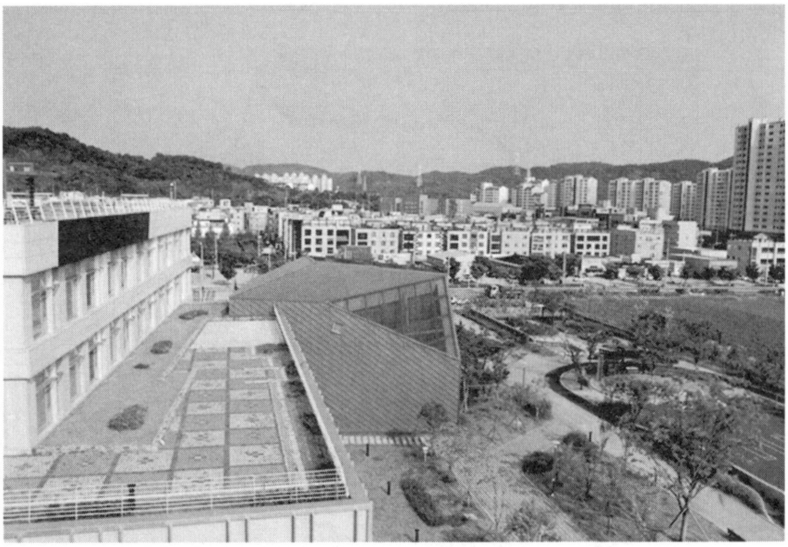

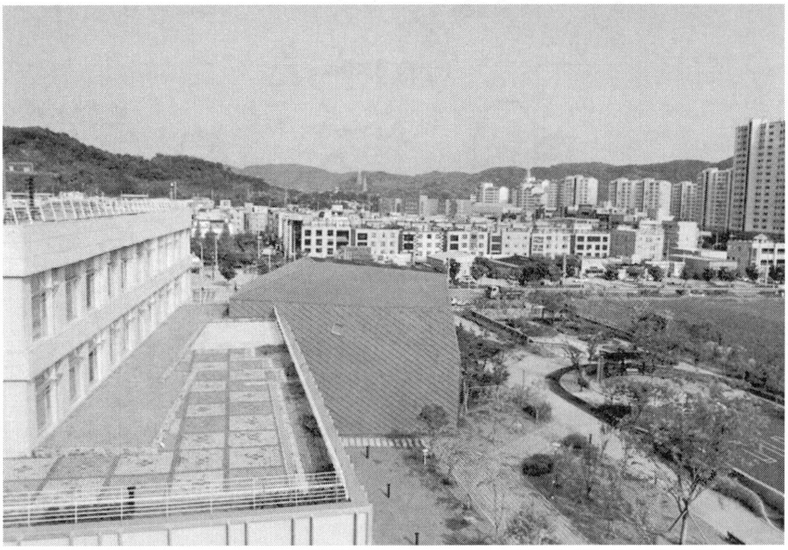

지남력, 집중력

24일 10

● 다음은 우리나라 주요 도시의 지도입니다. 위치들을 기억해 보세요.
(질문은 25일차 과정에 있습니다.)

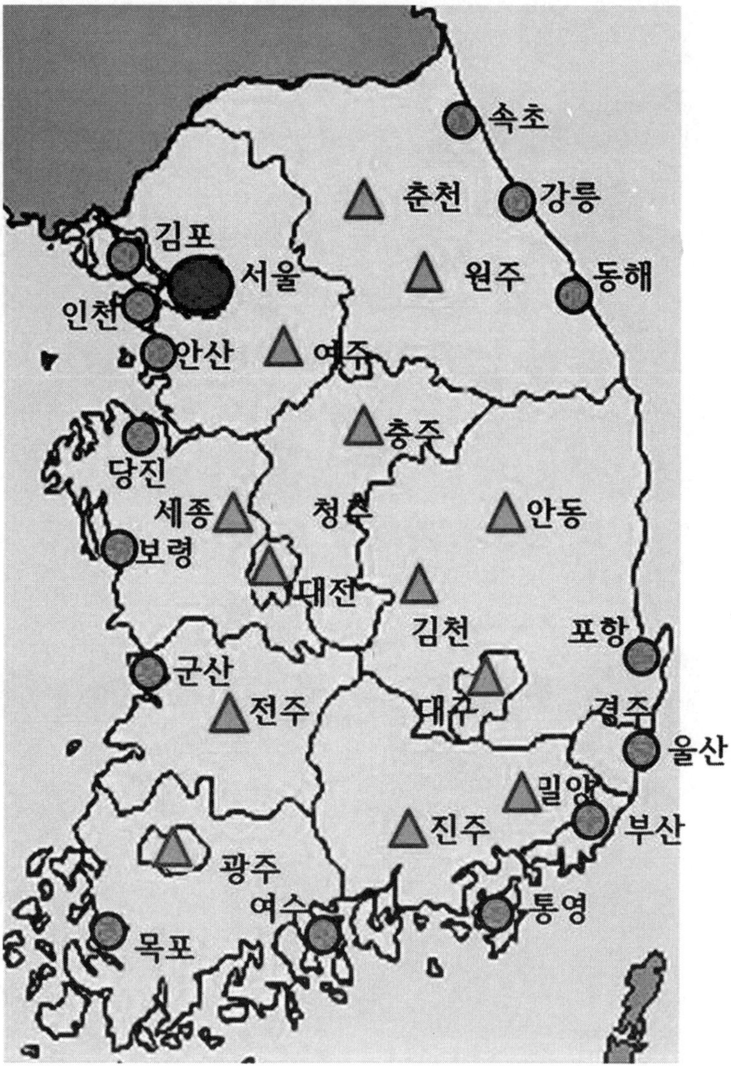

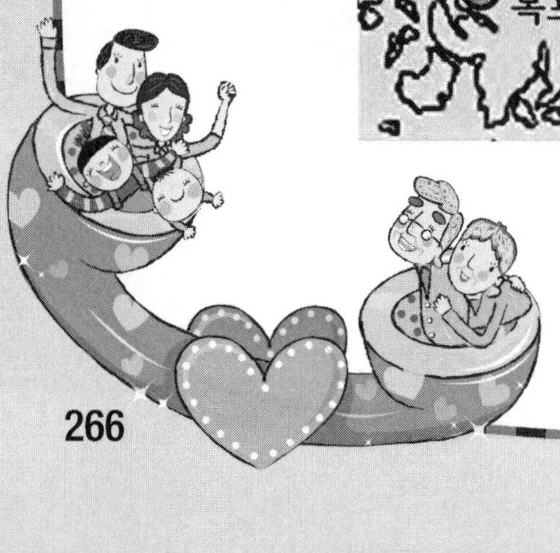

지남력, 계산력

25일 1

어느 해의 5월 달력입니다.

4월 29일은 무슨 요일입니까? (5월은 31일까지 있는 달입니다.)

일	월	화	수	목	금	토
15	16	17	18	19	20	21

어느 해의 11월 달력입니다.

10월 23일은 무슨 요일입니까? (11월은 30일까지 있는 달입니다.)

일	월	화	수	목	금	토
5	6	7	8	9	10	11

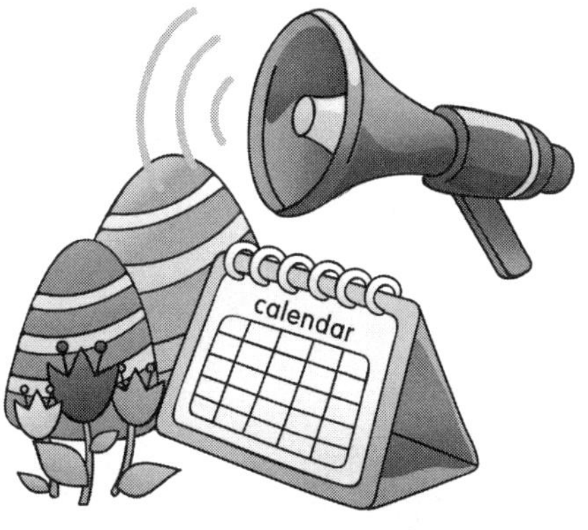

집중력, 계산력

25일 2

● 다음 메뉴판을 보고, 질문에 답해 보세요.

디딤돌 해장국

식사류

양선지해장국	6,000
콩나물 해장국	6,000
버섯해장국	7,000
수육해장국	8,000
내장탕	8,000
가마솥국밥	6,000
콩국수	5,000

안주류

모듬전골	(대)	24,000
	(중)	22,000
곱창볶음		20,000
석쇠불고기		15,000
편육		9,000

주류

양주	20,000
소주	3,000
맥주	4,000
막걸리	2,000

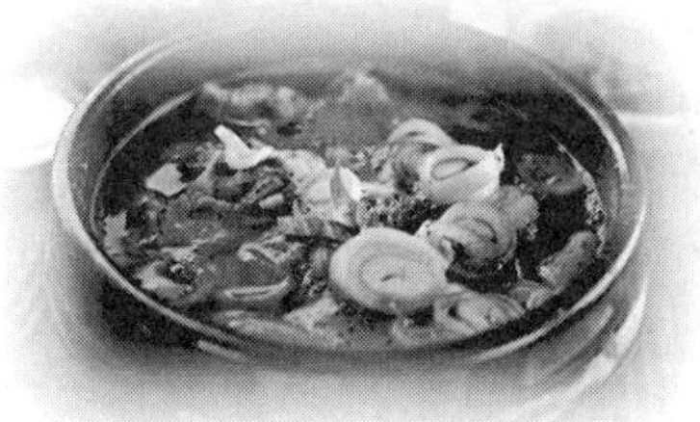

○ 철호와 친구들은 식당에서 모듬전골(중) 1개, 버섯해장국 3개, 편육 1개, 소주 2병, 양주 1병을 주문하였습니다. 총 얼마를 계산하면 되겠습니까?

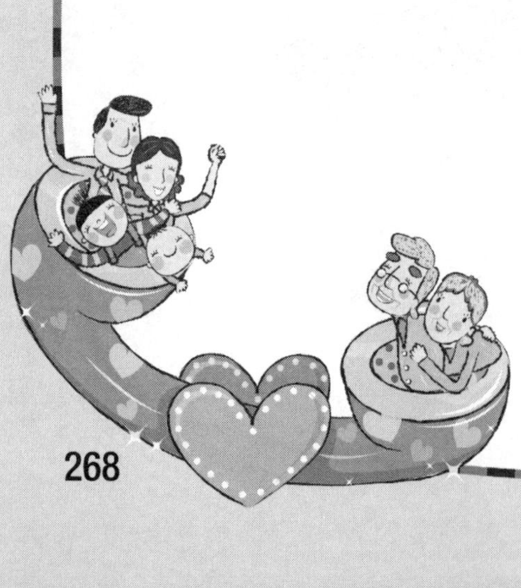

기억력, 지남력

● 다음은 우리나라 국립공원의 지도입니다. 1분 동안 잘 관찰한 후에 다음 페이지의 질문에 답해 보세요.

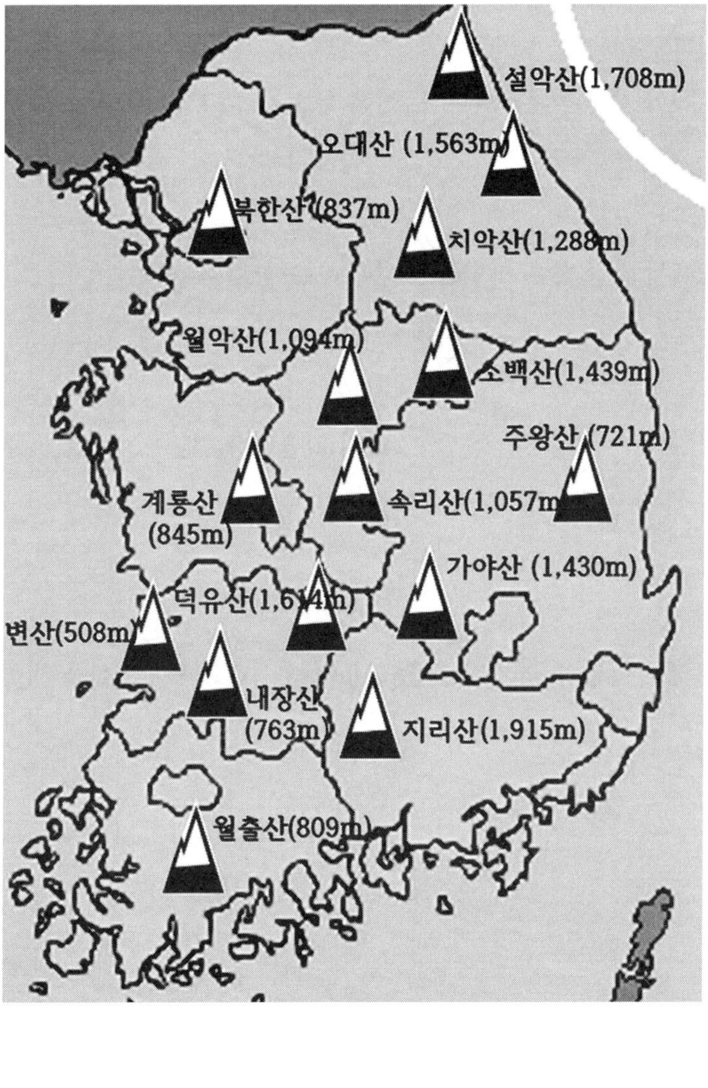

기억력, 지남력

이전 페이지를 참고하여 다음 질문에 답해 보세요.

○ 강원도에 있는 국립공원을 모두 써 보세요.

○ 지도에서 가장 높은 국립공원 산은 무슨 산입니까?

○ 지도에서 가장 낮은 국립공원 산은 무슨 산입니까?

○ 이 지도에는 국립공원 한 곳이 빠져 있습니다. 제주도에 있는 국립공원 산의 이름은 무엇입니까?

○ 지도의 국립공원 중 가장 높은 산부터 순서대로 7개의 산을 써 보세요.

지리산 → (　　　　) → (　　　　) → (　　　　)

(　　　　) → (　　　　) → (　　　　)

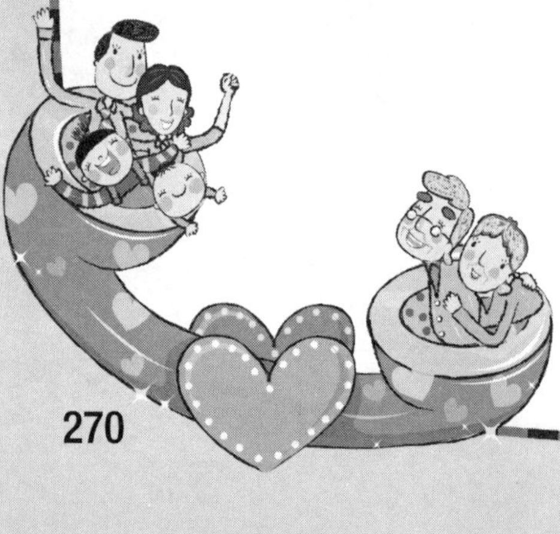

다음은 해물떡볶이를 만드는 순서입니다. 잘 기억해 보세요.

① 홍합은 이물질을 떼어 내고 솔로 깨끗이 닦는다. 새우도 깨끗이 닦고, 오징어는 내장을 제거하고 껍질을 벗겨 먹기 좋은 크기로 썰어 준비한다.

② 양파와 청 · 홍피망은 채 썰고 양배추는 먹기 좋은 크기로 썰어 준비한다.

③ 냄비에 물과 고추장 5g, 간장 15ml, 고춧가루 5g, 설탕 12g, 다진 마늘 7g, 청주 15ml를 섞어 준비한 양념장과 떡을 넣어 잘 섞어 준 후 끓인다(굳은 떡은 찬물에 1시간 정도 불렸다가 끓는 물에 데쳐 사용한다).

④ 떡이 어느 정도 익으면 준비해 둔 해산물을 넣어 익혀 준다.

⑤ 홍합의 입이 벌어지면 준비한 야채를 넣어 함께 볶아 주다가 대파와 참기름, 깨, 후춧가루를 넣어 완성한다.

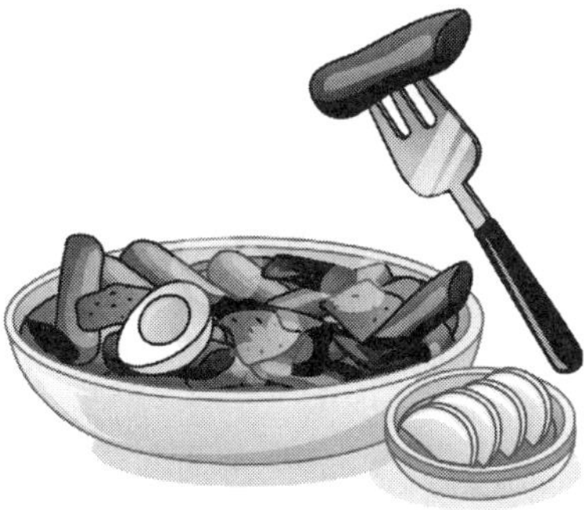

● 해물떡볶이를 만드는 순서에 맞게 다음 빈칸에 번호를 써넣으세요.

번호	내용
	떡이 어느 정도 익으면 준비해 둔 해산물을 넣어 익혀 준다.
	냄비에 물과 고추장 5g, 간장 15ml, 고춧가루 5g, 설탕 12g, 다진 마늘 7g, 청주 15ml를 섞어 준비한 양념장과 떡을 넣어 잘 섞어 준 후 끓인다(굳은 떡은 찬물에 1시간 정도 불렸다가 끓는 물에 데쳐 사용한다).
	홍합은 이물질을 떼어 내고 솔로 깨끗이 닦는다. 새우도 깨끗이 닦고, 오징어는 내장을 제거하고 껍질을 벗겨 먹기 좋은 크기로 썰어 준비한다.
	양파와 청·홍피망은 채 썰고 양배추는 먹기 좋은 크기로 썰어 준비한다.
	홍합의 입이 벌어지면 준비한 야채를 넣어 함께 볶아 주다가 대파와 참기름, 깨, 후춧가루를 넣어 완성한다.

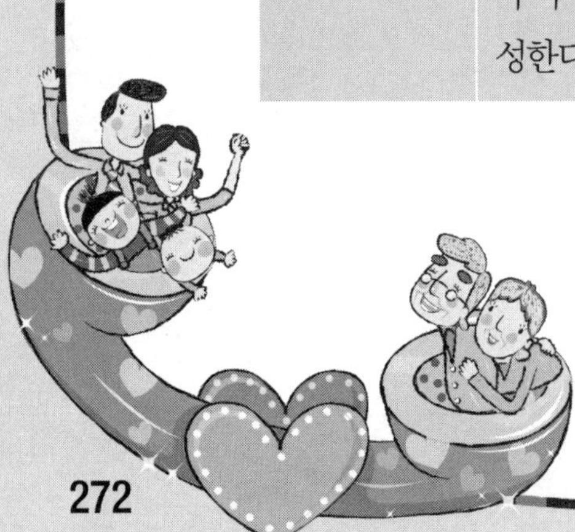

집중력, 계산력

25일 7

● 아래 힌트를 잘 보고, 빈칸에 알맞은 수를 넣어 보세요.

1	8			7	6		5	9
2	7	9	5		4			3
5	3	6	1			7		
	6	5	9	3			1	2
7	2		4				9	
	9	8	2	6	1			
9				4	2		3	
6	4		7	1		9	2	
	1		6	9	3	5		7

○ 힌트 ①: 가로와 세로에 1부터 9까지 숫자가 한 번씩 들어갑니다.

○ 힌트 ②: 3 × 3 박스 안에도 1부터 9까지 숫자가 한 번씩 들어갑니다.

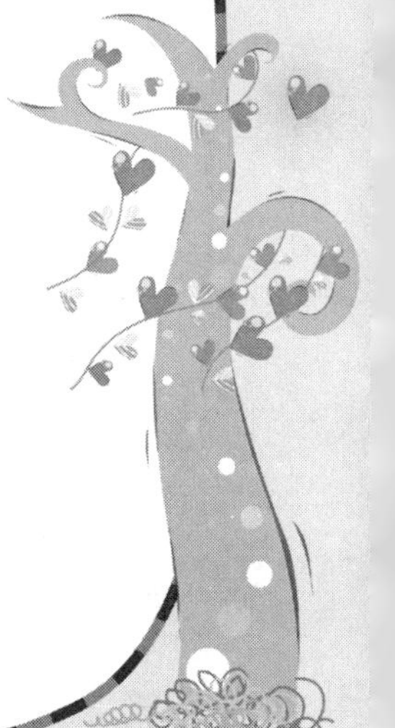

● 다음 중 크기가 큰 순서대로 숫자를 써넣으세요.

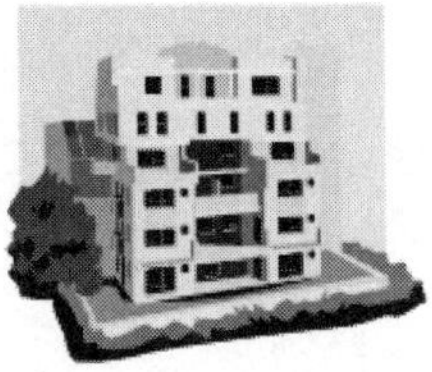 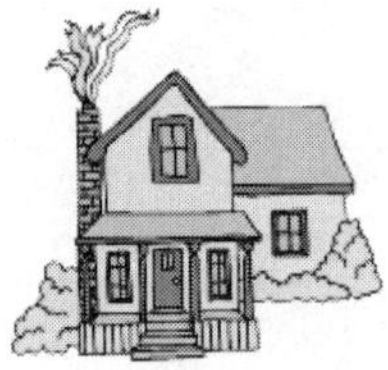 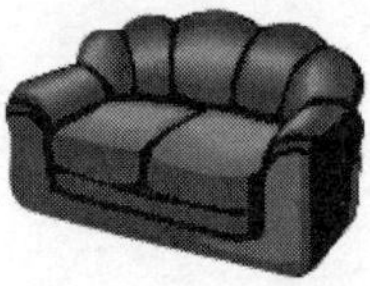 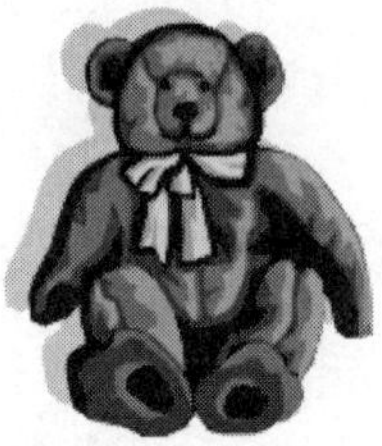

( ) ( ) ( ) ( )

● 다음 중 가격이 비싼 순서대로 숫자를 써넣으세요.

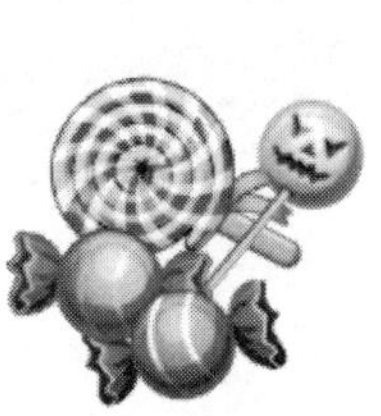 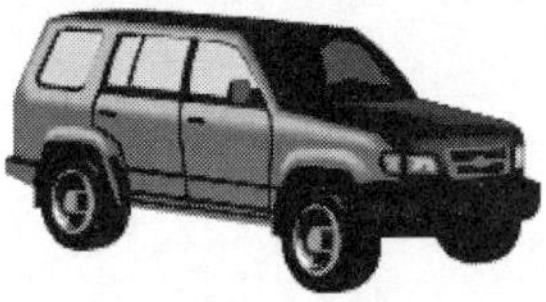 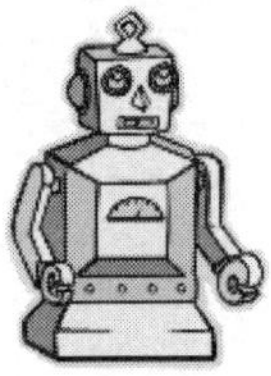

( ) ( ) ( )

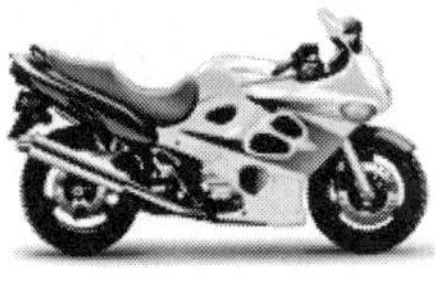 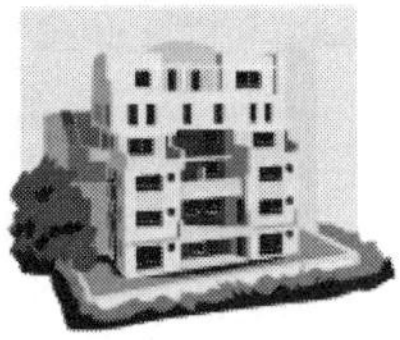 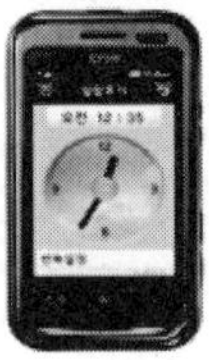

( ) ( ) ( )

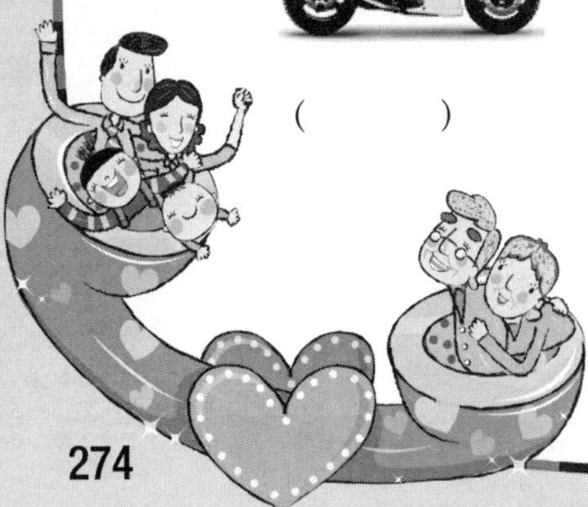

지남력, 기억력

25일 9

● 다음은 우리나라 주요 도시의 지도입니다. 바닷가와 접하고 있는 도시의 이름을 빈칸에 적어 보세요.

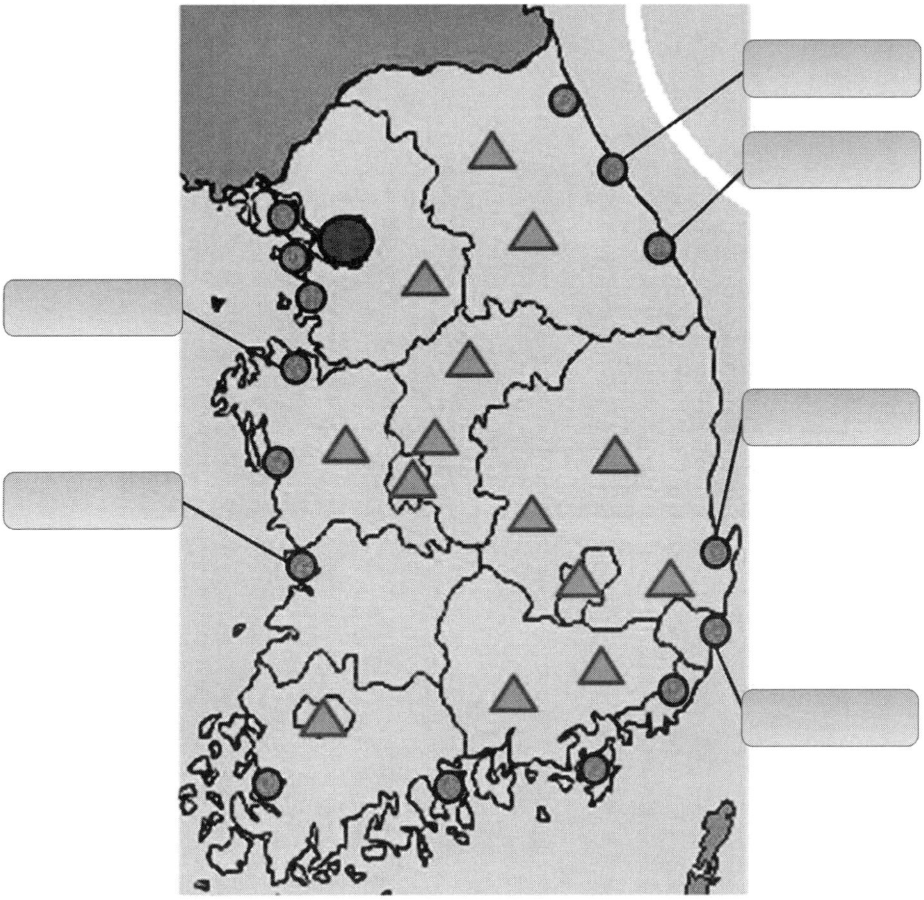

집중력

● 다음 위아래 그림에서 다른 부분을 찾아 ○표 하세요. (6곳)

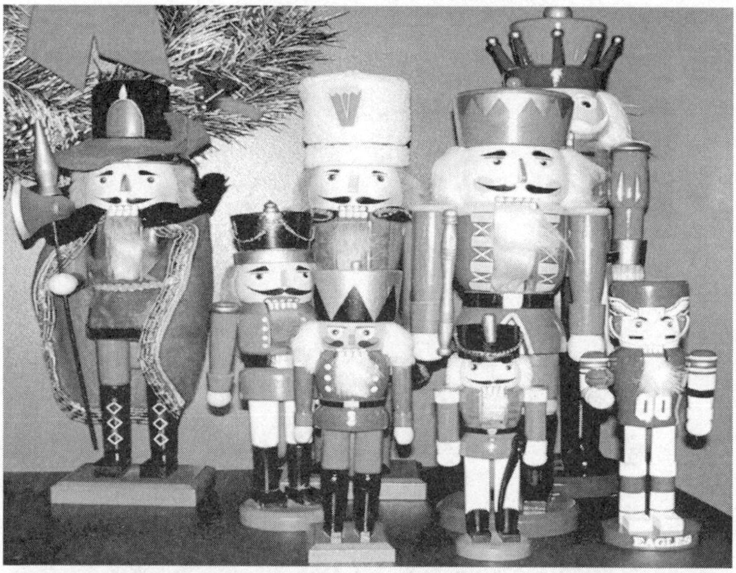

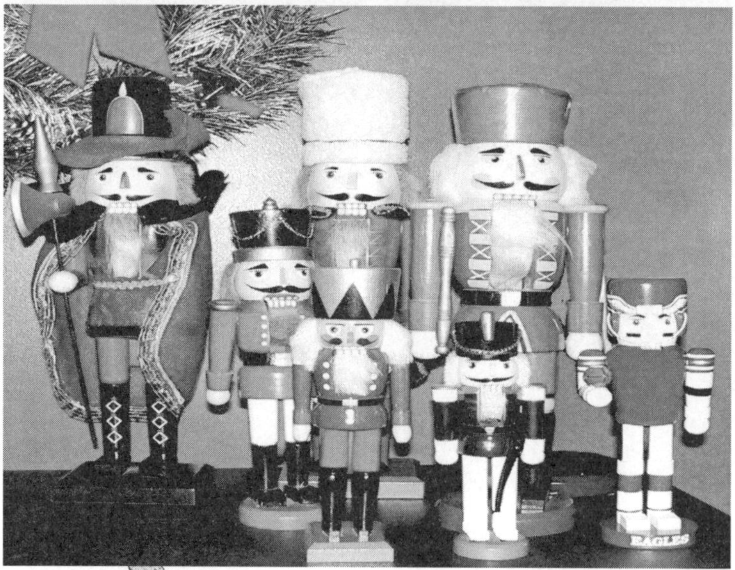

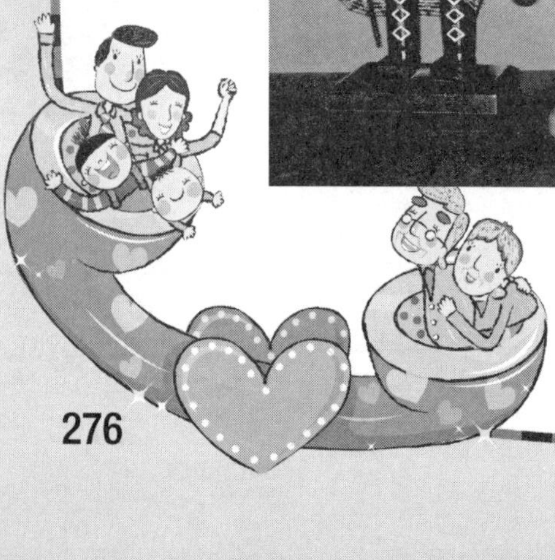

모범답안(21~25일차)

순서	21일차	22일차	23일차	24일차	25일차
1	8월, 6월	4월 7일 일요일, 7시간 40분	토요일, 월요일	24, 61	금요일, 월요일
2		17, 26	5월, 10월	10, 월 금/토 수빈, 4	78,000원
3				9월 17일 수요일 9월 8일 월요일	
4		이천 → 신갈 → 천안 → 익산 → 광주/경부고속도로/ 영동, 남해		11월, 2월, 4월 9일	269페이지 참조
5	4가지 50 → 이천 → 35 → 대전 → 1 50 → 여주 → 45 → 김천 → 1 50 → 원주 → 55	–태평양, 대서양, 인도양, 북극해, 남극해 –북아메리카, 남아메 리카, 유럽, 아시아, 아프리카, 오세아니아	249페이지 참조		
6				261페이지 참조	④, ③, ①, ②, ⑤
7	④, ②, ④, ⑤	241페이지 참조	1, 4, 3, 2, 5 3, 5, 6, 4, 2, 1		윗줄부터 432/816/2984/ 478/15836/ 3475/57861/ 358/824
8	윗줄부터 83/84396/47/ 561/65348/ 85/264195/ 58796/938	648242/ 264482/ 642424/ 864628	②, ⑤, ④, ②	263페이지 참조	1, 2, 3, 4 6, 2, 5, 3, 1, 4
9					266페이지 참조
10	234페이지 참조	245페이지 참조	비행기, 자동차 수박, 사탕 비행기 9개		

뇌혈관 질환에 관한 짧고 전문적인 지식 [10]

언어기능의 경우 대부분 초기 3~6개월에 회복을 보이지만, 완전 실어증을 가진 환자들은 초기 6개월 이후에 회복되는 경우도 많이 있다. 회복되는 정도와 양상은 초기 실어증의 정도와 타입에 따라 결정된다. 보통의 경우 말을 잘하는 실어증이 말을 잘 못하는 실어증보다 좋은 예후를 갖게 된다. 또한 언어를 이해하는 것이 언어를 표현하는 것보다 빨리 회복되고 회복 정도도 더 크다.

뇌졸중 환자에게 재활치료를 적용하는 것은 어렵고 복잡한 노력을 필요로 하는 일이다. 뇌졸중은 흔한 질환이며 뇌졸중 환자에게는 재활의학에서 적용할 수 있는 거의 대부분의 치료를 적용해야 하는 경우가 많기 때문에 재활의학의 원형으로 여기기도 한다.

● 지금 시각은 오후 3시입니다. 영수는 현재 집에 있습니다. 미옥이를 레스토랑에서 1시간 후에 만나기로 하였습니다. 미옥이를 2시간 30분 동안 만난 후 백화점에서 1시간 동안 쇼핑을 한 후에 집에 돌아가려고 합니다. 집에서 레스토랑까지는 30분이 걸리고 백화점에서 집까지는 1시간이 걸립니다. 영수가 집에 도착하는 시각은 몇 시 몇 분입니까?

( ) 시 ( ) 분

● 영수는 미옥이를 카페에서 1시간 30분 동안 만난 후 공원에서 1시간 동안 산책을 했습니다. 그리고 집으로 돌아와 도착하자마자 시계를 보니 5시 30분이었습니다. 카페에서 공원까지는 20분이 걸리고 공원에서 집까지는 30분이 걸립니다. 영수가 미옥이를 만난 시각은 몇 시 몇 분입니까?

( ) 시 ( ) 분

● 지금 시각은 다음과 같습니다.

영수는 미옥이를 3시간 후에 만나기로 하였습니다. 미옥이와 2시간 동안 카페에서 만난 후, 백화점에서 3시간 30분 동안 쇼핑을 하고 집에 돌아가려고 합니다. 카페에서 백화점까지는 10분이 걸리고, 백화점에서 집까지는 25분이 걸립니다. 영수가 집에 도착하는 시각은 몇 시 몇 분입니까?

(　　　) 시 (　　　) 분

● 영수는 미옥이를 3시간 15분 동안 만나고, 백화점에서 1시간 동안 쇼핑을 하였습니다. 그리고 집으로 돌아와 도착하자마자 시계를 보니 아래와 같았습니다. 백화점에서 집까지는 45분이 걸립니다. 영수와 미옥이는 몇 시에 만났습니까?

(　　　) 시 (　　　) 분

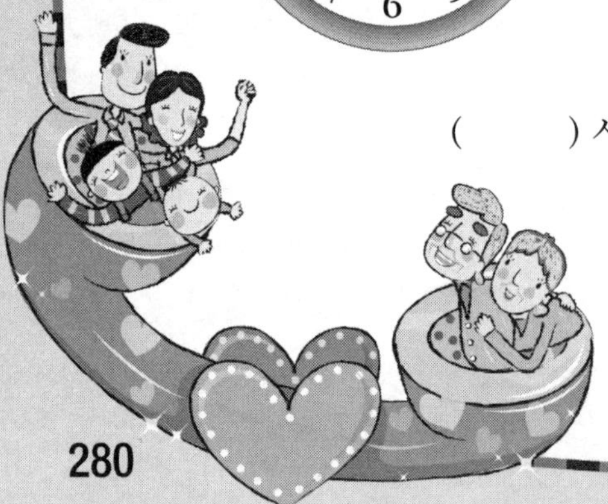

지남력, 기억력

26일 3

● 다음은 우리나라의 주요 고속도로 지도입니다. 도시의 이름에 유의하여 30초 동안 잘 관찰해 보세요.

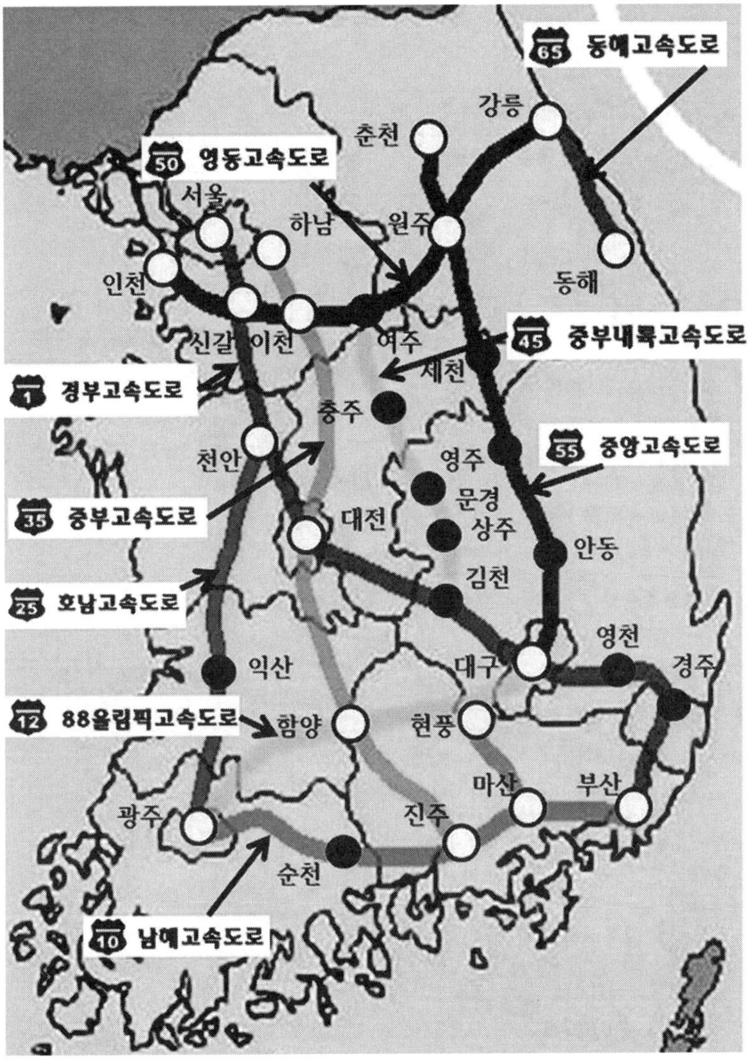

지남력, 기억력

26일 4

● 다음은 우리나라의 주요 고속도로 지도입니다. 다음 빈칸에 알맞은 도시 이름을 써넣으세요.

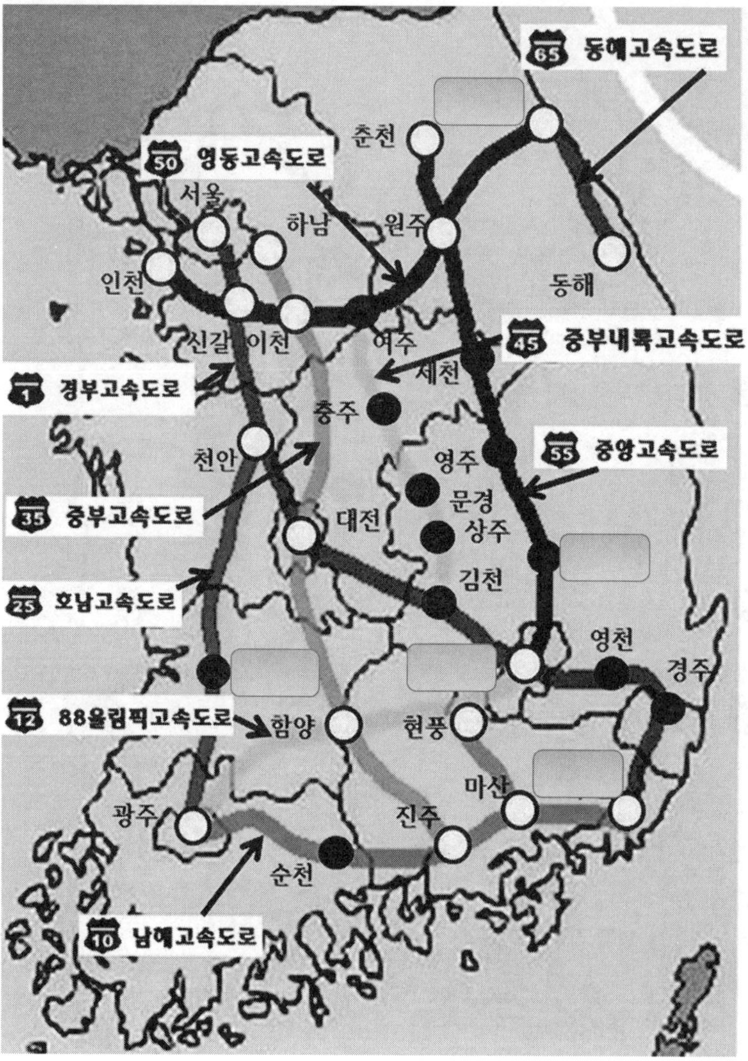

기억력

● 다음 시간표는 경수의 하루 일과입니다. 잘 기억해 보세요.

시간		내용
오전	~07:00	아직 자고 있음
	07:00~07:30	겨우겨우 일어남
	07:30~08:30	아침 식사
	08:30~10:30	인터넷 검색
	10:30~12:00	TV 시청
오후	12:00~13:00	점심 식사
	14:00~15:00	세수 및 양치질
	15:00~18:30	동네 친구 만나서 놀기
	18:30~19:30	친구와 저녁 식사
	19:30~22:00	집에서 TV 시청
	22:00~	밤새 게임하기

기억력

● 이전 페이지에 있었던 경수의 일과를 생각나는 대로 적어 보세요.

시간		내용
오전	~07:00	
	07:00~07:30	
	07:30~08:30	
	08:30~10:30	
	10:30~12:00	
오후	12:00~13:00	
	14:00~15:00	
	15:00~18:30	
	18:30~19:30	
	19:30~22:00	
	22:00~	

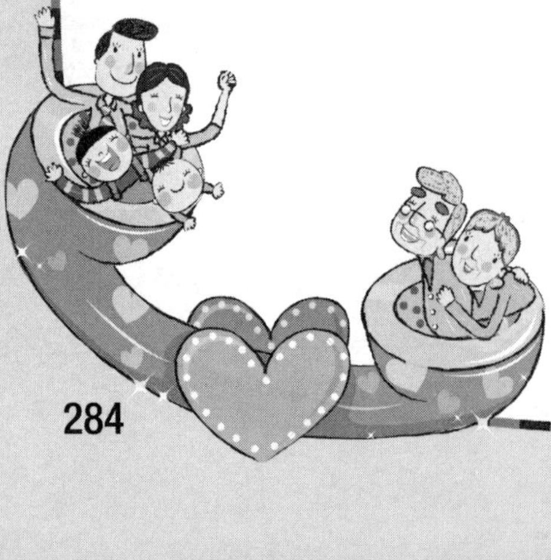

집중력

26일 7

● 다음 위아래 그림에서 다른 부분을 찾아 ○표 하세요. (6곳)

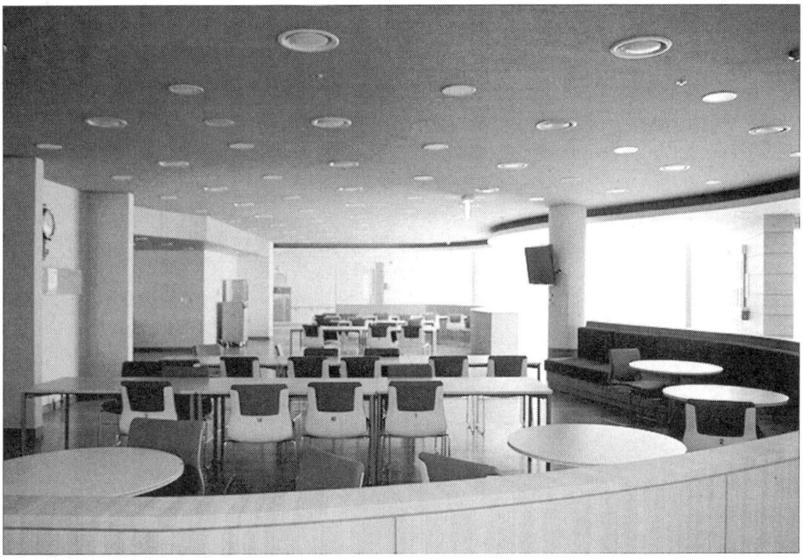

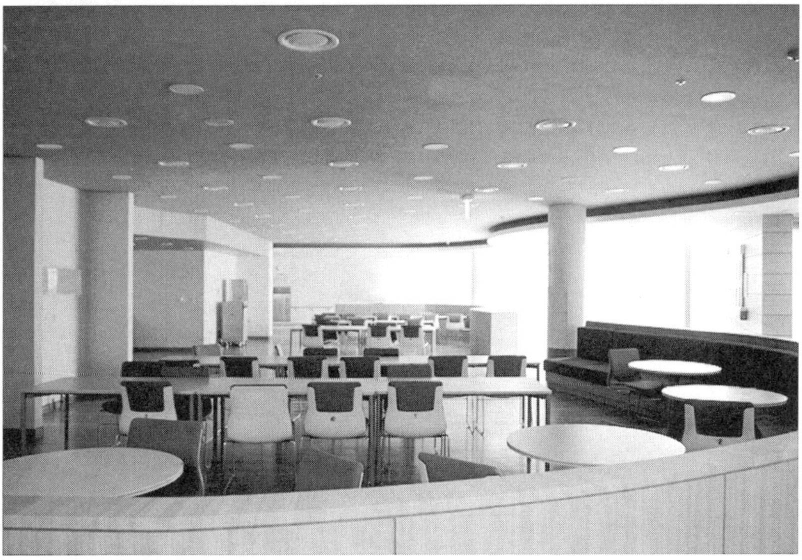

기억력

26일 8

● 다음 현대 전쟁의 역사를 잘 기억하여 2페이지 뒤에 써 보세요.

연도	주요 내용
1853년	크림 전쟁
1914년	제1차 세계대전
1939년	제2차 세계대전
1960년	제2차 베트남 전쟁
2003년	이라크 전쟁

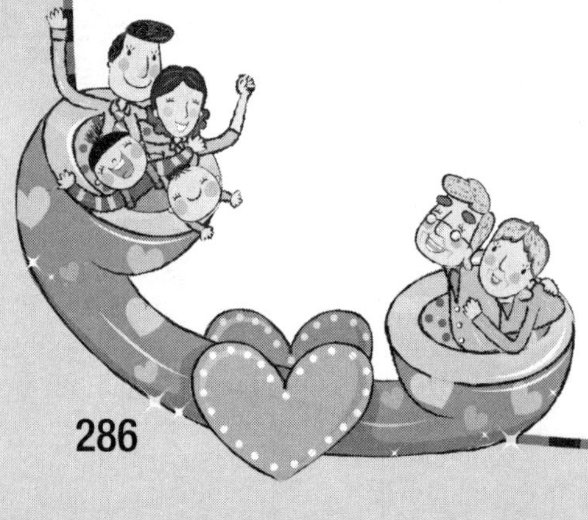

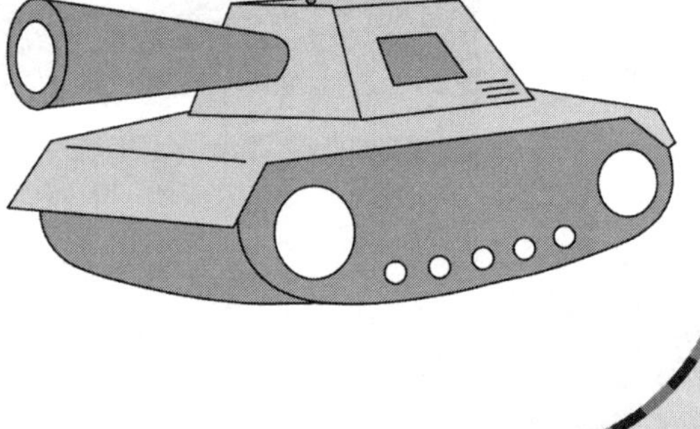

판단력, 집중력

● 다음 표정 그림을 보고, 기분이나 상황과 가장 어울리는 단어를 찾아 써넣어 보세요.

걱정, 괴로움, 귀찮음, 성가심, 기쁨, 희열, 가엾음, 고까움, 처량함, 끔찍함, 참혹함, 기분 나쁨, 노여움, 노파심, 눈물겨움, 흡족함, 대견함, 뒤숭숭함, 든든함, 따분함, 망연자실, 모멸감, 몸서리, 무서움, 미움, 뭉클함, 민망함, 비통함, 부끄러움, 쓸쓸함, 서러움, 섭섭함, 서먹서먹함, 시원함, 홍겨움, 애통함, 아쉬움, 안쓰러움, 애달픔, 초조함, 조바심, 불안함, 짜증, 짠함, 착잡함, 허전함, 후련함, 유쾌함, 환희

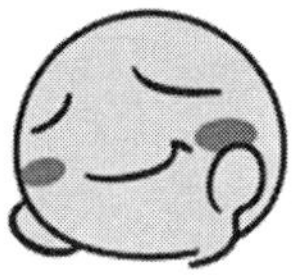
(　　　　)

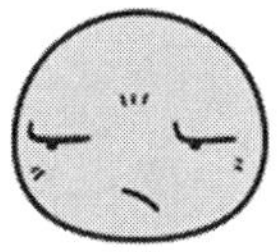
(　　　　)

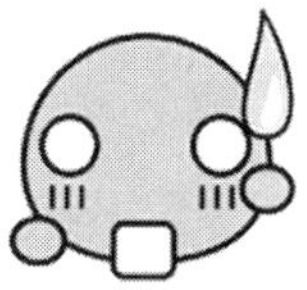
(　　　　)

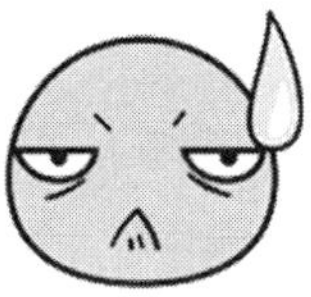
(　　　　)

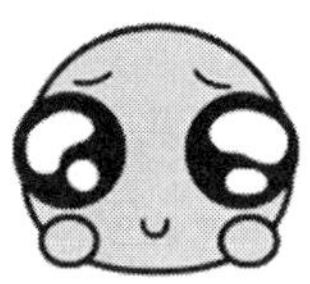
(　　　　)

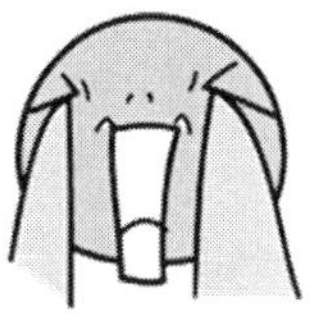
(　　　　)

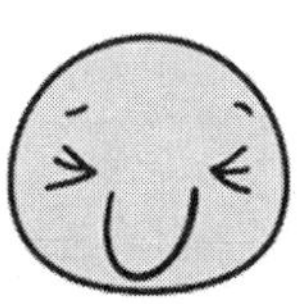
(　　　　)

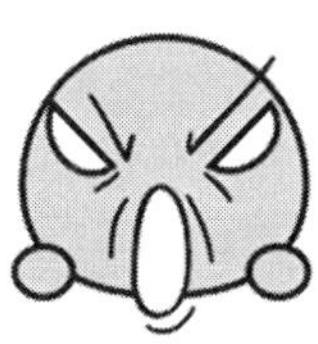
(　　　　)

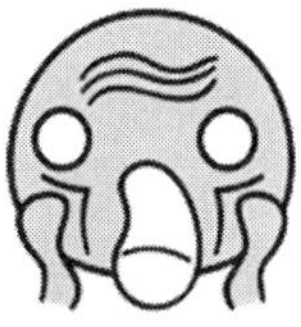
(　　　　)

기억력

26일 10

● 2페이지 전의 내용을 잘 기억하여 다음 빈칸을 채워 보세요.

연도	주요 내용
1853년	(　　　　　) 전쟁
1914년	제1차 세계대전
1939년	(　　　　　)대전
1960년	제2차 베트남 전쟁
2003년	(　　　　　) 전쟁

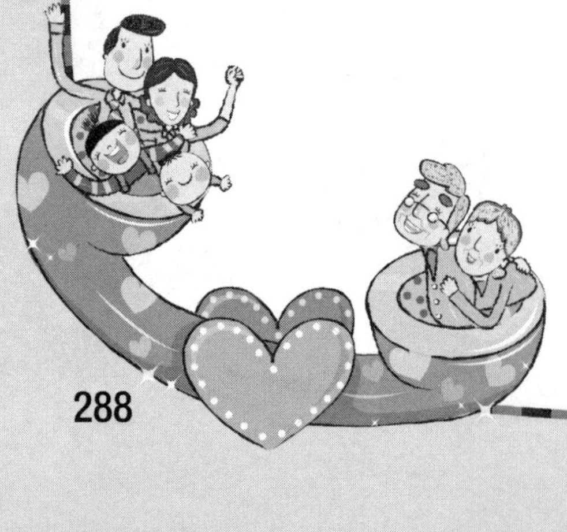

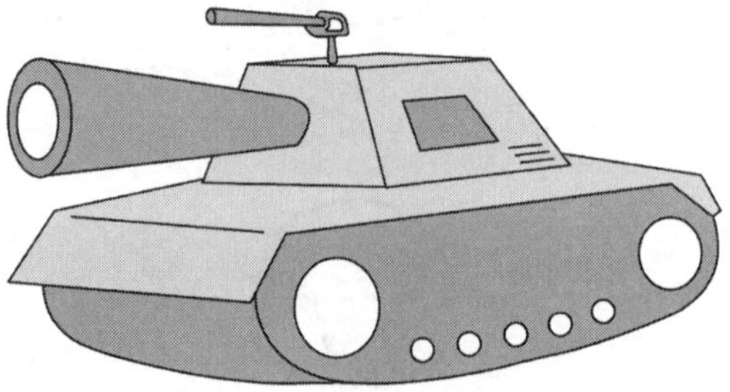

뇌혈관 질환에 관한 짧고 전문적인 지식 [11]

뇌 가소성은 뇌 손상 후 뇌에서 일어나는 재구성과 리모델링 능력을 말한다. 일반적으로 말초신경은 재생이 되며, 중추신경(뇌, 척수)은 한번 손상당하면 재생되지 못하는 것으로 알려져 있다. 과거에는 어른이 되기 전의 뇌에서만 뇌 가소성이 있다고 생각했으나, 여러 뇌신경을 연구한 결과 성인의 뇌에서도 뇌 손상 후 뇌 가소성이 있다는 것이 밝혀졌다.

뇌 손상 이후 운동기능의 회복은 운동재활훈련에 따른 대뇌피질신경의 리모델링에 의해 일어나게 된다. '사용과 훈련에 의존적인 운동 회복'이라는 개념이 뇌졸중 재활에서 이론적 바탕의 패러다임에 변화를 일으켜 연구의 새 방향을 이끌고 있다.

계산력, 지남력

27일 1

- 지금 시각은 오후 3시 40분입니다. 영수는 현재 집에 있습니다. 미옥이를 레스토랑에서 1시간 20분 후에 만나기로 하였습니다. 미옥이를 2시간 30분 동안 만난 후, 백화점에서 1시간 동안 쇼핑을 하고 집에 돌아가려고 합니다. 레스토랑에서 백화점까지는 40분이 걸리고, 백화점에서 집까지는 30분이 걸립니다. 영수가 집에 도착하는 시각은 몇 시 몇 분입니까?

( )시 ( )분

- 영수는 미옥이를 카페에서 1시간 15분 동안 만난 후, 공원에서 2시간 동안 산책을 하고 집으로 돌아왔습니다. 집에 돌아왔을 때의 시각은 오후 3시였습니다. 카페에서 공원까지는 50분이 걸리고 공원에서 집까지는 40분이 걸립니다. 영수가 미옥이를 만난 시각은 몇 시 몇 분입니까?

( )시 ( )분

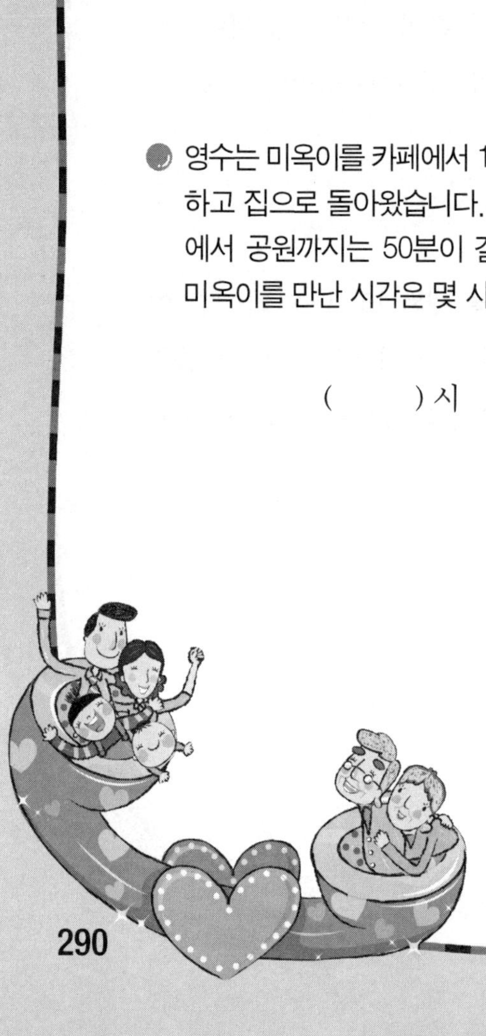

기억력

● 아래의 글을 읽고(혹은 듣고), 다음 페이지의 물음에 답해 보세요.

2010년 12월 24일 명동의 한 거리에서 구세군 모금 활동을 하고 있었습니다. 영철이는 자신이 가지고 있는 돈 10만원 중 5만원을 기부하였습니다. 보람이는 가지고 있는 돈 5만원 중 1만원을 기부하였습니다. 민수는 가지고 있는 돈 1000원 중 1000원을 기부하였습니다. 민수는 가지고 있는 돈은 가장 적었지만, 본인이 가지고 있는 돈의 전부를 기부하였습니다.

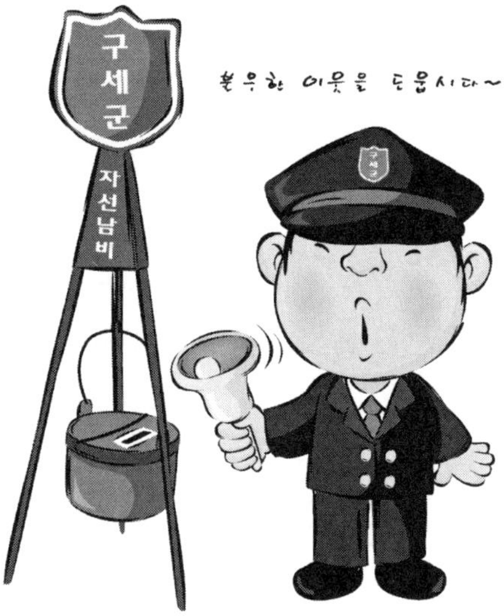

기억력

27일 3

● 이전 페이지에 있던 글을 기억하여 다음 물음에 답해 보세요.

○ 구세군 모금을 한 때는 언제입니까?

○ 어디에서 구세군 모금을 하였습니까?

○ 가장 많은 금액을 기부한 사람은 누구이며, 얼마를 기부하였습니까?

○ 가장 적게 기부한 사람은 누구이며, 얼마를 기부하였습니까?

○ 구세군 모금함에 기부한 사람은 총 몇 명입니까?

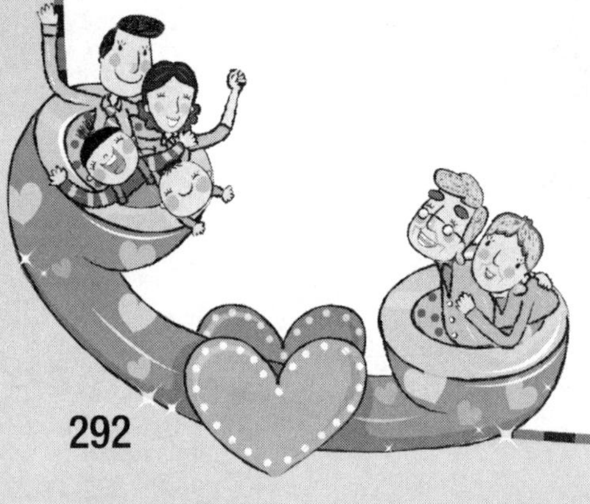

지남력, 기억력

27일 4

● 다음은 각 나라의 상징물과 나라 이름, 수도입니다. 잘 기억해 보세요.

상징물	나라 이름	수도
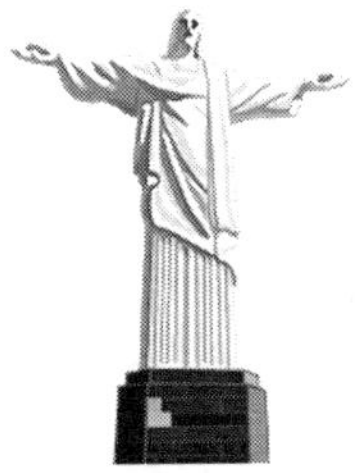	브라질	브라질리아
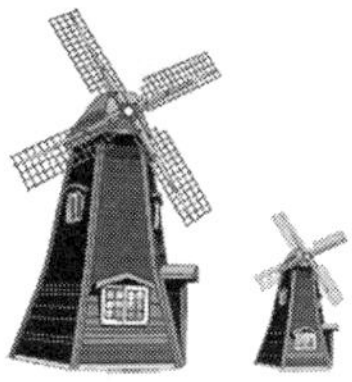	네덜란드	암스테르담
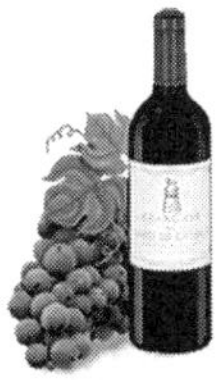	프랑스	파리
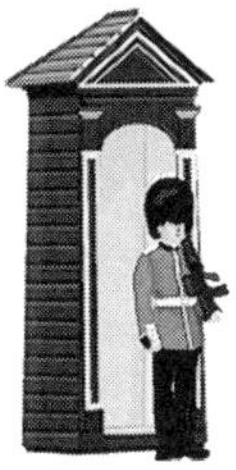	영국	런던

계산력, 지남력

다음은 어느 해의 2월 달력입니다.

〈2월〉

일	월	화	수	목	금	토
			1 (음) 12.26	2	3	4
5	6	7	8	9	10	11
12	13	14	15	16	17	18
19	20	21	22	23	24	25
26	27 (음) 1.22	28				

○ 다연이의 생일은 음력 1월 16일입니다. 양력으로는 몇 월 며칠, 무슨 요일입니까?

(　　　)월 (　　　)일 (　　　)요일

○ 구정은 양력으로는 몇 월 며칠, 무슨 요일입니까?

(　　　)월 (　　　)일 (　　　)요일

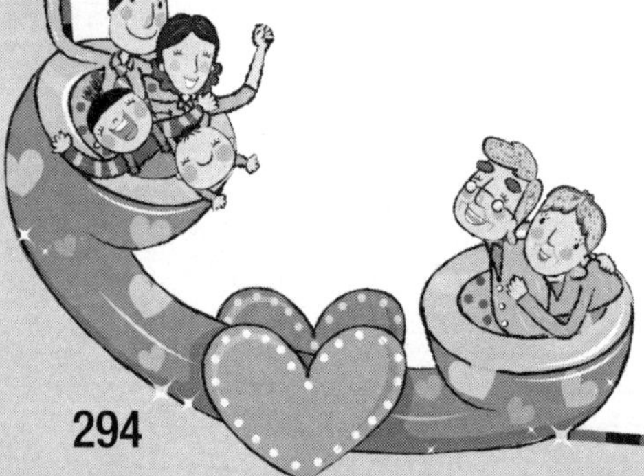

● 다음 각 나라의 상징물과 나라 이름, 수도를 알맞은 것끼리 선으로 연결해 보세요.

상징물	나라 이름	수도
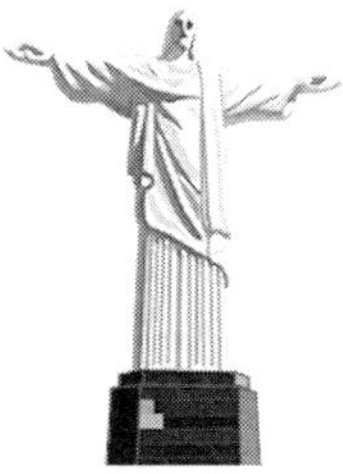	프랑스	파리
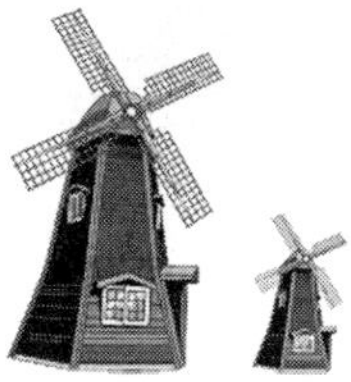	영국	브라질리아
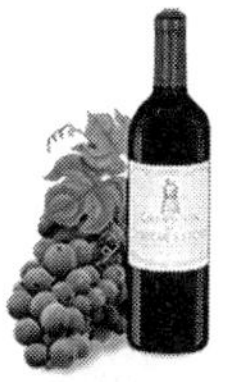	네덜란드	암스테르담
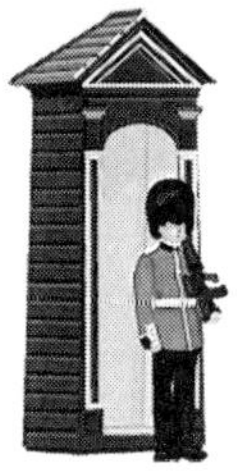	브라질	런던

- 다음 지도에는 아시아 주요 국가들이 표시되어 있습니다. 위치와 나라 이름을 잘 기억하세요.

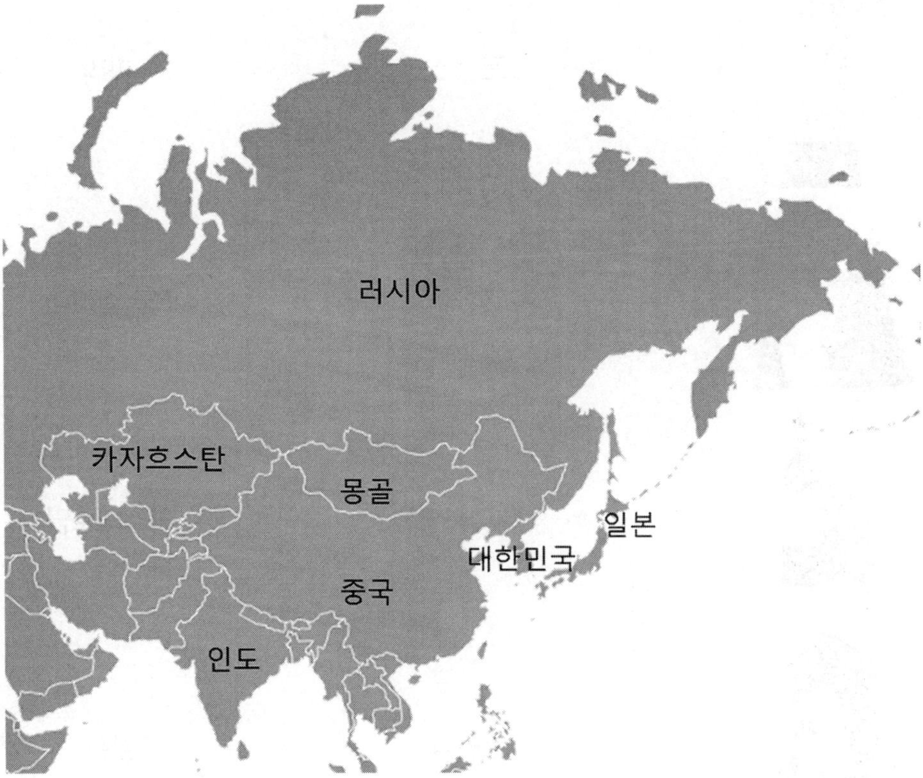

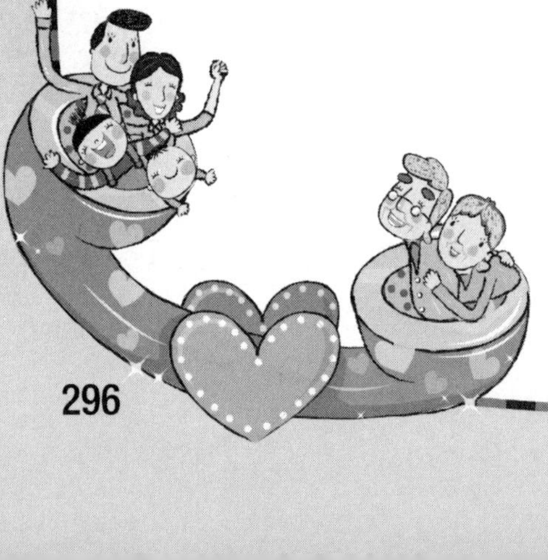

집중력

다음 단어를 잘 읽어 보세요.

대나무
한복
민족
국수
땅강아지
독수리
도라지

위 단어의 앞 글자만 아래 동그라미 안에 한 글자씩 써 보세요.

기억력, 지남력

27일 9

● 다음은 아시아의 주요 국가들이 표시된 지도입니다. 빈칸에 알맞은 나라 이름을 써 보세요.

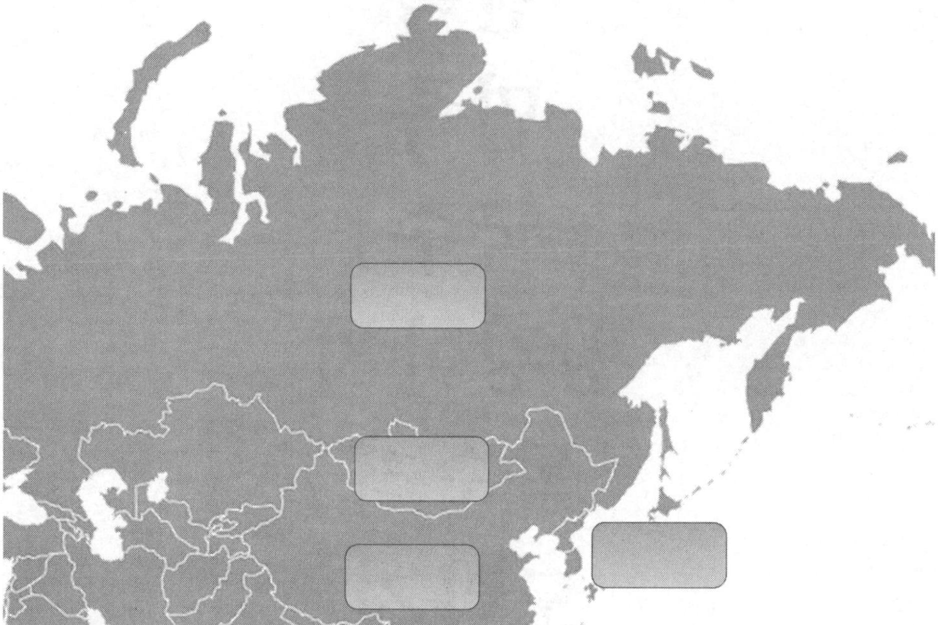

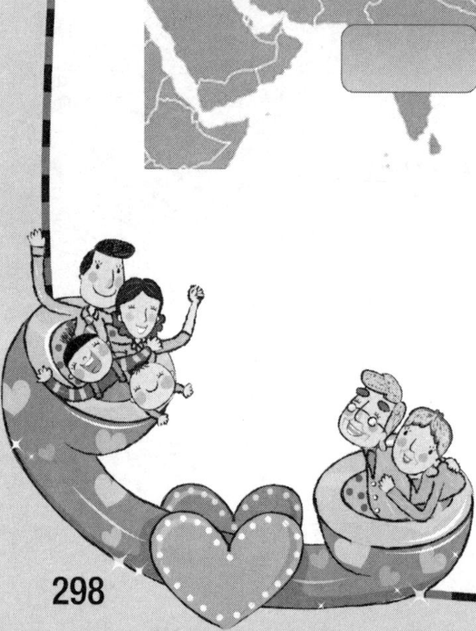

집중력

● 다음 규칙을 잘 보고, 빈칸을 채워 보세요.

↗	∀	≫	↘
대	구	칠	곡

≫	∀	↘	↗	∀	↗
↗	≫	∀	∀	↘	↗
≫	∀	↗	∀	↗	∀
↘	≫	∀	≫	↗	↘

지금 시각은 오후 1시 10분입니다. 영수는 미옥이를 레스토랑에서 1시간 20분 후에 만나기로 하였습니다. 미옥이를 2시간 30분 동안 만난 후, 헬스장에서 1시간 30분 동안 운동을 하고 집에 돌아가려고 합니다. 레스토랑에서 헬스장까지는 35분이 걸리고 헬스장에서 집까지는 45분이 걸립니다. 영수가 집에 도착하는 시각은 몇 시 몇 분입니까?

(　　　)시 (　　　)분

영수는 카페에서 미옥이를 1시간 20분 동안 만난 후 공원에서 1시간 15분 동안 산책을 하고 집에 돌아왔습니다. 집에 돌아와서 30분 동안 청소를 하고 나니 저녁 6시 20분이었습니다. 카페에서 공원까지는 40분이 걸리고 공원에서 집까지는 1시간 15분이 걸립니다. 영수가 미옥이를 만난 시각은 몇 시 몇 분입니까?

(　　　)시 (　　　)분

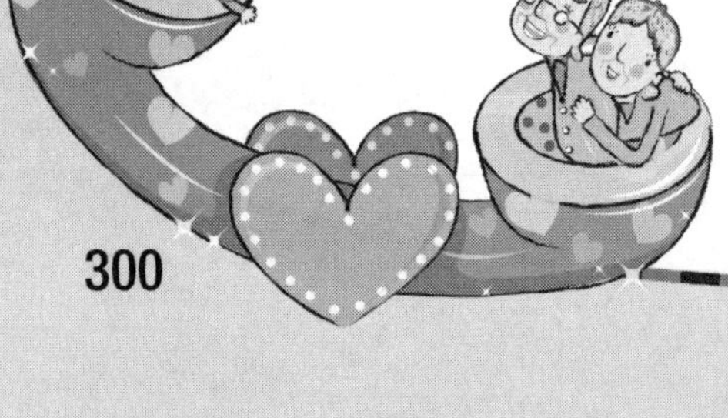

지남력, 계산력

어느 해의 5월 달력입니다.

6월 29일은 무슨 요일입니까? (5월은 31일까지 있는 달입니다.)

일	월	화	수	목	금	토
21	22	23	24	25	26	27

어느 해의 11월 달력입니다.

12월 13일은 무슨 요일입니까? (11월은 30일까지 있는 달입니다.)

일	월	화	수	목	금	토
5	6	7	8	9	10	11

판단력, 집중력

28일 3

● 다음 표정 그림을 보고, 기분이나 상황과 가장 어울리는 단어를 찾아 써넣어 보세요.

걱정, 괴로움, 귀찮음, 성가심, 기쁨, 희열, 가엾음, 고까움,
처량함, 끔찍함, 참혹함, 기분 나쁨, 노여움, 노파심,
눈물겨움, 흡족함, 대견함, 뒤숭숭함, 든든함, 어지러움,
망연자실, 모멸감, 반가움, 무서움, 미움, 뭉클함, 민망함,
비통함, 부끄러움, 쓸쓸함, 서러움, 섭섭함, 서먹서먹함,
시원함, 야무짐, 홍겨움, 애통함, 아쉬움, 안쓰러움, 애달픔,
초조함, 조바심, 불안함, 짜증, 짠함, 착잡함, 허전함,
후련함, 유쾌함, 환희, 새콤함, 당참, 아픔, 사랑

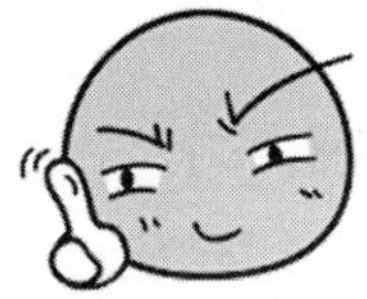

(　　　　　)

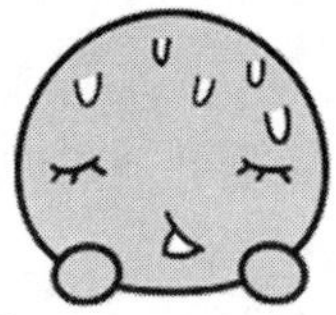

(　　　　　)

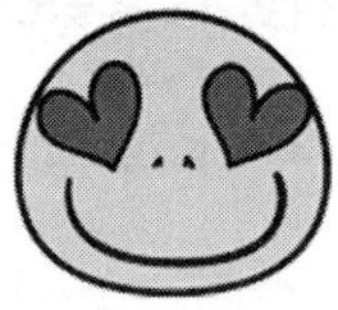

(　　　　　)

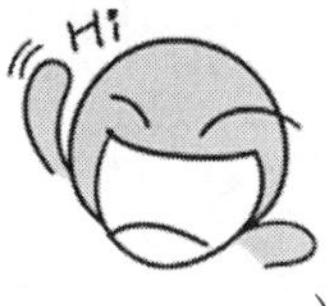

(　　　　　)

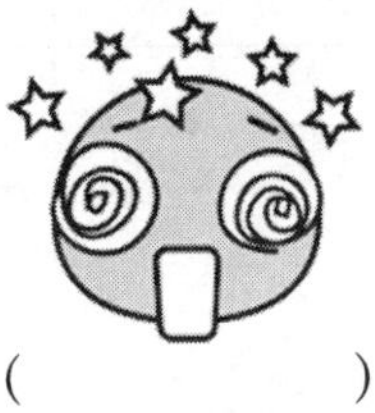

(　　　　　)

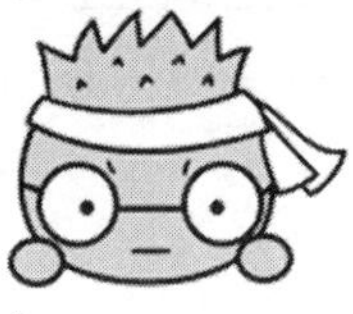

(　　　　　)

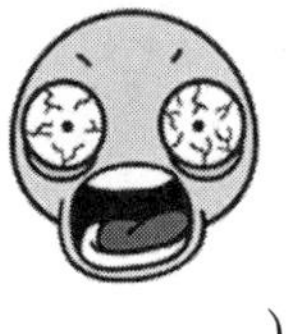

(　　　　　)

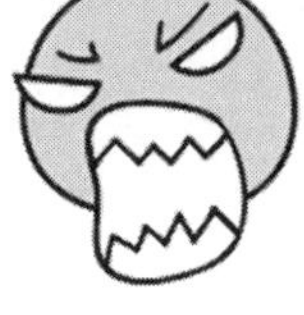

(　　　　　)

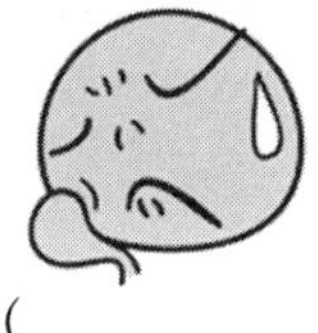

(　　　　　)

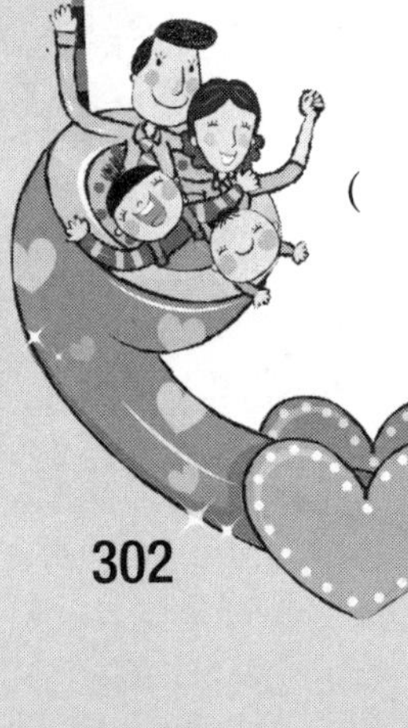

● 아래의 글을 읽고(혹은 듣고), 다음 페이지의 물음에 답해 보세요.

영국의 한 귀족이 프랑스로 200일간 여행을 가면서 3명의 종을 불러서 각각 10개의 금화를 주었습니다. 한 종은 소금 장사를 하여서 100개의 금화를 더 벌었고, 다른 종은 과일 장사를 하여서 50개의 금화를 더 벌었습니다. 그리고 다른 한 명은 옷 가게를 하였으나, 장사가 잘되지 않아 금화를 더 벌지 못하고 원래 받은 10개만 가지고 있었습니다.

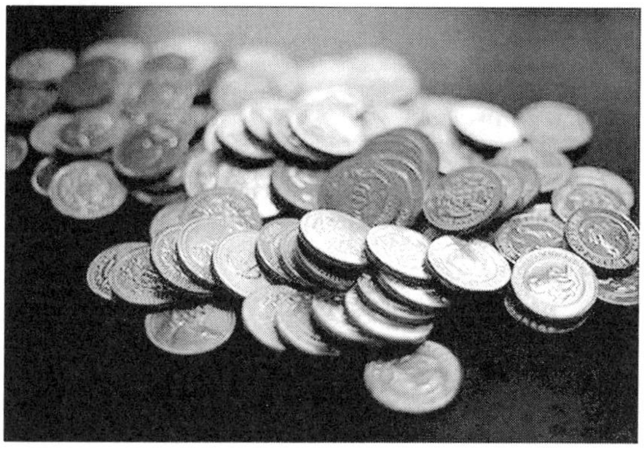

기억력

● 이전 페이지에 있던 글을 기억하여 다음 물음에 답해 보세요.

○ 귀족은 어느 나라 사람입니까?

○ 몇 명의 종에게 금화를 나누어 주었습니까?

○ 종들이 받은 금화는 몇 개씩입니까?

○ 금화를 가장 많이 번 종의 금화는 몇 개입니까?

○ 금화를 가장 적게 번 종의 금화는 몇 개입니까?

○ 종들이 한 장사는 어떤 장사입니까?

○ 어떤 장사를 한 종이 금화를 가장 많이 벌었습니까?

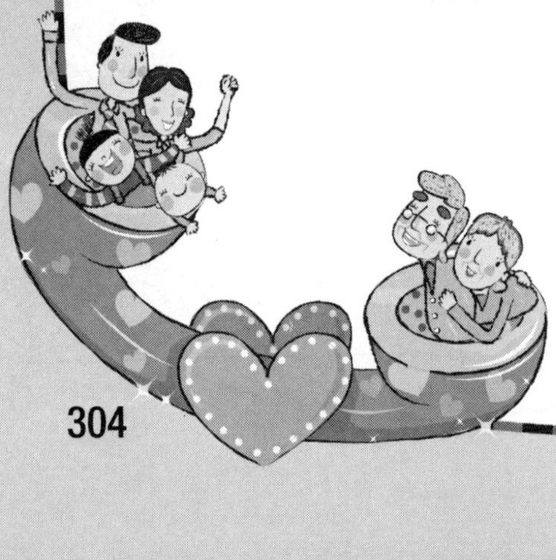

기억력

28일 6

● 다음 단어를 잘 기억해서 2페이지 뒤에 써 보세요(첫 글자를 생각해서 외워 보세요).

대머리

구두쇠

광주리

역도

시집살이

수박

성곽

구멍가게

● 지영이가 은행에 가려고 합니다. 아파트를 지나 개천에서 잠깐 바람을 쐬고, 근린공원과 놀이터를 한 바퀴 돈 후 은행으로 갔습니다. 지영이가 걸어간 길을 잘 기억해 보세요.

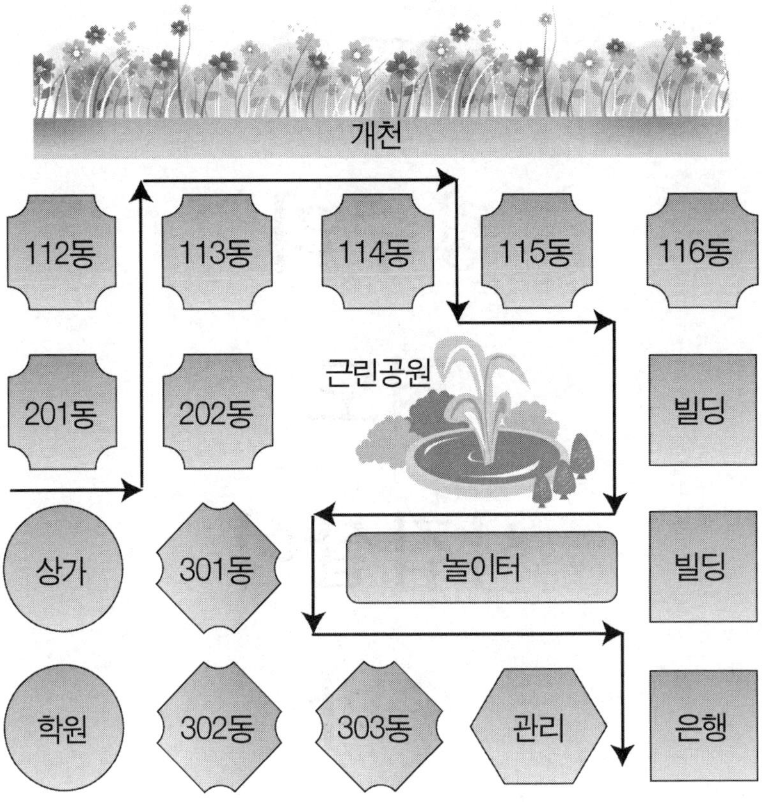

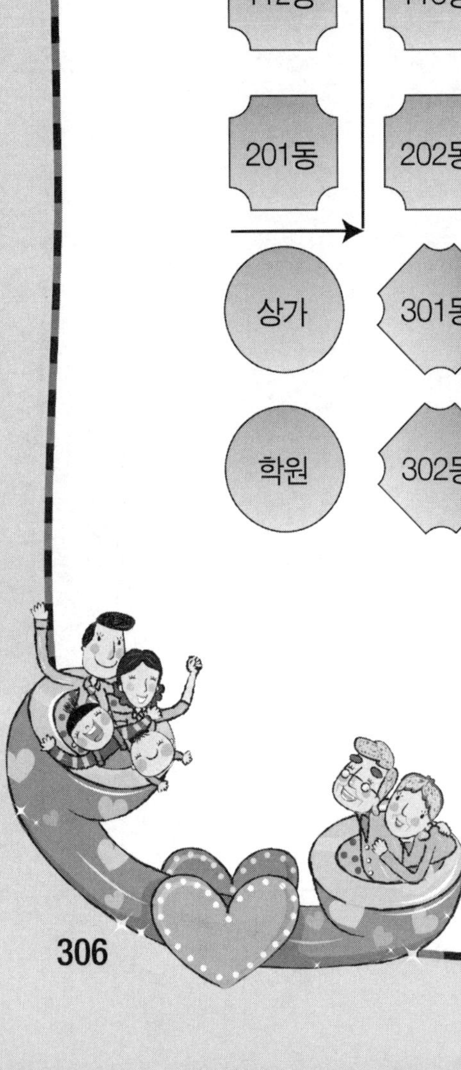

기억력

● 2페이지 전에 있었던 8개의 단어를 기억하여 써 보세요.

대

구

광

역

시

수

성

구

기억력, 집중력

● 2페이지 전에서 지영이가 은행에 갔던 길을 떠올려 그려 보세요.

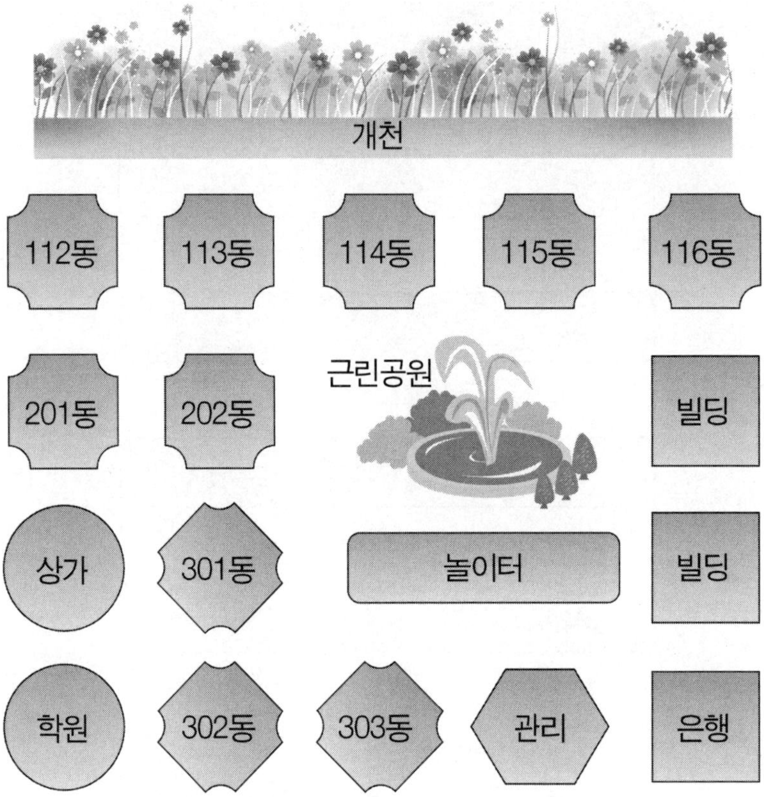

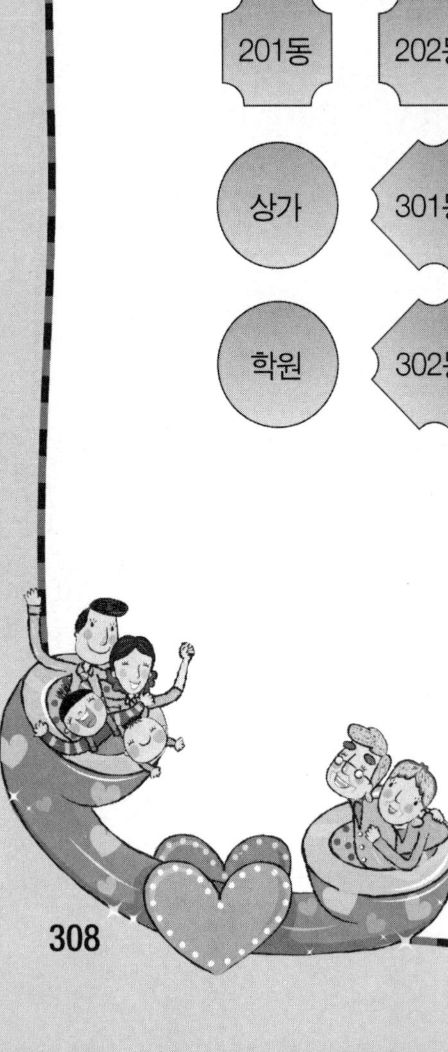

집중력

● 다음 글에서 '의, 는'을 모두 찾아 ○표 하세요.

신체의 내・외부에서 나온 자극에 의해 생기는 의식의 체험, 즉 시각, 청각, 후각, 미각, 피부감각의 5개 중 특히 5번째 감각을 의미한다. 피부감각에는 촉각, 압각, 온각, 냉각, 통각이 있다. 각각의 감각에 대응하여 특정 자극을 받아들이는 감각기가 있고, 시각, 청각, 미각, 후각, 평형감각은 신체의 특정한 부분에 수용기가 국한되어 존재하기 때문에 특수감각이라고 한다. 또한 피부감각과 심부감각을 체성감각, 내장 기관에서 일어나는 감각을 내장감각이라고 한다.

감각은 일상생활을 안전하게 유지하는 데 중요한 역할을 한다. 사람은 각각의 감각에서 얻은 정보를 조합하여 종합적으로 판단함으로써 자타에서 일어나는 것을 파악하므로 하나의 감각에 장애가 있더라도 다른 감각 정보로 보충할 수 있다. 의식 내용에 대한 해석, 판단이 가해지는 경우를 지각이라고 하여 감각과는 엄밀하게 구별할 수 있지만, 통상 독립해서 일어나는 과정이 아니기 때문에 명확한 구별을 하지 않고 사용하는 경우가 많다.

뇌혈관 질환에 관한 짧고 전문적인 지식 [12]

어깨 통증은 뇌졸중 이후의 환자들에게서 흔히 나타나는 합병증이다.

한 가지 이상의 어깨의 문제가 통증을 야기한다. 뇌졸중 후 편마비를 가진 환자의 34~84%에서 어깨 통증이 나타나고, 발병 수 주 혹은 수개월 내로 어깨의 통증이 발생하여 만성화되며 잘 치료되지 않는 것으로 알려져 있다. 관절낭염, 어깨 관절의 탈구, 회전근개 파열, 충돌 증후군 등 다양한 원인으로 인해 어깨 통증이 발생한다.

어깨 관절의 아탈구는 편마비 환자의 50% 정도에서 발생한다. 아탈구는 편마비 환자의 어깨 질환의 원인이 되어 통증을 만든다. 어깨 세모근과 극상근 부위에 기능적 전기 자극 치료(FES)를 하게 되면 어깨 탈구와 통증을 감소시킬 수 있는데, 매일 수 시간씩 수 주간 적용해야 효과를 볼 수 있다.

기억력, 추리력

29일 1

● 제시된 단어를 잘 보고, 연관이 있는 단어를 괄호 안에 적어 보세요.

부산광역시

↓

해운대, 자갈치, 남포동, (   )

사우디아라비아

↓

사막, (   ), (   )

집중력

● 다음 위아래 그림에서 다른 부분을 찾아 ○표 하세요. (5곳)

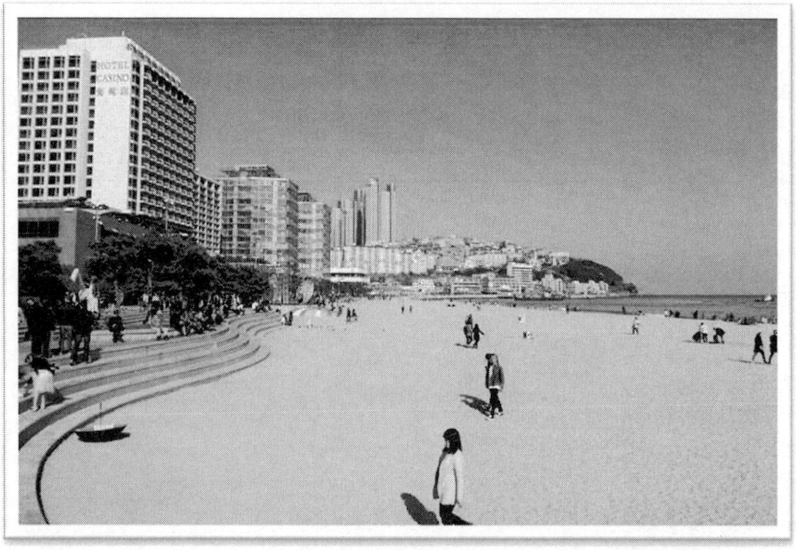

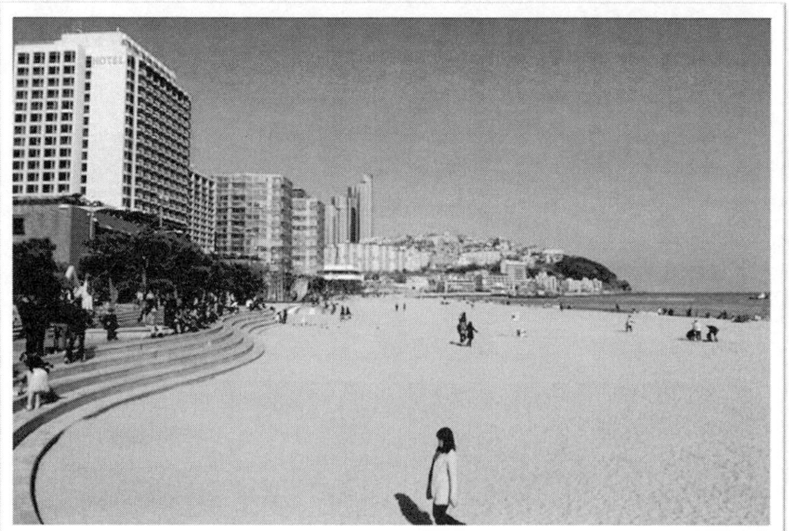

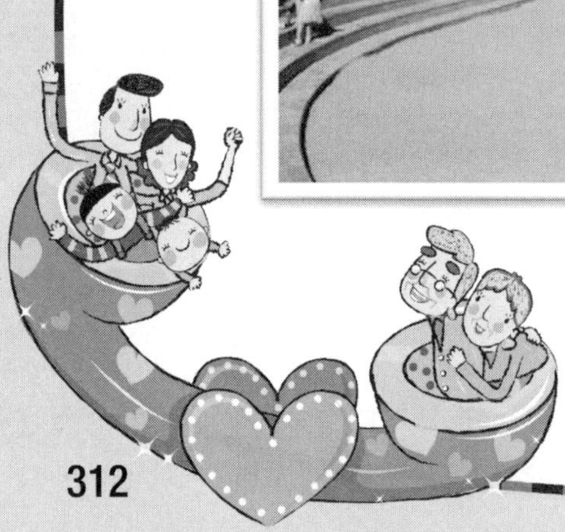

지남력, 기억력

● 다음은 각 나라의 상징물과 그 상징물이 있는 도시입니다. 잘 기억해 보세요.

상징물	나라 이름	도시 이름
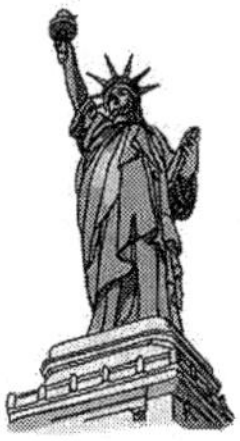	미국	뉴욕
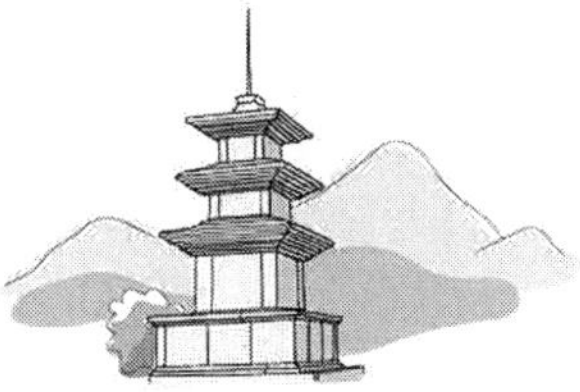	한국	경주
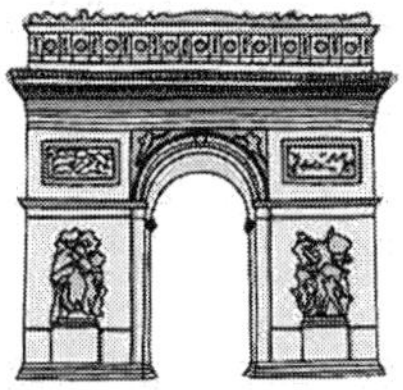	프랑스	파리
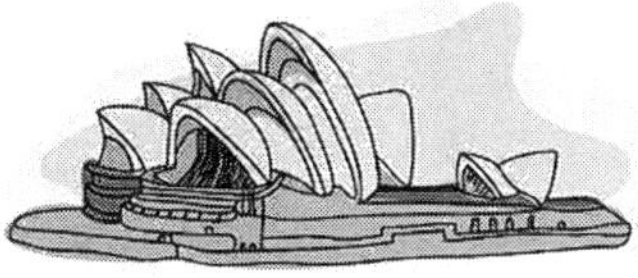	호주	시드니

지남력, 기억력

29일 4

● 다음 상징물이 있는 나라와 도시 이름을 괄호 안에 써넣어 보세요.

상징물	나라 이름	도시 이름
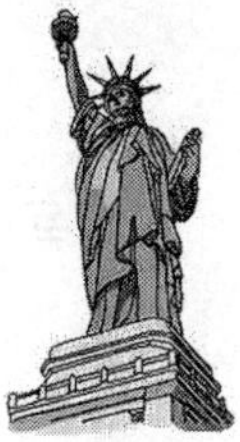	(　　　　)	(　　　　)
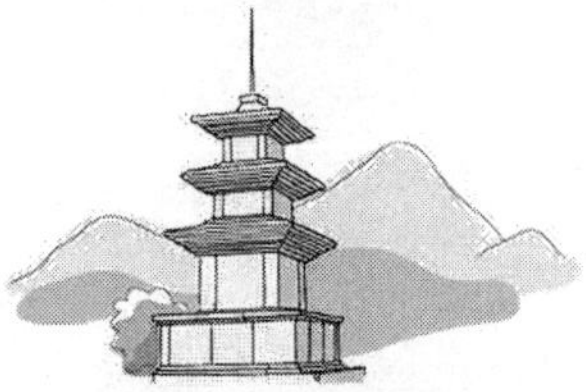	(　　　　)	(　　　　)
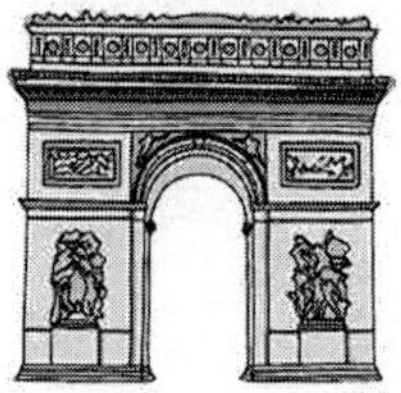	(　　　　)	(　　　　)
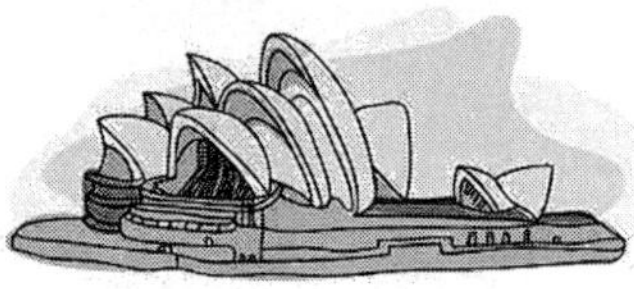	(　　　　)	(　　　　)

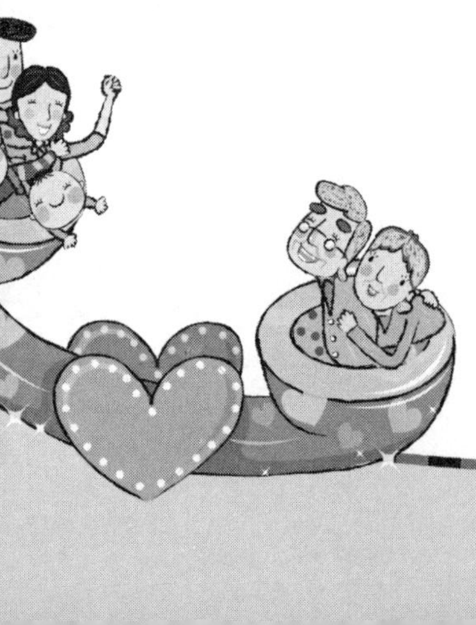

기억력

● 아래의 글을 읽고(혹은 듣고), 다음 페이지의 물음에 답해 보세요.

철수는 이탈리아의 한 레스토랑에 들어갔습니다. 레스토랑에는 5개의 방이 있었으며, 레스토랑의 3번째 방에 들어가니 벽은 흰색으로 되어 있었고 길이 3m 정도의 남색 테이블이 있었습니다. 의자는 한쪽에 3개씩 총 6개가 있었으며, 주황색이었습니다. 테이블 위에는 청색 천이 펼쳐져 있었고, 그 위에는 7개의 작은 접시와 4개의 큰 접시, 그리고 3개의 등잔 받침대와 등잔이 있었습니다.

기억력

● 이전 페이지에 있던 글을 기억하여 다음 물음에 답해 보세요.

○ 철수가 여행한 나라는 어디입니까?

○ 철수가 들어간 레스토랑에는 몇 개의 방이 있었습니까?

○ 철수는 몇 번째 방에 들어갔습니까?

○ 철수가 들어간 방의 테이블 길이는 몇 m입니까?

○ 의자는 몇 개가 있었으며, 무슨 색깔이었습니까?

○ 테이블 위에 등잔은 몇 개가 있었습니까?

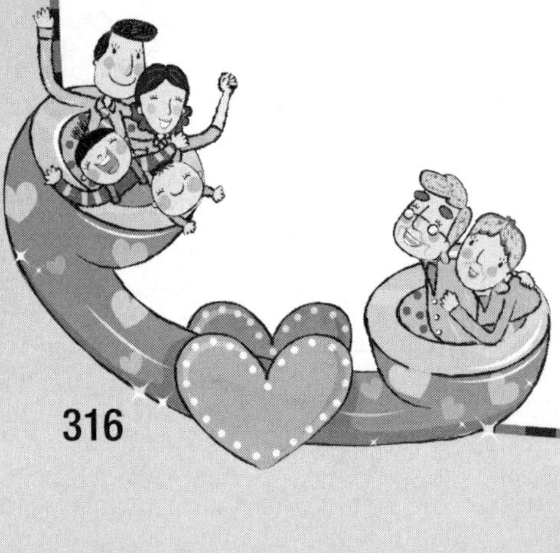

기억력

● 아래에 7명의 사람 얼굴이 있습니다. 〈보기〉의 내용에 주의해서 잘 기억해 보세요.

〈보기〉

성별, 머리스타일, 점, 피부색,

나이, 입술 색, 옷 색, 사람 숫자

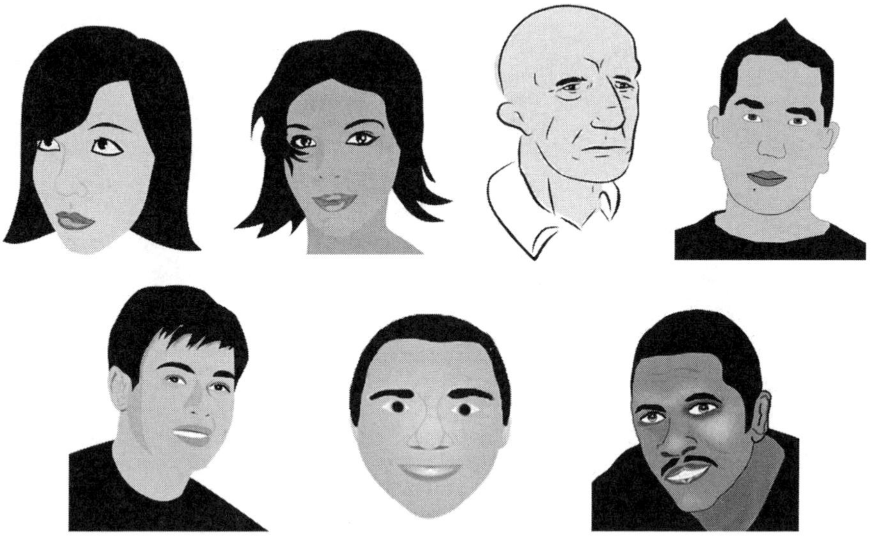

기억력, 지남력

29일 8

● 이전 페이지에 있던 사람 얼굴을 기억하여 다음 물음에 답해 보세요.

○ 이전 페이지의 사람은 총 몇 명입니까?

○ 이전 페이지의 사람 중, 남자와 여자는 각각 몇 명입니까?

○ 입술 밑에 점이 있는 사람은 남자입니까? 여자입니까?

○ 금발머리 사람이 있었습니까?

○ 대머리인 사람은 몇 명이었습니까?

○ 가장 나이 많은 사람은 어떤 색의 옷을 입었습니까?

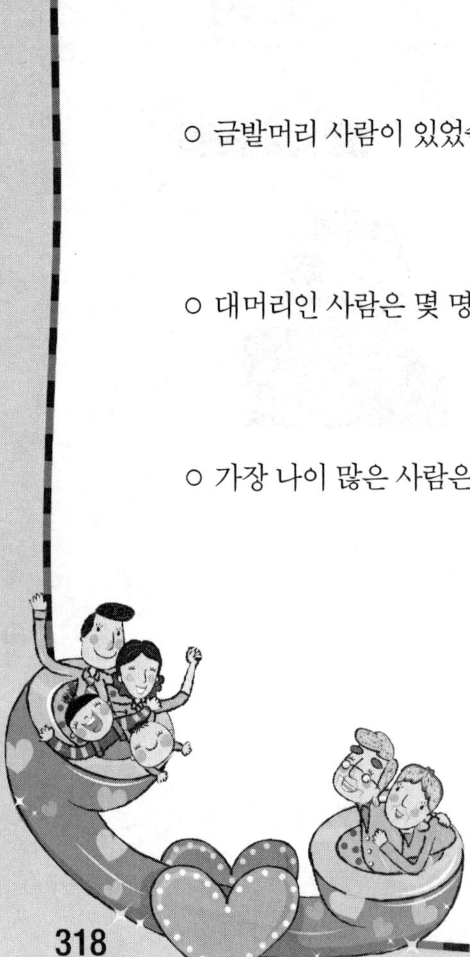

계산력

아래 수식을 잘 보고, 정답을 써넣으세요.

13 + 27 =	26 + 44 =
48 + 31 =	19 + 27 =
13 + 34 + 3 =	21 + 4 + 32 =
61 + 12 + 13 =	38 + 51 + 11 =
84 − 33 =	56 − 42 =
77 − 25 =	25 − 18 =
86 − 33 − 4 =	77 − 23 − 6 =
98 − 34 − 2 =	58 − 12 − 5 =
65 + 32 − 9 =	46 + 15 − 7 =
33 − 6 + 22 =	16 − 9 + 25 =
13 × 2 =	15 × 4 =
20 × 5 =	24 × 2 =
100 ÷ 5 =	60 ÷ 3 =
18 ÷ 9 =	72 ÷ 4 =

집중력

● 다음 규칙을 잘 보고, 빈칸을 채워 보세요.

①	②	③	④	⑤	⑥
인	지	야	놀	자	!

②	④	③	⑥	②	⑤	①
④	②	④	⑤	①	③	⑥
③	⑤	①	⑥	②	①	④
⑥	②	⑤	④	①	⑤	③

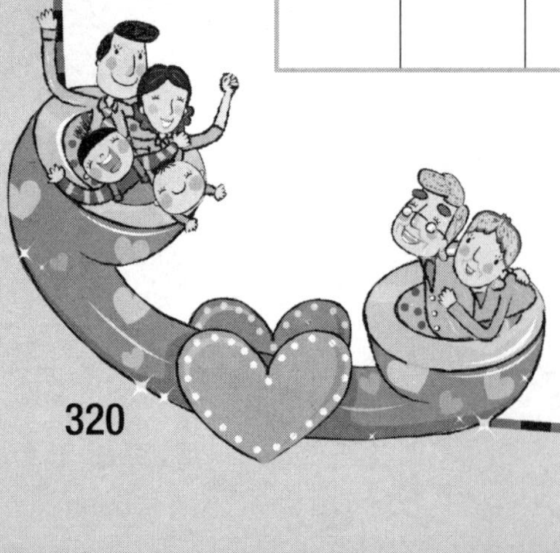

기억력, 지남력

30일 1

● 다음은 세계지도에서 유라시아 대륙을 확대해 놓은 지도입니다. 위치들을 잘 기억해 보세요.

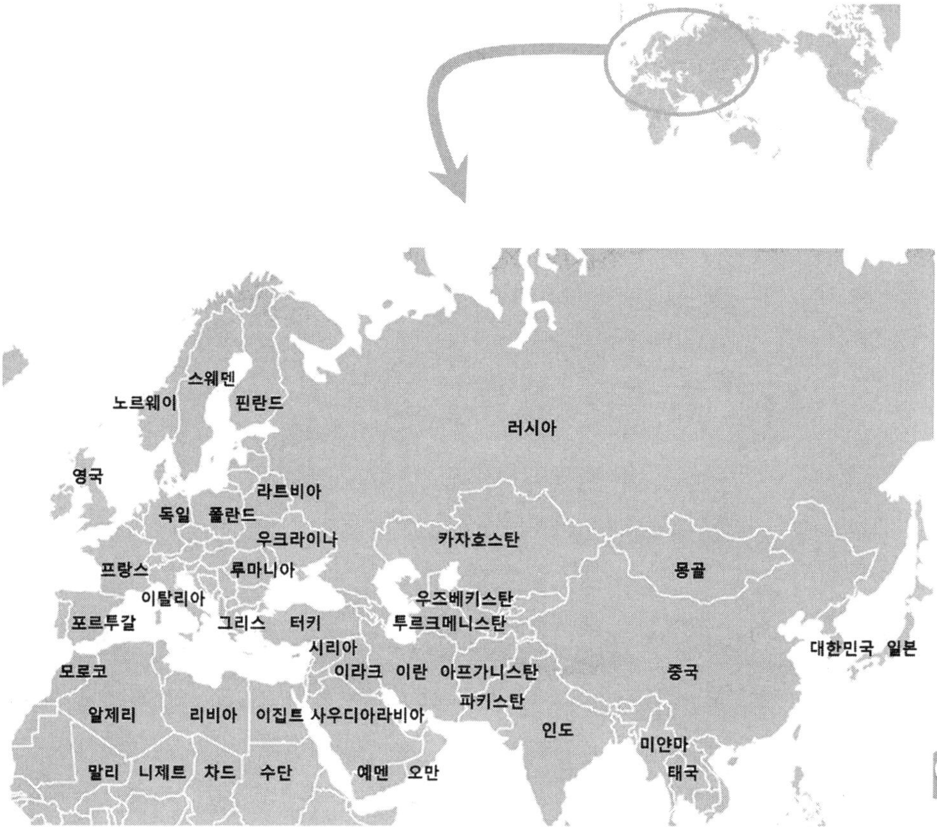

기억력, 지남력

30일 2

● 다음은 세계지도에서 유라시아 대륙을 확대해 놓은 지도입니다. 빈칸에 알맞은 나라 이름을 써 보세요.

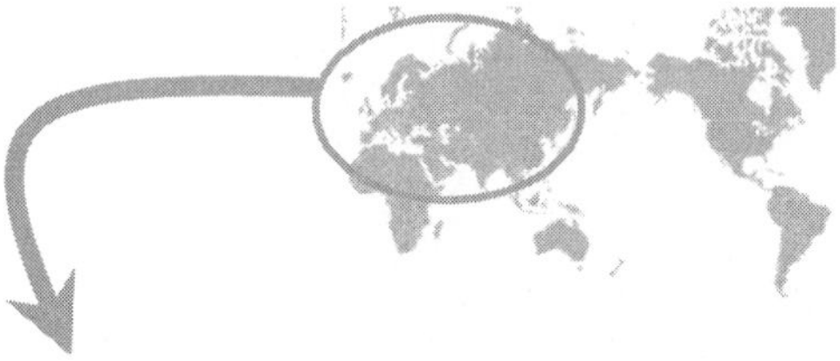

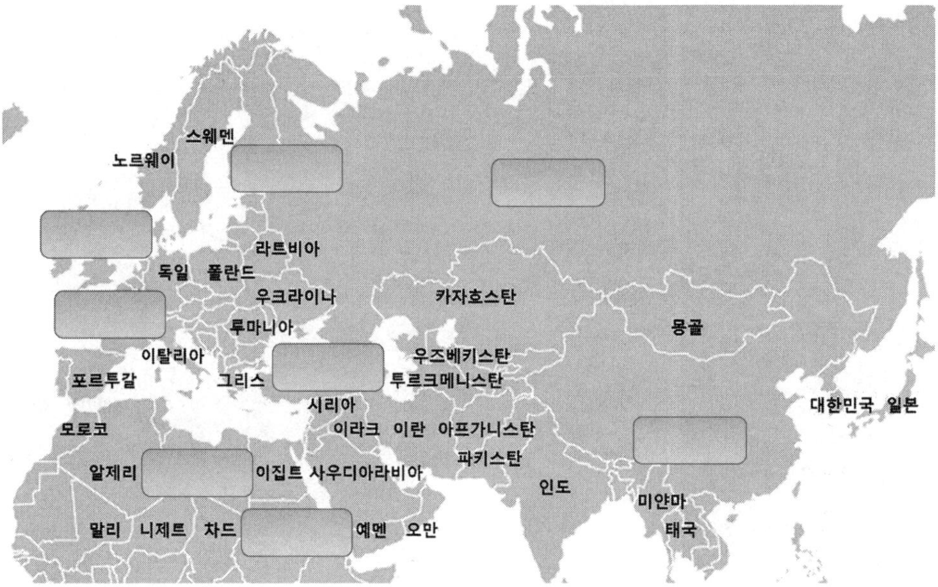

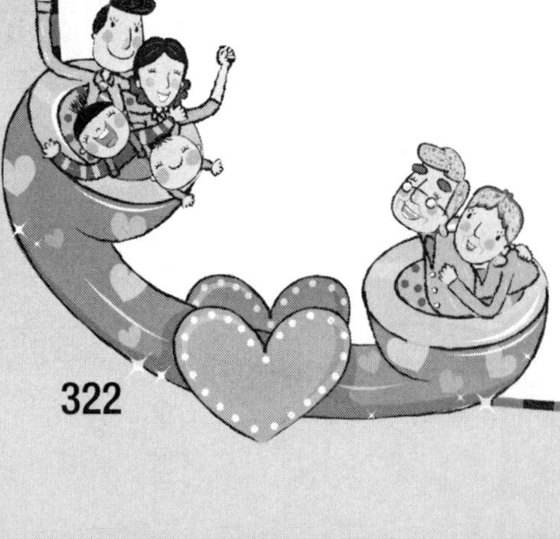

● 아래의 글을 읽고(혹은 듣고), 다음 페이지의 물음에 답해 보세요.

페르시아의 다리우스 1세는 기원전 492년 트라키아 원정을 시작했다. 이 원정에서 다리우스 1세의 함대는 폭풍을 만나 300척의 전함과 2만 명의 군사를 잃었고 1차 원정은 실패로 끝났다. 다리우스 1세는 기원전 490년 아테네를 상대로 20만 명을 동원하여 2차 원정에 들어갔다. 그러나 마라톤 평야에서 전쟁에 패하면서 2차 원정도 실패로 돌아갔다. 다리우스 1세가 사망하고 그의 아들 크세르크세스가 왕위를 이어받아 기원전 480년 3차 그리스 원정을 단행했으나, 30개 그리스 도시국가가 연합한 그리스 군에게 살라미스 해전에서 패하면서 3차 원정 역시 실패로 돌아갔다.

기억력

● 이전 페이지에 있던 글을 기억하여 다음 물음에 답해 보세요.

○ 페르시아는 총 몇 회의 원정을 실시했습니까?

○ 다음 중 페르시아가 전쟁을 일으킨 연도가 아닌 것은 무엇입니까?

① 기원전 480년　　② 기원전 485년

③ 기원전 490년　　④ 기원전 492년

○ 페르시아가 1차 원정 때 폭풍을 만나 잃은 전함의 수는 몇 개입니까?

○ 페르시아가 2차 원정 때 아테네와의 전쟁에서 진 평야 이름은 무엇입니까?

○ 페르시아가 2차 원정 때 동원한 군인의 수는 몇 명입니까?

○ 3차 원정 때 그리스의 도시국가는 몇 개가 연합하였습니까?

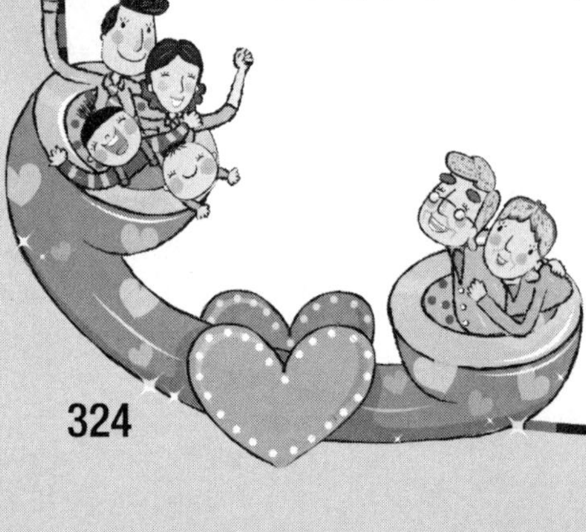

기억력, 지남력

다음은 우리나라 국립공원의 지도입니다. 1분 동안 관찰한 후에 다음 페이지의 빈칸을 채워 보세요.

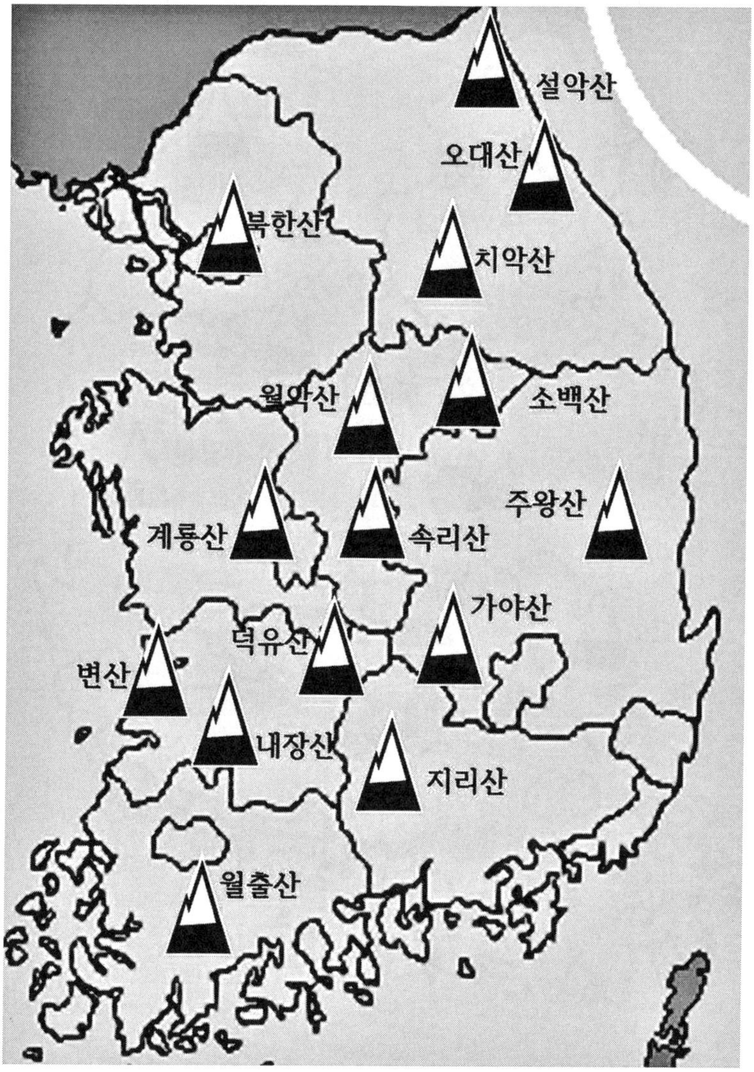

기억력, 지남력

30일 6

● 다음은 우리나라 국립공원의 지도입니다. 빈칸에 알맞은 산의 이름을 써 보세요.

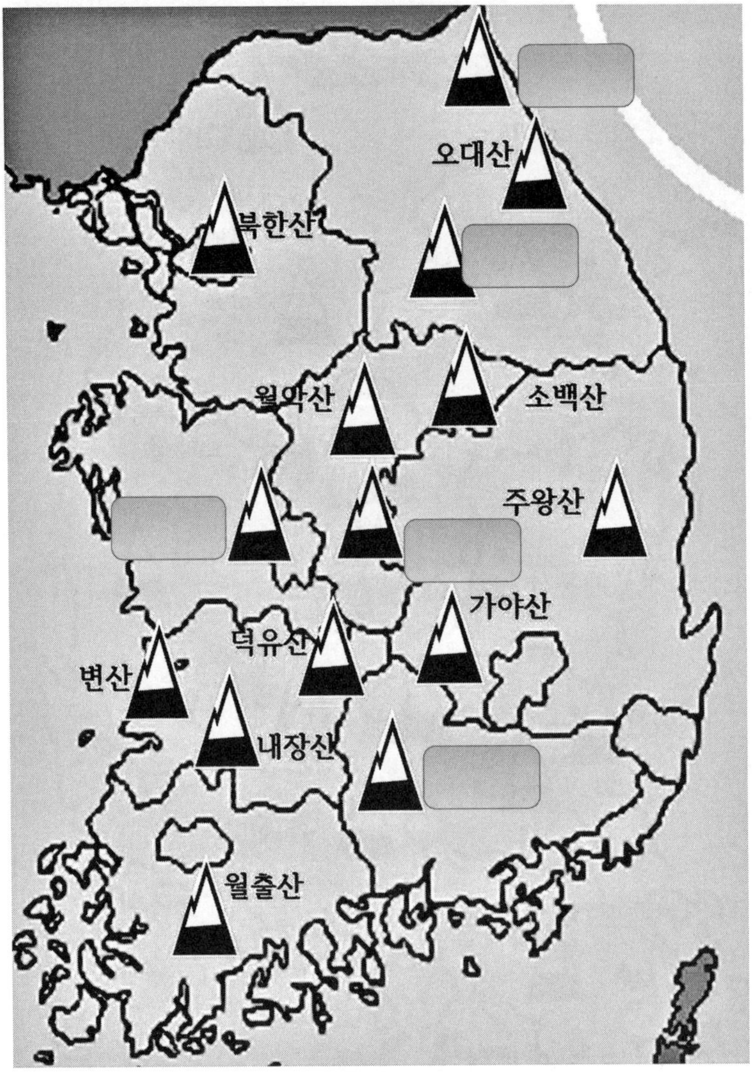

경직은 중추신경계(뇌와 척수)의 손상이 있을 때 손이나 다리를 움직이면 근육에 저항이 걸리는 증상을 말한다. 적당한 경직은 다리를 지지하여 보행에 도움이 되는 경우도 있으나, 심할 경우 유연성에 문제를 만들고, 자세 유지, 동작 기능을 저하시키게 되며 관절통, 구축을 유발할 수 있다. 따라서 심한 경직은 의료적 치료를 필요로 하며, 약물과 스트레칭 운동으로 조절하고, 이것으로 부족할 때에는 보툴리눔 독소, 알코올 등을 사용하여 신경 차단술을 시행하게 된다.

편측 무시가 있을 경우에는 안경 각각의 렌즈에 편측 무시가 없는 쪽 반을 가려서 편측 무시가 있는 쪽으로 시각 자극을 주는 것이 좋다. 또한 병실이나 방에서 편측 무시를 하는 쪽으로 보호자나 여러 자극이 있을 수 있도록 침대의 방향을 돌려놓는 것이 치료에 도움이 된다.

집중력

30일 7

● 내일은 귀여운 외동딸 시우의 생일입니다. 유치원 친구들을 초대해서 맛있는 점심 식사를 하려고 합니다. 어떤 음식을 준비할까요? 그리고 어떤 선물을 사 줄까요?
(정답은 없습니다. 자신의 생각대로 써 보세요.)

준비할 음식	1.
	2.
	3.
사 줄 선물	1.
	2.

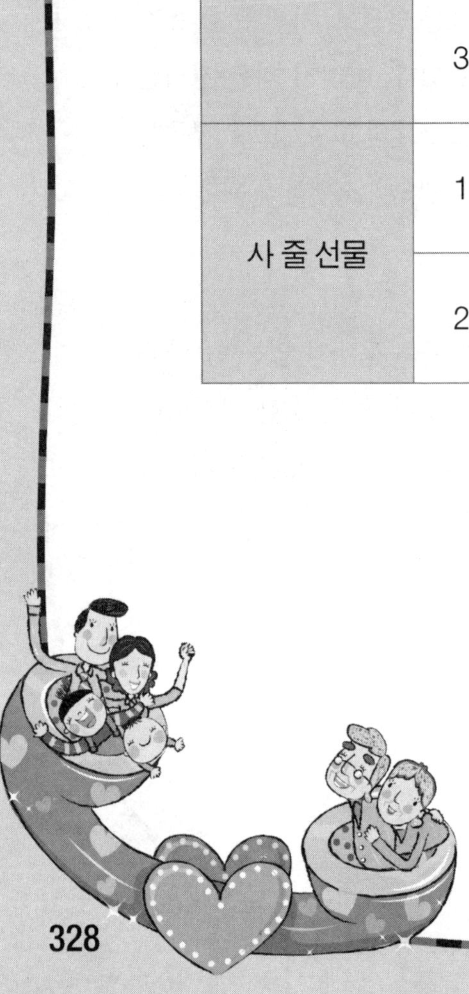

● 내일 시우의 생일 때 준비할 음식의 재료를 사러 가려고 합니다. 각 음식별로 필요한 재료를 메모해 봅시다(이전 페이지에서 생각했던 음식을 쓰고, 그 음식의 재료를 써 봅시다).

음식 1: ( )	
음식 2: ( )	
음식 3: ( )	

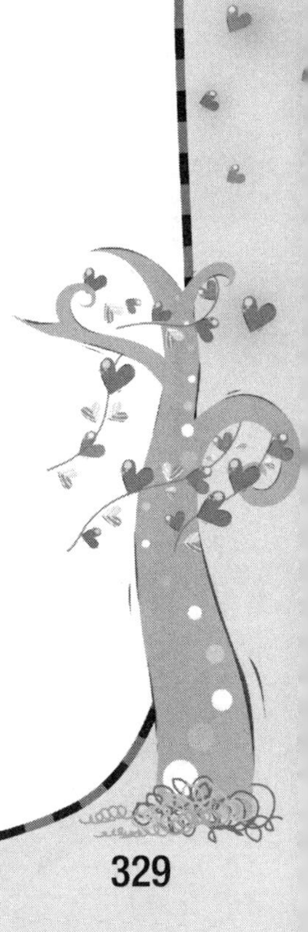

계산력, 집중력

30일 9

● 아래 힌트를 잘 보고, 빈칸에 알맞은 수를 넣어 보세요.

1	6			8		3	2	
3			7	1			6	
9		8	6			5	4	
2	5		4	9	1	6	3	8
	9			3	8	1		
8			5	7	6	4		2
		3		4	7		8	
7	1	4	8		9			3
6		9		5	2		1	4

○ 힌트 ①: 가로와 세로에 1부터 9까지 숫자가 한 번씩 들어갑니다.

○ 힌트 ②: 3×3 박스 안에도 1부터 9까지 숫자가 한 번씩 들어갑니다.

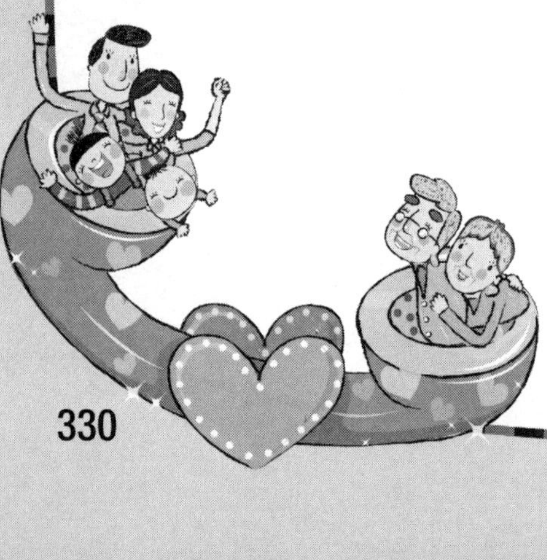

기억력, 집중력

30일 10

● 어제 혹은 오늘의 일과를 시간대별로 정리해 보세요.

시간		내용
오전	~08:00	
	08:00~09:00	
	09:00~10:00	
	10:00~11:00	
	11:00~12:00	
오후	12:00~13:00	
	13:00~14:00	
	14:00~15:00	
	15:00~16:00	
	17:00~18:00	
	18:00~19:00	
	19:00~	

모범답안(26~30일차)

순서	26일차	27일차	28일차	29일차	30일차
1	9시 00분, 2시 10분	9시 40분, 10시 15분	7시 50분, 1시 20분	예 센텀시티, 항구 등 예 석유, 낙타, 터번 등	
2	7시 45분, 2시 25분		목요일, 수요일		321페이지 참조
3		2010년 12월 24일 명동 영철, 5만원 민수, 1천원 3명	정해진 답 없음		
4	281페이지 참조			313페이지 참조	3회, ②, 300, 마라톤, 20만, 30개
5		2월 21일 화요일 2월 6일 월요일	영국, 3명,10개, 110개, 10개, 소금/옷/과일, 소금		
6	283페이지 참조	293페이지 참조		이탈리아, 5개, 3번째, 3m, 6개/주황색, 3개	325페이지 참조
7					
8		대한민국 땅 독도	305페이지 참조	7명, 남5/여2, 남자, 없음, 1명, 흰색	
9	정해진 답 없음	296페이지 참조	306페이지 참조	40, 70, 79, 46, 50, 57, 86, 100, 51, 14, 52, 7, 49, 48, 62, 41, 88, 54, 49, 32, 26, 60, 100, 48, 20, 20, 2, 18	윗줄부터 5947/42589/ 7231/7/46275/ 319/52196/625/ 837
10	286페이지 참조				

평가 3-1

1. 오늘에 해당하는 날짜, 시간, 요일, 계절은?

   1) 날짜, 시간: 20____년 ____월 ____일 ____시 ____분

   2) 요일(동그라미): 일 월 화 수 목 금 토

   3) 계절(동그라미): 봄 여름 가을 겨울

2. 지금 있는 곳의 주소는

   ______시(도) ______구(군) ______동(면)입니다.

3. 다음 낱말을 읽고 기억해 보세요(다음 페이지에서 기억해서 쓰거나 말해 보셔야 합니다).

   책상 미꾸라지 택시 포도 백화점 경찰서

4. 다음 계산을 해 보세요.

1) 100 − 7 =	2) 94 − 11 =
3) 113 − 17 =	4) 143 − 23 =
5) 171 − 35 =	6) 13 + 19 − 7 =
7) 4 × 7 − 9 =	8) 7 × 9 + 26 =

5. 다음 그림을 보고 옆에 그려 보세요. 그리고 기억해 보세요(다음 페이지에서 기억해서 그리셔야 합니다).

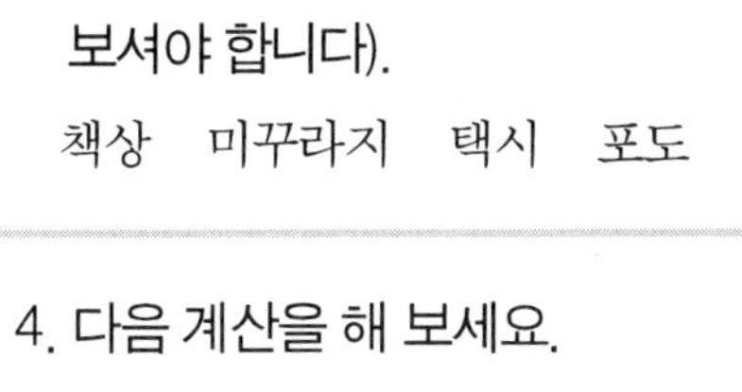

평가 3-2

6. 교통사고를 목격했습니다. 당신은 어떤 일을 해야 할까요?

7. 식당에서 물을 엎질렀습니다. 당신은 어떤 일을 해야 할까요?

8. 이전 페이지에 있었던 낱말을 기억해서 써 보세요. (총 6개)

( ) (미) ( )
( ) (백) ( )

9. 이전 페이지에 있었던 그림을 기억해서 그려 보세요.

수고하셨습니다.

뇌혈관 질환에 관한 짧고 전문적인 지식 [14]

삼킴장애는 뇌졸중 환우의 1/2~1/3에서 나타나며, 환자들로 하여금 흡인과 폐렴, 영양부족, 탈수 등의 위험에 빠지게 한다. 영양부족의 경우 뇌졸중 환자의 8~34%에서 관찰된다. 영양 상태가 좋을수록 뇌졸중 이후의 장기적 예후는 좋다.

한편, 실어증의 치료를 위해 다양한 치료법이 개발되었다. 그중 한 가지가 멜로디 어조 치료다. 이것은 음악적 정보를 전달하는 비우성반구(보통은 우측대뇌)의 손상되지 않은 신경계통을 이용하는 것이다. 실제로 노래방에서 노래를 부르는 것이 실어증 치료에 도움이 된다. 참고로 근로복지공단 대구병원에는 실어증의 치료를 위해 환자들이 이용할 수 있는 노래방 시설이 갖추어져 있다. 실어증 치료에 있어서 무엇보다 중요한 것은 언어 소통을 위해 어떤 형태로든지 발성을 하도록 격려해야 한다는 것이다.

저자 소개

김영범 (Kim Youngbum)

서울대학교 화학교육과 입학
차의과학대학교 의학과 졸업
부산대학교 의학과 석사
삼성서울병원 재활의학과 인턴/전공의
삼성서울병원 재활의학과 임상강사
양산부산대학교병원 재활의학과 진료조교수
한국척수장애인협회 대구광역시협회 자문의사
현 한국만성질환관리협회 대구 · 경북지회장
성균관대학교 의과대학 재활의학과 외래교수
근로복지공단 대구병원 재활전문센터장

오태형 (Oh Taehyeong)

연세대학교 재활학과 졸업
대한작업치료사협회 경기 · 인천지회 총무이사
한국 보바스협회 인천시회 재무이사
대구보건대학교 작업치료학과 교과과정편찬위원
대구병원 건립추진단원 및 개원준비팀원
현 근로복지공단 대구병원 재활전문치료센터 작업치료팀장
대한작업치료사협회 대구 · 경북지회장

치매 및 뇌졸중 환자의 인지기능 향상을 위한
인지재활훈련
Cognitive Rehabilitation

2015년 2월 10일 1판 1쇄 발행
2022년 2월 10일 1판 5쇄 발행

지은이 • 김영범 · 오태형
펴낸이 • 김진환
펴낸곳 • (주) 학지사
04031 서울특별시 마포구 양화로 15길 20 마인드월드빌딩
대표전화 • 02)330-5114 팩스 • 02)324-2345
등록번호 • 제313-2006-000265호

홈페이지 • http://www.hakjisa.co.kr
페이스북 • https://www.facebook.com/hakjisabook

ISBN 978-89-997-0587-8 93510

정가 20,000원

이 도서의 국립중앙도서관 출판시도서목록(CIP)은 서지정보유통지원시스템 홈페이지(http://seoji.nl.go.kr)와 국가자료공동목록시스템(http://www.nl.go.kr/kolisnet)에서 이용하실 수 있습니다.
(CIP제어번호: CIP2015000122)